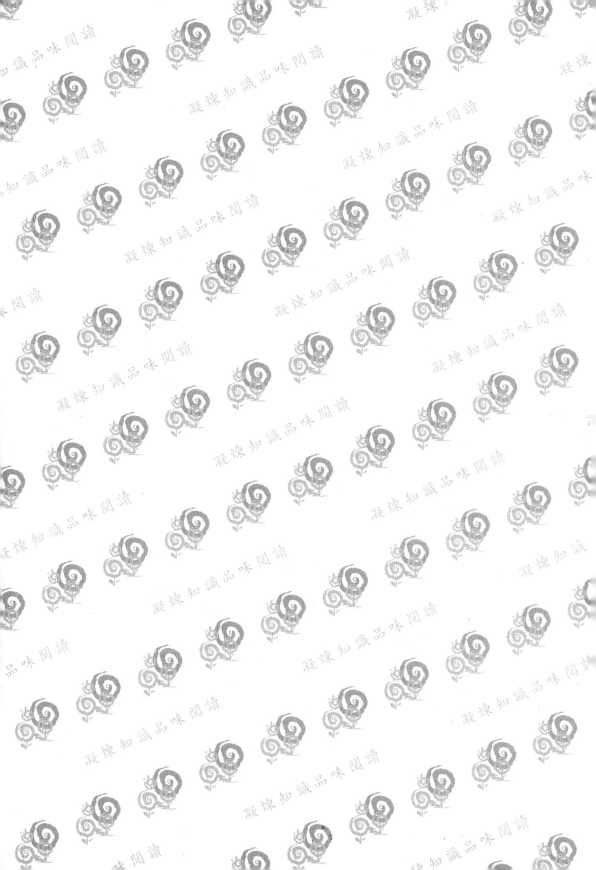

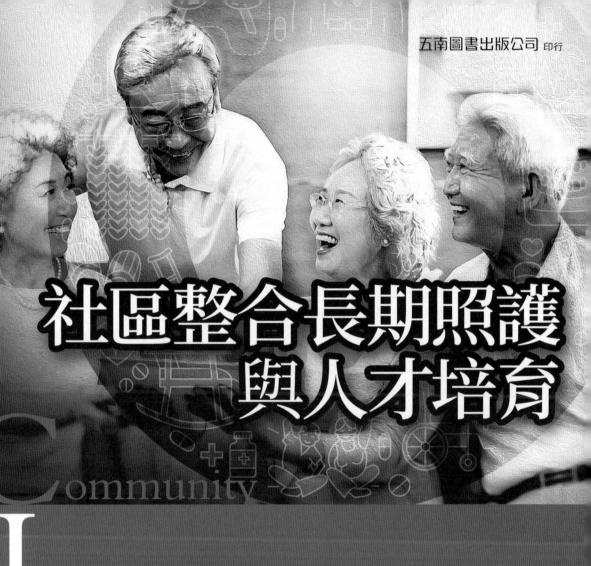

五南圖書出版公司 印行

社區整合長期照護與人才培育

Community

Integration

Long–term care

作　者

吳佳玲／林金定／林碧珠／洪玉珠／袁宇熙／陳玉楚／陳秀玉／陳毓璟
陳靜玉／黃純德／黃雅文／黃曉令／溫小娟／楊紅玉／鄭玠峰（依姓名筆畫排序）

作者序

　　臺灣政府鑒於人口快速老化及失能者增加，於2007年9月通過「長期照顧十年計畫——96-105年」，以保障身心功能障礙者使其獲得適切的服務，並逐步建構完整長期照顧服務體系，服務模式涵蓋社區、居家與機構式服務三大類。臺灣已於今年（2018年3月）邁入高齡社會，且「長期照護服務法」也於2017年6月3日起正式實施，對於長照人員之管理、機構管理、接受服務者之權益保障具備法律上的規範。2016年政府鑒於長照十年計畫之不足，推出「長照2.0計畫」，以擴大長照服務項目並增加其彈性，同時因應失能人口的持續增加，目標是提供社區化、普及化且平價的長照體系，讓老人在地安養、在地老化。並創新與整合失智症照顧服務、原住民族地區社區整合型服務、小規模多機能、社區預防性照顧，及預防或延緩失能服務、銜接出院準備服務與居家醫療。提供多元連續的綜合性長期照顧服務體系，培訓以社區為基礎的健康與長照團隊，擴增以社區為單元的多元服務模式。

　　失能者的長照服務需求是多元的，需要跨團隊的合作，而充足的人力是推動長照政策與落實長照服務很重要的一環，但長期照護領域一直有專業及輔助照護人力不足之問題，因此除了改善勞動條件外，唯有持續的培訓與鼓勵有服務熱情的年輕人投入，改善人力資源，才能追求有品質的長期照護服務。本書即針對長照服務涵蓋面的多元性所設計，從健康老化、高齡者照護議題，到日本長照經驗的介紹等，期望帶給讀者在長期照護方面更豐富的知識。

作者簡介

依姓名筆畫排序

吳佳玲

中華啓能基金會助理執行長

林金定

國防醫學院兼任教授

林碧珠

臺北醫學大學長期照護碩士學位學程教授兼主任

洪玉珠

崇仁醫護管理專科學校校長退休

袁宇熙

元培醫事科技大學企業管理系副教授

陳玉楚

臺中市衛生局長期照護科技正

中臺科技大學老人照顧系老人營養講師

陳秀玉

臺中市大安區衛生所護理長

陳毓璟

中正大學成人及繼續教育學系副教授

陳靜玉

崇仁醫護管理專科學校講師

黃純德

高雄醫學大學口腔衛生學系教授

黃雅文

元培醫事科技大學醫務管理系講座教授

黃曉令

元培醫事科技大學醫務管理系副教授

溫小娟

元培醫事科技大學醫務管理系高齡福祉學位學程教授

元培醫事科技大學視光系前系主任

楊紅玉

元培醫事科技大學醫務管理系副教授

鄭玠峰

晶耀眼科診所院長

日本作者
田中謙一
日本厚生勞動省、內閣官房健康・醫療戰略室參事官（原桑名市副市長）

田中綾
社會福祉法人GK社會貢獻會美食杵屋社會貢獻之家理事、設施長
大阪大學醫學部臨地副教授

三浦浩史
株式會社SHYAKARIHA代表取締役社長（原社會福祉法人白壽會居家服務部主任）

若野達也
SPS早發性失智症支援中心KIZUNYA代表理事
NPO法人失智症友善集團理事

靈性健康照護共有體驗活動設計

明勇

東港安泰醫院顧問

賴英傑

高考藥師

Nutrition Research 2018最佳研究文章首獎

楊雅惠

臺中市梧棲區衛生所護理長

張家瑜

臺中市南區衛生所護理師

高齡友善活動設計

王律凱

彰化基督教醫院家醫科主治醫師

彰化基督教醫院健康管理中心協同主任

吳啓明

臺中大里仁愛醫院骨科主治醫師

黃麗娟

國軍高雄總醫院左營分院護理部教學督導

陳怡慈

伸美護理之家護理長

目錄

第十章　│　高齡友善活動設計──世代融合與多元
　　　　　　智慧的再思（黃雅文，活動設計實例：王律凱、吳啓明、
　　　　　　陳怡慈、黃麗娟）　　　　　　　　　　*175*

第十一章　│　靈性健康照護共有體驗活動設計（黃雅文，
　　　　　　活動設計實例：明勇、賴英傑、張家瑜、楊雅惠）　*205*

第一章　臺灣長期照護政策與實施

林碧珠、陳秀玉

前言

　　本章將從臺灣長期照護發展史開始談起，藉由對長期照護發展過程的了解，進一步介紹臺灣長期照護政策，及臺灣長期照護政策之發展趨勢。現今政府正極力推動的長照2.0計畫，更深深影響臺灣未來長期照護的發展，因此第四節將介紹長照2.0政策與其實施，並以臺中市大安區衛生所推動現況爲例，做爲社區關懷據點的說明。

第一節　臺灣長期照護發展史

　　本節將臺灣長期照護發展史分成八個階段：

一、渾沌期：1986年以前

　　1960年因疾病已無法透過醫療之單一方式獲得有效之處理解決，長期照護因此開始成形，並成爲專業的名詞；1970年代長期照護之概念即已出現，但依然附屬在醫療體系之下（李世代，2013）；1975年彰化基督教醫院，提供居家訪視服務；1983年衛生署設置「群體醫療執業中心」，其下設置「基層保健服務中心」提供居家護理，如生活保健、慢性病防治、用藥需知等服務（黃慈心，2013）。

二、萌芽期：1986～1990年

1986年行政院衛生署推動「醫療保健計畫——籌建醫療網計畫」中，「中老年慢性病防治四年計畫」子計畫，將居家照護列為重點工作（內政部，2000；吳玉琴，2004）。1987年行政院衛生署委託台北市護理師護士公會，推展獨立型態「居家護理服務」（社團法人臺灣長期照護專業協會，2017a）。

三、開發期：1991～1996年

1991年「醫療網第二期計畫」修正為六年（1991～1996），列有「加強復健醫療及長期照護服務」（黃慈心，2013）；還有「國民保健計畫——中老年病防治計畫與長期照護」計畫，主要辦理護理之家、居家護理、日間照護及出院準備服務。1995年3月全面實施全民健康保險，並將居家護理納入健保給付範圍（張育偉，2013），公布實施「全民健康保險居家照護作業要點」。

四、制度建立與資源發展期：1996～2000年

1997年行政院衛生署提出建立「全國醫療網第三期計畫」，將復健醫療及長期照護列為重點工作，及發表「衛生白皮書——跨世紀衛生建設」，提出長照發展重點，以居家及社區式照護服務為主占70%，機構式照顧為輔占30%；同年行政院經濟建設委員會將長期照護納入「跨世紀國家建設計畫」（社團法人臺灣長期照護專業協會，2017a）。1998年至2007年由內政部逐步推動第一期至第三期「加強老人安養服務方案」，此方案對落實老人福利法有輔助之成效（吳玉琴，2011a）。當年衛生署提出「老人長期照護三年計畫」，是以「充實社區化照護設施，普及機構式

照護設施」為方向，且建立整合性服務網絡，並推動「長期照護管理示範中心」（譚開元，1999）；這是第一個獨立於衛生醫療政策（醫療網計畫）外的長期照護政策（張育偉，2013）。1999年全民健保居家收案對象擴大至合法之立案安養、養護機構住民（陳靜敏，2016）。

五、系統整合期：2000～2002年

2000年行政院社會福利推動小組接受內政部委託，開始執行「建構長期照護體系先導計畫」，為期三年，其總目標為「在地老化」（吳玉琴，2011a）。同年行政院衛生署持續推動「醫療網第四期計畫——新世紀健康照護計畫」，將長期照護列為重點工作。

2001年內政部、行政院衛生署委託執行「建構長期照護體系先導計畫」，建構我國長期照護體系的策略藍圖（社團法人臺灣長期照護專業協會，2017a）。衛生署於2001年規劃籌設「失智症護理之家」，選擇三軍總醫院、嘉義聖馬爾定醫院辦理（社團法人臺灣長期照護專業協會，2017b）。

六、照護服務產業化期：2002～2004年

2002年行政院經建會實施「照顧服務福利及產業發展方案」，及內政部函頒「非中低收入失能老人及身心障礙者補助使用居家服務試辦計畫」，主要重點在於推動照顧服務產業發展，創造就業機會（吳玉琴，2011b）。

七、協同合作與資訊整合期：2004～2007年

有鑑於過去各部會陸續提出「加強老人安養服務方案」、「新世紀健康照護計畫」、「建構長期照護體系先導計畫」、「照顧服務福利及產業

發展方案」等各種方案，多以自行權責業務需要來推動，各部會間缺乏整合，造成照顧服務的提供片斷不連續、服務對象重疊，或有需求者卻處於條件邊緣，而無法獲得照顧措施，導致績效推動受限。因此，2004年行政院社會福利推動委員會，於委員會下另組成「長期照顧制度規劃小組」，以二至三年期間完成規劃「我國長期照顧政策整合體系」（內政部，2004）。2007年行政院提出「我國長期照顧十年～大溫暖社會福利套案之旗艦計畫」，以在地老化為原則，發展普及的長照資源，此乃建立長照制度及服務網絡的先驅性計畫。

在資訊方面，委託內政部及衛生署針對資料庫整合，分別開發「照顧服務管理資訊系統」，及「長期照護資訊網」，方便統一規劃長期照護相關機構、人力，且能有效整合相關長期照護網絡服務系統（張育偉，2013）。

八、長照體系建置期：2009年後

2013年推動「長照服務網計畫」是充實長照網絡發展的重要依據，2015年總統令公布「長期照顧服務法」，為我國長照資源發展之根本大法。行政院於2015年6月4日通過《長期照顧保險法》草案，並送立法院審議。2016年為了彌補長期照顧十年計畫1.0的限制，又提出長期照顧十年計畫2.0之計畫，目標是建構找得到、看得到、用得到的服務，建立我國社區整體照顧模式，布建綿密的照顧網絡（衛生福利部，2016a）。

第二節　臺灣長期照護政策及發展趨勢

1980年通過「福利三法」，即為老人福利法、社會救助法，及殘障福利法，此三法對社會福利只具象徵性意義，缺乏實質的服務措施，且服

務對象為70歲以上的人，當年65歲以上人口只占4.22%，所以能使用此福利的高齡者相對較少，提供服務以機構式服務為主。然而高齡者照顧的需求仍存在，故自1983年起，先後有高雄市、臺北市提供居家服務或在宅服務。1986年臺北市全市及桃園縣等六縣市試辦居家老人服務（內政部，2000；吳玉琴，2004），開啓居家服務的發展。同年衛生署推動第一期醫療網計畫，其工作目標之一為「建立慢性病及復健醫療服務網」，並將居家護理列為主要工作項目。於1991年衛生署繼續推行「建立醫療網第二期計畫」，提出「加強復健醫療及長期照護服務」之工作目標，是醫療網計畫中首次出現「長期照護」之語詞（徐慧娟，2013）。1997年行政院衛生署推行「建立醫療網第三期計畫」，加強復健醫療及長期照護服務目標，為落實此期工作目標，於1998年提出「老人長期照護三年計畫」，主要在成立「長期照護管理示範中心」試辦單一窗口制度，建立整合性服務網絡，發展居家護理及居家服務整合模式，提供照顧者家屬喘息服務的機會（徐慧娟，2013）。早期的居家服務皆以低收入戶高齡者為主要服務對象，而此時期高齡者之照顧主要由家庭承擔照顧高齡者的完全責任，政府極少介入（吳玉琴，2011a）。

1990年代鼓勵社會福利私有化的政策接踵而來，因1980年代開始，臺灣接受社會福利服務私有化（privatization）之觀念，故公立機構之業務開始委外或改為公設民營。另外，政府也推出各種獎勵補助辦法，來鼓勵私人資本投入機構、居家和社區式照護，因為機構式照護對私人資本較為有利，所以私立長期照護機構蓬勃發展（臺灣智庫，2014）。

1997年第一次修訂「老人福利法」，將適法對象修訂為65歲以上，並增列居家服務，高齡者的照顧重心逐漸加入居家式服務，並大幅放寬機構登記的條件限制，解決當時未立案小型機構林立問題。1997年根據當時業者宣稱，臺灣未立案老人機構約有三千家，但從未正式清查。直至《老

人福利法》的落日條款，於1999年6月18日到期，此即爲所有機構需全面立案登記的最後期限，至此才解決未立案小型機構林立的問題。

2007年再次大幅修訂老人福利法，通過主管機關對有接受長期照顧服務必要之失能高齡者，應依高齡者與其家庭之經濟狀況及失能程度提供經費補助，故2008年實施失能高齡者接受長期照顧服務補助辦法，讓臺灣對失能高齡者的照顧，由過去由家庭負擔完全責任，變爲由國家、社會及家庭三方分擔照顧的壓力。而在這期間，高齡者長期照顧政策出現多項多元的實施方案，長照政策呈現蓬勃的發展（吳玉琴，2011a）。

內政部於1998年至2007年陸續推動第一期至第三期「加強老人安養服務方案」（內政部，2009），第一期目標爲保障高齡者經濟生活、維護身心健康、提升生活品質、充實照護人力設施，及落實高齡者居住與安養服務；其實施辦法爲高齡者保護網絡體系、居家服務與家庭支持、機構安養、醫護服務、社區照顧及社會參與、教育宣導及人才培訓。實施三年後方案績效卓越，故第二期方案的目標不變；具體成效包括：居家服務補助對象由中低收入戶擴大到一般戶失能民眾、各縣市開辦獨居高齡者緊急救援連線、完成「建構長期照護體系先導計畫」，及全國未立案老人安養護機構清查輔導、開辦「敬老福利生活津貼」，並設立0800-228585「老朋友專線」、完成「照顧服務員技術士技能檢定制度」。第三期目標的策略爲開發資源，鼓勵民間投入，及強化志工參與（內政部，2005）。

2000年內政部接受衛生署委託執行「建構長期照護體系先導計畫」，以建構臺灣長期照護體系的策略藍圖。先導計畫執行同時，行政院經濟建設委員會參訪國外長照的經驗，於2002年跨部會推行了第一期「照顧服務福利及產業發展方案」，與內政部的第二期「加強老人安養服務方案」相互配合，此方案之重點以促進就業爲主（吳玉琴，2011a；徐慧娟，2013），執行成效有：建立各縣市政府照顧管理機制、推動補助居家

服務試辦計畫、培訓照顧服務人力並建立認證制度、研擬完成「外籍看護工審核機制與國內照顧服務體系接軌（草案）」、推動民間參與老人住宅等（經濟建設委員會與內政部，2002）。2005年繼續推動第二期方案，其目標為促進照顧服務「福利」和「產業」平衡發展、建構完善的照顧服務體系、開發國內照顧服務人力、降低對外籍看護工的依賴，以及充實居家式及社區式照顧資源，落實在地老化的目標（行政院經濟建設委員會，2005）。

　　我國面臨高齡化、少子化，以及疾病型態的改變，造成長期照護需求日益增加，為了建構完善的長期照護體制，長期照護政策從以下四個面向：需求面、供給面、法制面及財務面，分為三階段發展（圖1.1）（行政院，2013）：

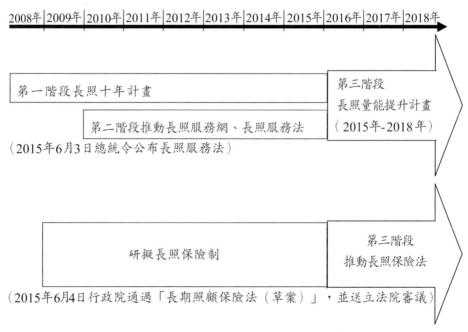

圖1.1　我國長期照護政策發展階段（馮燕、陳玉澤，2016）

一、需求面

第一階段（2007～2016年）：長期照護十年計畫。為長期照護服務模式建立與量能擴展時期，是長期照護制度的前驅性計畫階段（柯文娟，2016）。2007年行政院提出「長期照顧十年計畫～大溫暖社會福利套案之旗艦計畫」（行政院，2007）。2006年行政院院長，有鑒於相關重大國家政策一直未能凝聚朝野共識，因而籌辦「臺灣經濟永續發展會議」，會議中有關長期照顧的政策建議，也整合進「長期照顧十年計畫」（吳玉琴，2011a）。此計畫的基本目標為「建構完整的長期照顧體系，保障身心功能障礙者能獲得適切的服務，增進獨立生活能力，提升生活品質，以維持尊嚴自主」，據此建構我國長期照顧制度（衛生福利部，2016；馮燕、陳玉澤，2016）。

二、供給面

第二階段（2013～2016年）：長期照護服務網計畫。衛生福利部於2013年報請行政院核定「長期照護服務網計畫」，主要目的為均衡長期照護資源之發展，讓長期照護機構及人員能夠合理的分布，針對資源不足的地區，獎勵設置，讓長期照護之在老化及可近性趨於均衡。長期照護服務網的推動，是為了充足我國長期照護服務之量能，讓服務普及化，並作為長期照護保險實施的基礎（行政院，2013）。因長期照護十年計畫已達成其階段性目標，故與「長照服務網計畫」合併為「長期照顧服務量能提升計畫」（2015～2018年），是在轉銜過去的「長期照顧十年計畫」，並整合「長期照護服務網計畫」，以擴大長照服務的服務對象、強化社區長照服務之普及性及在地化、提高長照服務品質、加速長照體系的建置，為長照保險預作準備（行政院，2015）。

三、法制面

　　第二階段：長期照護服務法。為健全及整合我國的長照服務體系，而制定長期照顧服務法，希望藉由建置長照服務體系的法制與網絡服務體系之基礎，一方面確保提供之長照服務的品質，另一方面保障接受長照服務中弱勢者之權益，以利長照制度之穩定發展（柯文娟，2016）。長照服務是以在地老化、發展多元性服務為主軸，年齡、身分別及障別不是其限制依據（鄧素文，2013）。「長期照顧服務法」為我國長照發展過程中重要之根本大法，因此於2015年5月15日經立法院三讀通過，並於2015年6月3日以總統令公布，2017年6月3日正式上路。此法共有七章六十六條，內容涵蓋長期照顧服務內容、長照財源、人員管理、機構管理、受照護者之權益保障，及服務發展獎勵措施等五大要素外，還包括五項重要制度：(一) 明定各類長照服務項目，包括：居家式、社區式、機構住宿式及綜合式服務類。(二) 明定長期照顧服務人員之專業定位。(三) 明定長照財源，並設置長照基金，以促進長照相關資源之發展、提升服務品質與效率、充實並均衡服務與人力資源。(四) 初次入國之外籍看護工，其雇主可申請家庭看護工補充訓練。(五) 將各界關注之家庭照顧者，納入服務對象（衛生福利部，2017）。

四、財務面

　　第三階段：推動長期照護保險。2009年政府即已開始規劃推動長期照護保險，為尋求長期照顧能夠有穩定、充足的財源，於2015年通過「長期照顧保險法（草案）」（行政院，2015b），送立法院審議。但2016年新政府上任，擬以稅收制取代社會保險制，因此長期照護保險目前仍被擱置中（李玉春，2016）。

2017年1月立法院針對長期照顧服務法第一條、第十五條、第十九條、第二十二條、第六十二條及第六十六條部分條文逐條討論，及黨政協商後，於2017年1月11日三讀通過。其修正條文中增加遺產及贈與稅、菸稅，為長照擴大財源，並保障現行長照機構營運模式。

而長照量能提升計畫、長照2.0計畫及長期照顧服務法之執行，成為我國長期照護政策發展的藍圖。下節將針對現今我國正在推動的長照2.0計畫詳加介紹。

第三節　長照2.0政策與實施──以臺中市大安區衛生所為例

臺灣人口老化、平均餘命增加，為了減少失能照顧年數、縮短失能時間，應該推行各種延緩失能的預防性措施，整合在宅安寧照顧、在宅醫療等服務，達成以服務使用者為中心之多元連續性之服務體系（衛生福利部，2016b）。2016年新政府上任後，為了彌補「長照十年計畫1.0」的不足，提出「長照十年計畫2.0」。其計畫目標為：建立優質、平價、普及的長照服務體系，讓有長照需求者獲得服務；實現在地老化，提供家庭、居家、社區及機構式照顧的多元連續服務；銜接前端初級預防功能，促進健康福祉；向後端延伸在宅臨終安寧照顧，減輕家屬照顧壓力等四項目標（衛生福利部，2016b）。其目標是要建構「找得到」、「看得到」、「用得到」的三「到」服務；其服務項目為：彈性、擴大、創新、整合與延伸，由四方面來推動：

一、擴大服務內涵，增加服務彈性。主要是擴大服務對象，除原本長照十年計畫1.0之服務對象外，又增加50歲以上失智症患者、55歲以上平地原住民、49歲以下身心障礙者，以及65歲以上衰弱者；彈性方面，則是

增加長照十年計畫1.0之服務彈性：(一) 提高服務量能。在照顧服務方面包含：居家服務、日間照顧及家庭托顧，主要是調整支付的方式和制度，增加服務內容、頻率的彈性。交通接送方面，依縣市的差異，規劃分級補助制度，在偏鄉地區，還另外提供人力及接送車輛補助，提升服務供給之彈性。長照機構方面，針對低收入戶、中低收入戶之中、重度失能高齡者，提高機構安置費；未來再視國家整體資源及發展情況，逐步採階梯式擴大補助經濟弱勢重度失能高齡者入住機構的安置費。喘息服務方面，每日補助金額，由1,200元提高爲1,500元、場域擴至日間照顧中心及各服務據點。(二) 精進照顧管理機制，則依民衆需求核定補助服務時數（衛生福利部，2016b）。

　　二、整合方面，建立社區整體照顧服務體系，提升照顧之連續性。爲了使民衆能獲得整合式服務，增加提供照顧服務單位的密度，特推動以社區爲基礎而建立的社區整體照顧服務體系，規劃以培植A級（社區整合型服務中心——長照旗艦店）、擴充B級（複合型服務中心——長照專賣店）、廣布C級（巷弄長照站——長照柑仔店）爲原則，布建在地化長照服務輸送網絡，由A級提供B、C級技術支援與整合服務，另促使普遍設立B級複合型服務中心與C級巷弄長照站，以提供近便性照顧服務（衛生福利部，2016；衛生福利部，2017）。A級單位除提供居家服務、日間照顧服務外，另至少擴充辦理以下一項服務：營養餐飲、居家護理、居家／社區復健、喘息服務或輔具服務等，並透過社區巡迴車與隨車照服員定時接送，協助服務對象使用各項照顧資源。至2018年A級單位以擔任個案管理角色，而不直接提供服務。B級單位除日間托老服務，亦能提供預防失能服務、輕度失能復健、體適能與諮詢服務之場域，至少兩項服務。C級單位主要提供短時數照顧服務或喘息服務（臨托服務）、共餐或送餐服務、預防保健等服務（林奏延，2016；衛生福利部，2016b；衛生福利

部，2017d）。

三、創新方面，推動創新多元服務，滿足多元需求。創新多元服務包括：失智症照顧服務、小規模多機能服務、因應偏遠地區長照需求，推動社區（部落）照顧服務、提供家庭照顧者支持服務、重視身心障礙者提早老化需求，充實照顧服務量能等五項。

四、延伸方面，指服務體系向前延伸、向後銜接，積極預防照顧。

(一) 辦理增強預防疾病、健康促進等六項創新服務：提供肌力強化運動，預防身體功能退化；生活功能重建訓練，延緩失能者疾病之惡化；社會參與，使達到活躍老化；膳食營養，落實健康飲食；認知促進，減緩失智之進程；口腔保健，增進身體自我保護機轉。

(二) 銜接出院準備服務：由照管中心連結醫院出院準備服務，以獲得完整性、持續性的長照服務。

(三) 銜接在宅醫療、居家安寧：長期照顧與在宅醫療及居家安寧服務的銜接，可促進照顧的連續性。

(四) 強化社區預防性照顧：建立社區照顧關懷據點及日間托老服務，提供老人關懷訪視、電話問安、餐飲服務、健康促進及轉介服務（衛生福利部，2016b）。

簡單的說，長照2.0有三個重點：1. 增加服務對象和項目。2. 盤整社區資源加以分級整合。3. 連結長照、醫療、住宅，建構生活支持和預防的長照體系。茲簡述ABC長照體系社區整體照顧模式如下：

A級社區整合型服務中心：「長照旗鑑店」

每一鄉鎮市區設置一個「長照旗鑑店」。申請單位需要是在地方深耕並具有口碑的單位，且兼具居家服務和日間照顧的業務。「長照旗鑑店」在「社區整體照顧體系」中提供B級與C級的技術支援與督導，並負責資源整合。各縣市長期照顧管理中心接到個案後，就交由當地的A級旗鑑店

依個案的居住便利性與狀況需求，尋求B級或C級的服務與支援。

B級複合型日間服務中心：「長照專賣店」

每一個國中學區一個「長照專賣店」。需要日間托老或長照服務就找B級單位，物理職能治療所、醫療診所復健、日間托老等複合型服務單位，都屬於B級之社區日常專業照顧。

C級巷弄長照站：「長照柑仔店」

每三個村里設一個「長照柑仔店」。屬於街頭巷尾的長照據點，社區關懷據點針對亞健康及健康老人，結合在地資源提供共餐送餐、電話問安、健康促進、關懷訪視等服務。C級單位具有維護健康和短暫照顧功能，「照護柑仔店」尚有待民間和社區積極投入，也鼓勵老人服務中心、村里活動中心等都能投入。期許在三十分鐘車程的距離內，讓有失能者的家庭或是亞健康的老人能找到可使用的生活支援、生活照顧、長照資源等服務。

A、B、C級單位的關係和運作流程如下：各縣市的長期照顧管理中心收到個案後，將個案交給A級「長照旗鑑店」，再由A依個案狀況評估，訂定治療、復健、日托等需求，安排至A、B、C級單位照顧支援，社區巡迴車由A級中心統一派車接送。收費方面，低收入戶全額補助，中低收入戶補助90%、自費10%。一般家庭補助70%、自費30%。

五、臺中市大安區衛生所推動長照2.0計畫實例

臺中市大安區衛生所位於臺中市之西北隅，介於大安溪與大甲溪二溪間，其南北長而東西窄，呈現長方形狀，東北鄰大甲區，南界大甲溪與清水區比鄰，西臨臺灣海峽，全域屬大安溪與大甲溪沖積扇。區內東西寬度為4.2公里，南北長度為9.08公里，總面積27.4045平方公里。生活型態主要以農、漁業為主，青壯年人口外流，大多為隔代教養。2016年全區人

口數為19,409人，65歲以上占15.83%，早在2012年大安區就已邁入高齡社會，2017年5月高齡者人口攀升至16.04%。現今醫療支援除衛生所外，只有二間西醫診所、一間牙醫診所，轄內共有四位醫師及一位牙醫師，屬醫療資源嚴重缺乏地區。2002年政府推動補助居家服務試辦計畫，本所為推展偏遠地區衛生所附設居家護理所，同年6月申請開辦附設居家護理所，7月23日正式掛牌開業。主任、護理長各一人，下設有二位合格居家護理師執行居家護理業務。2007年因民風保守，知道使用此資源者少，加上鄰近鄉鎮居家護理所尚能提供本區失能居家照護需求，故辦理歇業。同年配合政府推動長照1.0計畫，為使長者能在地老化，本所在本區十二村挑選四個村協助設立關懷據點，並支援設立血壓站及及健康諮詢站，辦理各項健康促進活動，讓長者能活得健康、健康老化，據點辦理成效顯著，故2009年松雅社區關懷據點在衛生所輔導下，推動社區老人團體，獲得國民健康局「全國老人團體健康促進選拔活動」—典範團體獎（圖1.2），是臺中縣市唯一獲獎的社區。2010年推動無檳榔社區，獲得臺中縣政府「無檳標竿社區」表揚，及國民健康局「無檳榔健康促進社區認證」表揚（圖1.3）。2017年政府推動長照2.0計畫，在創新服務方面，本區因65歲以上人口占16.04%，推估衰弱人口數（以16.75%推算）約520人，輕度失能者

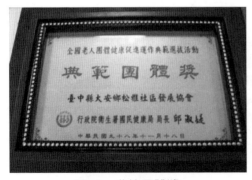

圖1.2　典範團體獎

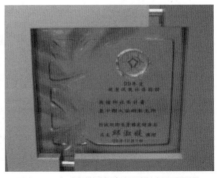

圖1.3　無檳榔健康促進社區認證

約188人，中度失能者約81人，2017年底在松雅社區設立失能日間照護；另外，失智人口數推估（以8%推算）約249人，2018年3月份本所已申請失智症共同照護計畫，擬設立「失智症社區日間服務據點」，針對輕度失智者及其家屬，辦理認知促進、緩和失能、安全看視、家庭照顧者支持團體等，此計畫目前送審中，待計畫通過即開始執行。社區關懷據點部分，仍持續推動及辦理各種失智症防治及健康促進活動、電話關懷、居家訪視及獨居老人送餐服務，2018年6月針對頂安社區關懷據點辦理「社區營養衛生教育示範點」計畫（圖1.4），衛生所結合營養師、里長、理事長等

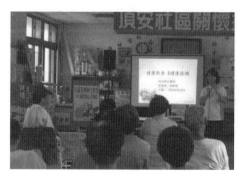
營養健康衛教及健康採購講座

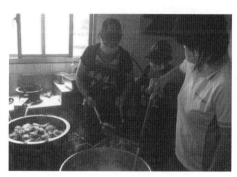
健康餐教作

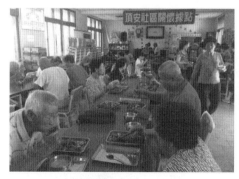
銀髮族共食

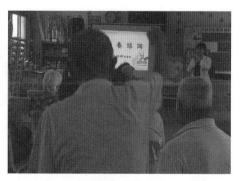
營養諮詢

圖1.4　「社區營養衛生教育示範點」計畫

人成立推動小組，辦理據點高齡者營養健康衛教講座、營養諮詢、健康採購、健康餐教作及高齡者共食等活動，讓高齡者能走出社區、吃的健康、遠離肥胖與預防慢性病、失智症的發生。

討論問題

一、第一個獨立於衛生醫療政策（醫療網計畫）外的長期照護政策為何？對我國長照有何影響？

二、1980年通過之「福利三法」其服務對象為70歲以上的人，於何時、何法將服務對象改為65歲以上的人？此改變有何影響？

三、未來可以如何推動長照2.0計畫，以促進長者在地老化？

參考文獻

中文文獻

內政部（2000）。*社會工作辭典*（4版，136頁）。臺北：內政部。

內政部（2004）。研提「我國長期照顧政策整合體系規劃草案」說明。行政院社會福利推動委員會第七次委員會議議程，13-16。

內政部（2005）。加強老人安養服務方案。

內政部（2009）。友善關懷老人服務方案。

臺灣智庫國會政策中心（2014月）。*臺灣市場導向長期照護體系歷史發展與挑戰*。臺北：長照政策小組。

行政院（2013）。長期照護服務網計畫（第一期）—102年至105年。

行政院（2015）。長期照顧服務量能提升計畫（104～107年）。

行政院（2015）。長期照顧保險法（草案）。

李世代（2013）。長期照護與照顧（護）管理。*社區發展季刊*，141，141-160。

李玉春（2016）。臺灣長照制度之檢討與改革策略建議——如何建立「平價、優質、普及」的長期照顧體系。*社區發展季刊*，153，19-31。

社團法人臺灣長期照護專業協會（2017）。長期照護歷史軌跡。2017年5月12日，取自http://www.ltcpa.org.tw/main/index.php?func=introduce&nID=8

社團法人臺灣長期照護專業協會（2017）。長期照護世紀新編資料。2017年5月12日，取自http://www.ltcpa.org.tw/main/index.php?func=introduce&nID=9

吳玉琴（2011a）。臺灣老人長期照顧政策之回顧與展望：老盟觀點。*社區發展季刊*，136，251-263。

吳玉琴（2011b）。臺灣老人福利百年軌跡——老人福利政策及措施之省思與展望。*社區發展季刊*，133，139-159。

林奏延（2016）。衛生福利部業務概況暨本會期優先立法計畫報告（書面報告）。

柯文娟（2016）。長期照護趨勢與模式探討。*國會季刊*，*44*（9），36-64。

徐慧娟等（2013）。*長期照護政策與管理*（初版）。臺北：洪葉文化。

陳靜敏（2016）。長期照護發展、理念與倫理。於中華民國護理師護士公會全國聯合會主辦，105年度長期照護Level-I共同課程訓練營，臺中市：社團法人童綜合醫院梧棲院區20樓大講堂。

黃慈心（2013）。長期照護發展、理念與倫理。於中華民國護理師護士公會全國聯合會主辦，102年度衛生署長期照護專業人力Level-I護理專業

課程訓練。桃園長庚醫院。

張育偉（2013）。我國長期照護政策發展演進之重要歷程。2017年5月16
　　日，取自https://market.cloud.edu.tw/api/download/151615/38044567/zip

馮燕、陳玉澤（2016）。量能提升以建構永續發展的長期照顧體系。*社區
　　發展季刊*，153，5-18。

鄧素文（2013）。我國長期照護政策之規劃。*社區發展季刊*，141，19-
　　25。

劉立凡（2016）。臺灣長期照護政策演變與發展。2017年5月20日。
　　取自http://www.chass.ncku.edu.tw/nckuchass/doc/%E5%8A%89%E7
　　%AB%8B%E5%87%A1%E8%80%81%E5%B8%AB_%E5%8F%B0
　　%E7%81%A3%E9%95%B7%E6%9C%9F%E7%85%A7%E8%AD%
　　B7%E6%94%BF%E7%AD%96%E6%BC%94%E8%AE%8A%E8%8-
　　8%87%E7%99%BC%E5%B1%95.pdf

衛生福利部（2016a）。長照十年計畫2.0。2017年5月19日。取自http://
　　www.mohw.gov.tw//cp-11-19-1.html

衛生福利部（2016b）。長期照顧十年計畫2.0（106～115年）（核定本）

衛生福利部（2017a）。「長期照顧服務法」6月3日正式上路長照體系邁
　　入新里程。2017年6月3日。取自http://themes.mohw.gov.tw/LTC/cp-89-
　　29089-201.html

衛生福利部（2017b）。「長期照顧服務法部分條文修正」三讀通過。
　　2017年5月29日。取自http://themes.mohw.gov.tw/LTC//cp-89-7167-201.
　　html

衛生福利部（2017c）。長期照顧的整體政策藍圖。2017年5月29日。取自
　　http://themes.mohw.gov.tw/LTC/cp-90-106-201.html

衛生福利部（2017d）。長照十年計畫2.0。2017年5月29日。取自http://

themes.mohw.gov.tw/LTC/cp-91-107-201.html

衛生福利部（2017e）。長照2.0懶人包。取自http://1966.mohw.gov.tw/LTC/
　　cp-3636-38462-201.html

譚開元（1999，11月）。我國老人醫療與長期照護政策現況。發表於衛生
　　署主辦「因應人口老化問題之政策建言」專題研討會。臺北：行政院
　　衛生署。

第二章 臺灣長期照顧服務類型與社區整合照顧——以「到宅沐浴服務」爲例

洪玉珠、陳靜玉

前言

隨著醫療科技之發達與民眾教育程度提升，對追求身體健康的認知增加，人類的平均壽命延長與少子化的影響，人口老化已是全球共同面臨的議題。內政部（2016）公布，國人的平均壽命達80.2歲，其中男性77.01歲、女性83.62歲，均創歷年新高。李世代（2010）推估國人一生中長照需求時間約7.3年（男性：6.4年；女性：8.2年）。爲加速長期照顧服務的需求，行政院（2007）正式啓動「我國長期照顧十年計畫（96～105年）」，建構我國長期照顧體系，迄今已完成長期照顧十年計畫1.0。根據長期照顧十年計畫1.0之執行與檢討，我國衛生福利部（2016）規劃長期照顧十年計畫2.0，其總目標之一爲實現在地老化，提供從支持家庭、居家、社區到機構式照顧的多元連續服務，普及照顧服務體系，建立關懷社區，期能提升失能者與照顧者之生活品質。本章首節介紹我國長期照顧服務類型，以提供讀者了解臺灣長期照顧服務之類型與現況。在社區服務類型中，「到宅沐浴服務」爲這幾年新興的服務，本文亦將以「到宅沐浴服務」爲例，說明社區照顧的多元連續服務與「到宅沐浴服務」之人才培育；希望讀者能對臺灣長期照顧服務類型，與「到宅沐浴服務」之社區照顧及其人才培育有深切的了解，運用社區資源協助長者維持有尊嚴的晚

年，期望有更多的讀者投入長照領域。

第一節　長期照顧服務類型

　　Bordy 與Masciocchi（1982）認為長期照護服務應包含機構照護、社區照護與居家照護三大類服務。Evashwick（1998）則進一步認為此三類服務應整合為連續的服務網絡，方能提供老人完整持續的長期照護。黃松林、楊秋燕、陳宇嘉（2013）指出，當前臺灣針對社會照顧是以「社區照顧」為其服務目標，依序提供居家式、社區式與機構式等三大層面之服務。這三種服務類型是可以相輔相成、相互運用的共同執行服務模式，例如長者出院後回到家中，可請居家護理師至家中提供管路更換的居家護理服務，家屬或是照顧者可申請居家及機構喘息服務。參考衛生福利部長照服務資源的分類如表2.1，以居家、社區、機構等三種模式分別介紹。

一、居家式照顧（home care）

　　包含居家照顧服務、居家喘息、居家護理及居家復健。

　　(一) 居家照顧服務是指照顧服務員到失能者家中，提供短暫的身體照顧服務及家事服務，如：協助沐浴、打掃、陪同就醫、散步等；另外尚有送餐至家中或定點，以及電話問安等服務。

　　(二) 居家喘息是由照顧服務員至家中，協助家庭照顧者進行失能者照顧，分攤家庭照顧者的照顧工作，如：照顧服務員至個案家中照顧失能者，讓家屬或照顧者可獲得短暫休息的機會。

　　(三) 居家護理是由專業人員至家中，提供失能者護理照護、衛教指導與健康照顧。常見服務項目包括管路更換與護理、簡易衛教與復健指導等。

(四) 居家復健是由物理或職能治療師至失能者家中，提供行動不便的失能者適切的居家復健服務。

二、社區式照護（community care）

以臺灣而言，社區照護包括日間照顧、家庭托顧及團體家屋。

(一) 日間照顧服務主要提供失能、失智老人或生活尚可自理的長者的日間照顧，白天將長者送至日照中心，晚上再由家人或交通接送回家，如日托、臨托。

(二) 家庭托顧是在照顧服務員的家中，於日間協助照顧失能老人，如同保母在自己家裡照顧幼兒一樣，最多不超過四人。

(三) 團體家屋是以神經科或精神科醫師診斷為中度失智症以上，行動能力需受照顧的老人，由受過專業訓練的人員，提供失智症者小規模、生活環境家庭化、照顧服務個別化之全時照顧。

三、機構式照顧（institutional care）

是指長照需求者24小時居住在長期照顧機構，接受照護與照顧服務。依據失能狀況及所需服務程度的不同而有不同機構類別。可分為安養型機構，養護型及一般護理之家。

(一) 安養型機構：照顧可自理且不需要護理服務的長者。

(二) 養護型機構：針對不能自理且需要鼻胃管或導尿管護理服務的長者。

(三) 一般護理之家：服務對象較廣泛，包括安養、養護及重症，需要鼻胃管、導尿管及氣切護理服務的個案。

表2.1 長照服務資源的分類

居家式照顧服務	社區式照顧服務	機構式照顧服務
居家照顧服務 包括身體照顧與日常生活協助，著重日常生活所需，如：協助沐浴、打掃、陪同就醫、散步等；另外，送餐至家中或定點及電話問安等服務。	**日間照顧服務** 主要提供失能、失智老人，定期或不定期日間往返日間照顧中心，透過規律的作息安排與活動參與，維持並促進其生活自立、消除社會孤立感、延緩功能退化、舒緩問題行為，並提升生活品質，減輕家屬照顧負擔。	**安養服務** 提供無扶養親屬者之生活照顧服務。適合生活可自理，不需要特別照護的長者入住。
居家喘息 照顧服務員至家中協助家庭照顧者進行失能者照顧，分攤家庭照顧者的照顧工作。	**家庭托顧服務** 家庭托顧係由托顧家庭於日間協助照顧失能老人，如同保母在自己家裡照顧幼兒一樣，最多不超過4人。	**養護型機構** 提供生活無法自理之長者生活照顧服務，可收住需鼻胃管或導尿管護理服務照顧需求之長者。
居家護理 由專業人員至家中提供失能者護理照護、衛教指導與健康照顧。常見服務項目包括管路更換與護理、簡易衛教與復健指導等。如：醫師、護理人員、營養評估服務等。	**失智症老人團體家屋** 提供失智症者小規模、生活環境家庭化、照顧服務個別化之全時照顧，工作人員以及照顧服務人員皆有受過失智症照顧相關專業訓練，提供服務以滿足失智症老人之多元以照顧需求。	**一般護理之家** 適合有長期醫療服務需求的長者或是需要出院後護理服務的患者，包含管路更換（胃管、尿管、氣切管）提供所需的護理照護。
居家復健 由物理或職能治療師至失能者家中，提供行動不便的失能者適切的居家復健服務。		**榮民之家** 退除役官兵身心障礙或年老，無工作能力者，應專設機構，採全部供給制或部分供給制安置就養。
		精神護理之家 針對精神病症狀穩定且呈現慢性化，需生活照顧之精神病人，提供所需的護理照護服務。

（資料來源：參考衛生福利部長照服務資源，作者整理）

　　我國高齡化造成失能人口增加，為因應此照顧需求的增加，行政院於2007～2016年建構長期照顧十年計畫1.0。根據長期照顧十年計畫1.0內容，規劃服務對象、服務原則、服務項目與補助內容，再經長期照顧十年計畫1.0執行與檢討後，行政院於2016年建構「長期照顧十年計畫2.0（106年～115年）」並擴大服務對象，以彈性與擴大、創新與整合、延伸來推動服務項目，如以下說明。

　　一、服務對象：長照十年計畫1.0主要是指日常生活功能受損而需要由他人提供照顧服務者，包含65歲以上老人、55～64歲的山地原住民、50～64歲的身心障礙者及僅IADLs失能且獨居之老人。而長照十年計畫2.0則除了上述之外尚擴增到50歲以上失智症患者、55～64歲失能平地原住民、49歲以下失能身心障礙者及65歲衰弱（frailty）老人。如表2.2。

表2.2　長期照顧十年計畫1.0及2.0服務對象

長期照顧十年計畫1.0服務對象	長期照顧十年計畫2.0服務對象
1. 65歲以上老人。 2. 55至64歲的山地原住民。 3. 50至64歲的身心障礙者。 4. 僅IADLs失能且獨居之老人。	包括（1～4項）。 5. 50歲以上失智症患者。 6. 55-64歲失能平地原住民。 7. 49歲以下失能身心障礙者。 8. 65歲衰弱（frailty）老人。 共（1～8項）。

（資料來源：衛生福利部社會及家庭署，作者整理）

　　二、服務原則：長照十年計畫1.0給付型態以實物給付（服務提供）為主，現金給付為輔，並以補助失能者使用各項照顧服務措施為原則。依民眾失能程度及家庭經濟狀況，提供合理的補助；失能程度愈高者，政府提供的補助額度愈高。失能者在補助額度內使用各項服務，需部分負擔經費；收入愈高者，部分負擔的費用愈高。如表2.3。

表2.3 長期照顧十年計畫服務項目與補助內容

服務項目	目的	補助內容
照顧服務（居家服務、日間照顧、家庭托顧）	以日常生活活動服務為主	1. 依個案失能程度補助服務時數： 輕度：每月補助上限最高25小時；僅IADLs失能且獨居之老人，比照此標準辦理。 中度：每月補助上限最高50小時。 重度：每月補助上限最高90小時。 2. 補助經費：每小時以新臺幣180元計（隨物價指數調整）。 3. 超過政府補助時數者，則由民眾全額自行負擔。
喘息服務	用以支持家庭照顧者	1. 輕度及中度失能者：每年最高補助14天。 2. 重度失能者：每年最高補助21天。 3. 補助受照顧者每日照顧費以新臺幣1,000元計。 4. 可混合搭配使用機構及居家喘息服務。 5. 機構喘息服務另補助交通費每趟新臺幣1,000元，一年至多四趟。
居家護理	維持或改善個案之身心功能	除現行全民健保每月給付二次居家護理外，經評定有需求者，每月最高再增加二次。補助居家護理師訪視費用，每次以新臺幣1,300元計。
社區及居家復健	維持或改善個案之身心功能	針對無法透過交通接送使用健保復健資源者，提供本項服務。每次訪視費用以新臺幣1,000元計，每人最多每星期一次。
輔具購買、租借及住宅無障礙環境改善服務	增進失能者在家中自主活動的能力	每十年內以補助新臺幣10萬元為限，但經評估有特殊需要者，得專案酌增補助額度。
老人營養餐飲服務	協助經濟弱勢失能老人獲得日常營養之補充	服務對象為低收入戶、中低收入失能老人（含僅IADLs失能且獨居老人）；每人每日最高補助一餐，每餐以新臺幣50元計。
交通接送服務	協助中重度失能者滿足以就醫及使用長期照顧服務為主要目的之交通服務需求	補助中重度失能者使用類似復康巴士之交通接送服務，每月最高補助四次（來回八趟），每趟以新臺幣190元計。

服務項目	目的	補助內容
長期照顧機構服務		1. 家庭總收入未達社會救助法規定最低生活費1.5倍之重度失能老人：由政府全額補助。 2. 家庭總收入未達社會救助法規定最低生活費1.5倍之中度失能老人：經評估家庭支持情形如確有進住必要，亦得專案補助。 3. 每人每月最高以新臺幣18,600元計。

（資料來源：衛生福利部社會及家庭署）

　　三、服務項目：長期照顧十年計畫1.0包含八大服務項目：顧服務（居家服務、日間照顧、家庭托顧）、喘息服務、居家護理、社區及居家復健、輔具提供租借及住宅無障礙環境改善服務、老人營養餐飲服務、交通接送服務、長期照顧機構服務。長期照顧十年計畫2.0之擴大服務項目，包含創新服務與整合社區資源，注重預防失能、出院準備服務及安寧居家療護，如表2.4。

表2.4　服務項目

長期照顧 十年計畫1.0	長期照顧 十年計畫2.0		
服務項目	服務項目彈性與擴大	創新服務與整合社區	服務延伸
八大類服務 ・照顧服務 　（居家服務、日間照顧、家庭托顧） ・喘息服務 ・居家護理 ・社區及居家復健 ・輔具購買、	八大類服務項目「彈性與擴大」 ■照顧服務擴大 —對象擴大至衰弱對象、50歲以上失智症患者、49歲以下失能身心障礙者 —調整服務補助金額 ■交通接送 —補助社區整合型服務中心車輛、司機	推廣試辦計畫 ・失智症照顧服務 ・原住民族地區社區整合型服務 ・小規模多機能服務 ・家庭照顧者支持服務據點創新服務（將退輔體系及身障者納入） ・成立社區整合型服務中心、複合型日	服務往「前」與「後」延伸 ・預防失能或延緩之服務（如肌力強化運動、功能性復健自主運動、吞嚥訓練膳食營養、口腔保健） ・延伸至出院準備服務

長期照顧 十年計畫1.0	長期照顧 十年計畫2.0		
服務項目	服務項目彈性與擴大	創新服務與整合社區	服務延伸
租借及住宅無障礙環境改善服務 ·老人營養餐飲服務 ·交通接送服務 ·長期照顧機構服務	與維護費用，在小區域內定時巡迴 ■長期照顧機構服務 ─提高中低收入公費老人安置機構費用 ─提升機構服務品質 ■喘息服務 ─服務對象擴大 ─服務場域擴及日間照顧中心	間服務中心與巷弄長照站 ·社區預防性照顧 ·強化社區關懷據點功能並拓展據點 ─對象：納入衰弱者 ─項目：預防失能或延緩的健康促進服務	─照顧管理專員無縫評估 ·居家醫療 ─一般居家照護 ─安寧居家照護

（資料來源：衛生福利部社會及家庭署，作者整理）

四、服務體系之建構：近年來機構式照顧服務模式轉型，以服務、品質、人性化為導向，符合民眾的需求。而且其服務配合政府長照2.0政策，整合社政體系與衛政體系，積極盤整區域資源，結合社福、醫療、護理以及社區基層組織等多元單位，投入成立「社區整合型服務中心（A級）」、「複合型服務中心（B級）」、「巷弄長照站（C級）」，增加機構式服務的多元性，發展多樣性的長照資源，以順應老化照顧趨勢的潮流。「社區整合型服務中心（A級）」、「複合型服務中心（B級）」、「巷弄長照站（C級）」服務體系之服務內容及目標，如表2.5說明之。

哪一種模式比較好呢？需要考量許多因素，例如個案情況、居家環境、經濟狀況、是否有家人照顧等等，應與照管專員充分詢問、討論後再選擇出最適合長輩的照顧模式。衛生福利部（2016）期望長期照顧十年計畫2.0服務體系，能強化公共醫療體系，規劃了「社區健康照護管理中心」，強化社區關懷據點功能並推行社區預防性照顧，拓展偏鄉據點，打造在地健康照護網絡，讓臺灣老人都能擁有健康照護管理團隊。落實「在

表2.5　長期照顧十年計畫2.0服務體系之建構

服務體系	A級 （社區整合服務中心）	B級 （複合型日間服務中心）	C級 （巷弄長照站）
場域	1. 醫院／綜合醫院。 2. 小規模多機能／日照中心。 3. 護理之家／衛生所。 4. 偏鄉長照據點。	1. 日間托老據點。 2. 衛生所。 3. 物理治療所／職能治療所。 4. 診所／社區醫療群（醫師）。	1. 居家護理所／居家服務提供單位。 2. 社區照顧關懷據點農漁會／社區發展協會／村里辦公處／社會福利團體等。 3. 衛生所／樂智據點。
服務內容	1. 組成社區健康照顧團隊由護理師、社工照管專員及照顧服務員組成；或由醫師、護理物理治療師、職能治療師、營養師、社工及照顧服務員等人組成。 2. 優化初級預防功能，提供B級與C級督導與技術支援；結合區域醫療資源，轉銜在宅臨終安寧照顧。	1. 提供日間托老服務。 2. 服務包括：緩和失能服務、共餐服務、體適能務、諮詢服務及輕度失能復健相關課程。	1. 提供短時數看顧衰弱或輕度失能者照顧服務。 2. 服務包括：社區預防保健、電話問安、關懷訪視餐飲服務、體適能自立支持服務等。
目標	1. 每一鄉鎮市區至少設置一處爲原則，並依區域人口數酌增設置。 2. 規劃設置469處。	1. 每一個國中學區設置一處。 2. 規劃設置829處。	1. 每三個村里設置一處。 2. 規劃設置2,529處。

（資料來源：衛生福利部2016）

地老化」理念，透過社區提供在地「找得到」、即時「看得到」、便利「用得到」的醫療及照護服務。

第二節 臺灣目前長照服務各類型之現況

一、長期照顧十年計畫1.0資源使用現況及長照2.0預期效益：因應長照服務之多元性及在地老化的概念，持續推動長照1.0服務項目及長照2.0資源擴大並增設服務項目及資源、社區整合性服務和人力之培育，於表2.6說明之。

表2.6 長期照顧十年計畫1.0資源使用及長照2.0預期效益

長照1.0服務項目	長照1.0資源使用量	長照2.0預期效益
多元日照服務	256處	·持續推動長期照顧十年計畫1.0。 ·服務項目從現有8項擴增為17項；2016年預計新增4個社區整合性服務中心；360個社區式整合服務據點；8個家庭照顧者支持服務據點。 ·穩建推動長期照顧十年計畫2.0。 ·結合居家安寧及在宅醫療。 ·2016年培育長照醫事專業人員35,091人；預計2019年增加至95,000人。 ·照管中心人力由現有353人，2019年預計提升至2,185人。
居家服務單位	174個	
照顧服務員	9,057名	
居家護理單位	494個	
喘息服務單位	1,565個	
交通接送單位	41個	
復康巴士	832輛	
小規模多機能服務單位	22處	
托顧家庭	70個	
到宅沐浴車	15台	
餐飲服務單位	197個	
偏鄉社區長照服務據點	95處	
社區及居家復健	143個	
團體家屋	7處	預計新增16個失智症團體家屋。
失智症服務據點	26處	預計完成63處長照次區均有失智據點。
偏鄉照管中心	47處	2017年預計新增42處；2018年預計新增26處；2019年預計新增16處。

長照1.0服務項目	長照1.0資源使用量	長照2.0預期效益
原民部落文化健康站	110處	原住民地區社區整合服務，2017～2019年預計各新增10處。
長期照顧機構服務	全國老人福利機構資源包括總家數為1,611；總床數為112,339（根據衛生福利部2017年統計）	整合社政體系與衛政體系，積極盤整區域資源，結合社福、醫療、護理以及社區基層組織等多元單位投入成立「社區整合型服務中心（A級）」、「複合型服務中心（B級）」、「巷弄長照站（C級）」，增加機構式服務的多元性，發展多樣性的長照資源。

（資料來源：衛生福利部統計至2015年底；作者整理）

　　二、長期照顧十年計畫1.0之服務人數：老人服務照顧模式中，機構照護是較早、較快發展的照顧模式，行政院衛生署（1998）發表「衛生白皮書——老人長期照護三年計畫」之政策目標，未來長期照護發展目標是以達到居家式及社區式照護70%、機構式照護30%；將獎勵增設護理之家床位，輔導現有部分公、私立醫院病床，設置護理之家及增加社區照護資源，發展「居家護理」及「居家服務」整合模式，並提供家屬喘息服務機會，以鼓勵居家照護等策略。自1995年有9所護理之家，截至目前2016年12月底增加至508所，由580床上升至42,603床。根據衛生福利部（2017）統計全國老人福利機構資源包括長期照顧、安養機構、護理之家及榮民之家，總家數為1,611；總床數為112,339；失能老人數為400,301，機構式照顧服務仍為民眾所需。在長期照顧十年計畫1.0之推動下，各項服務項目有逐年增加的趨勢，尤其以交通接送服務的使用人數最多，如表2.7。

表2.8 長期照顧十年計畫1.0之服務項目使用人數

服務項目	2009年	2010年	2011年	2012年	2013年	2014年	2015年	2016年 (5月底)
居家服務	22,017	27,800	33,188	37,985	40,677	43,331	45,173	45,887
日間照顧服務 (含失智)	618	785	1,213	1,483	1,832	2,344	3,002	3,248
家庭托顧	11	35	62	110	131	146	200	182
輔具購租及居家無障礙環境改善(人次)	4,184	6,112	6,845	6,240	6,817	6,773	7,016	3,348
老人營養餐飲	4,695	5,267	6,048	5,824	5,714	5,074	5,520	5,409
交通接送(人次)	18,685	21,916	37,436	46,171	51,137	54,284	57,618	24,319
長期照顧機構	2,370	2,405	2,755	2,720	2,850	3,127	3,426	3,670
社政項目合計	52,580	64,320	87,547	100,533	109,158	115,079	121,955	86,063
居家護理	5,249	9,443	15,194	18,707	21,249	23,933	23,975	9,663
社區及居家復健	5,523	9,511	15,439	15,317	21,209	25,583	25,090	10,955
喘息服務	6,351	9,267	12,296	18,598	32,629	33,356	37,346	17,431
總計社政及衛政項目	69,703	92,541	130,476	153,155	184,245	197,951	208,366	124,112

(資料來源:衛生福利部統計至2016年5月底)

第三節 「到宅沐浴服務」之社區照顧

我國政府在因應人口老化的政策中,以長期照護十年計畫最為重要,其中居家照顧服務的比例是最多的、也是使用資源最高的服務項目,如表2.7。居家照顧服務中身體的清潔對於罕病臥床、癌末、植物人、小

兒麻痺、中風、重度身心障礙等中重度失能、無法自理的臥床長輩來說，「洗澡」是一件多麼困難的事。試想自己三天不洗澡、不洗頭，是一種多難受的感受！然而大多數的重度失能者在家中，由於環境、人力、設備、空間或經濟上的問題等原因限制，只能以「擦澡」的方式幫助失能者清潔身體，長期下來，臥床者逐漸產生異味，有衛生感染疑慮。研究發現，有洗澡功能障礙的病人，由居家照護轉入長期機構照顧的比率較高（Cohen-Mansfield &Parpura-Gill, 2007），再加上老人照顧老人的情形日益增加，更爲個人與家庭帶來無比沉重的精神負擔與無力感。

一、「洗澡」對身體的重要性

洗澡是個人身體清潔、消除疲勞最簡單、最容易的方法，但一般人常忽略使用溫熱水洗澡有助於健康促進與身體舒適（Traska, Rutledge, Mouttapa, Weiss, & Aquino, 2012），「床上擦澡」無法取代個人身體清潔、消除疲勞、健康促進與身體舒適。洗滌的功能如下：

(一) 維持身體的清潔、皮膚排泄等完整功能。

(二) 減少因感染而造成疾病的機會（Cowdell, 2011; Ellis et al., 2014; Naik, Concato, & Gill, 2004）。

(三) 增加血液循環，尤其促進末梢的血液循環，強化肌肉張力（Petrofsky et al., 2007）。

(四) 改善失能者肢體之僵硬程度、增加復健運動之容忍度。

(五) 放鬆肌肉、減輕肌腱僵硬導致之疼痛，促進身心放鬆與舒適的效果。

(六) 清潔身體減少異味，維持自尊、形象，促進人際關係（杜淑文、陳小妮、黃淑鶴，2015）。

二、「到宅沐浴服務」：如何幫助長期臥床者洗澡

(一) 服務團隊

「到宅沐浴車」由專業服務人員（一名護理師及二名照顧服務員）三人一組組成服務團隊，並駕駛配有行動組合式浴槽等配備之到宅沐浴車，到個案家中爲失能者進行全身式的沐浴服務，除了預防疾病和促進健康外，並可達到心理和精神上的舒服感受。臨床醫療上，運用水的熱湯、靜水壓、浮力等醫學原理，對於臥床患者照護有極大之助益，也可提供照顧者適時之壓力解除。沐浴車車體裝載熱水系統，浴槽內分別接上輸水管與排水管，輸水管與沐浴車上的熱水系統連結，將瓦斯爐燒出的熱水（保持在38℃～40℃的恆溫）透過幫浦送入浴槽內，即便是沒有熱水的偏僻民家，也能確保有穩定的熱水來源爲長期臥床者洗浴。洗浴過程中，輸水管不斷注入熱水，排水管則將洗過的髒水排出，全程保持浴缸內的水質清潔。

(二) 專業人員訓練

「到宅沐浴車」需要由取得沐浴服務指導士證照之專業人員，包括初階及進階訓練，課程包含沐浴對心臟、血壓、神經系統的影響；照護者的身體力學原理、感染控制、醫療處置；移位前、移動中、沐浴後的移位照護、並針對器材維護、沐浴技術及服務禮儀與精神，結合到宅沐浴、社工、護理等領域之研修課程。

(三) 流程

流程一：入浴前個案健康狀態評估：由護理師爲個案進行身體健康狀態評估，包括意識、體溫、脈搏、呼吸、血壓、皮膚、傷口、管路、進食及用藥時間，確認個案在安全之下沐浴。

流程二：沐浴前準備：安裝沐浴車設備，包括組裝浴槽、水溫控制（37℃～40℃）、供水及排水系統、浴缸安全防護網。

流程三：進行沐浴：安全保暖及隱私，依序洗髮→洗臉→全身清潔→身體擦拭→浴巾保暖→將個案移至床鋪→然後吹髮。

流程四：沐浴後個案健康狀態評估：再為個案作身體健康狀態評估，包括意識、體溫、脈搏、呼吸、血壓、皮膚、傷口包覆及管路消毒等。

流程五：物品之消毒：沐浴後專業人員進行護理用品及浴槽消毒清潔。

（資料來源：愚人之友基金會提供）

(四)「到宅沐浴車服務」之現況：家中長期臥床者如有洗澡的需求，可查詢衛生福利部提供資訊、所在地的社會局（處）或長期照顧管理中心詢問，滿足失能者的渴望，並享有溫暖舒適的沐浴服務。以愚人之友基金會為例，其投入社區老人及身心障礙者的長期照顧服務，在居家照顧服務方面，有居家照顧、居家喘息、獨居訪視、家庭照顧者紓壓方案、到宅沐浴車服務。服務範圍包括南投縣七鄉鎮，自2017年迄今共服務六十位個案。

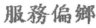

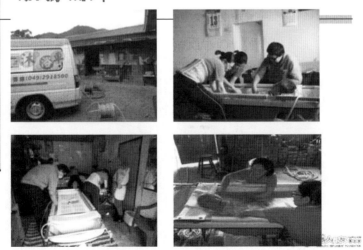

（資料來源：愚人之友基金會提供）

第四節 「到宅沐浴服務」之人才培育

　　技職教育是培育我國基層人力的重要來源,其特色乃為務實致用,以學習即實習、畢業即就業為目標。因應國家社會及產業界之需求,以崇仁醫護管理專科學校老人服務事業管理科為例,培育老人照顧服務及沐浴技優人才,課程規劃增加沐浴實作課程之比重,讓學生在學期間即能習得沐浴技能。學校增購與增設課程相關之教學儀器設備,以提升學生實務技能,培訓出產業界「即時可用」人才,以達學用合一,畢業即能就業。

一、充實教學儀器設備

　　學校聘請專家顧問指導、推動課程調整、建置「老人沐浴示範教學中心」軟硬體設施、充實新設專業科目課程教學儀器設備、辦理產學扎根計畫、老化體驗營活動。「老人沐浴示範教學中心」於2016年12月底建置完工,教學儀器設備亦陸續裝備中;為能有效完善管理教學儀器設備,設備管理人才培訓尤為重要,預計進行設備管理培訓課程訓練與製作SOP操作手冊。

老人沐浴示範教學中心硬體設施

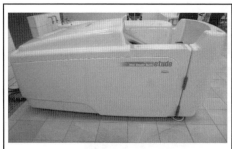

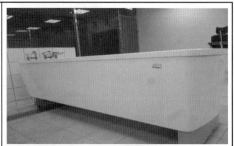

說明:老人沐浴示範教學中心——AMANO淋浴機——提供學生學習沐浴服務技能	說明:老人沐浴示範教學中心——電動升降式入浴平臺專用浴槽——提供學生學習機構沐浴照顧之技能

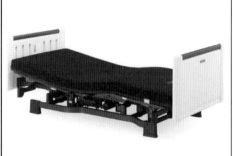

說明：老人沐浴示範教學中心——三馬達居家照護床（電動）——提供學生學習照護床運用

說明：老人沐浴示範教學中心——浴缸用移動平臺——提供學生學習沐浴服務之應用

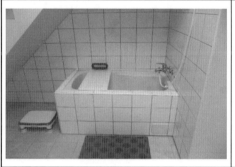

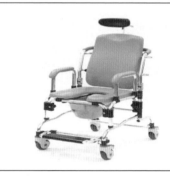

說明：老人沐浴示範教學中心——浴缸專用平臺——提供學生學習居家沐浴照護技能

說明：老人沐浴示範教學中心——輪椅式洗澡椅——提供學生學習沐浴照護技能

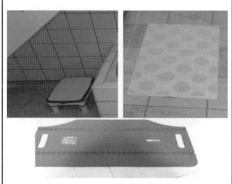

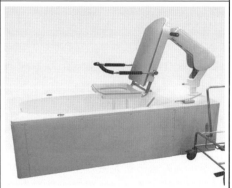

說明：老人沐浴示範教學中心——浴缸專用止滑物品——提供學生學習沐浴服務之應用

說明：老人沐浴示範教學中心——旋轉槓桿式入浴裝置——提供學生學習沐浴服務運用

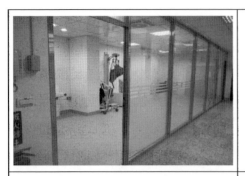

說明：老人沐浴示範教學中心——移位訓練區（外觀）

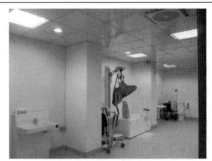

說明：老人沐浴示範教學中心——移位訓練區（室內空間）

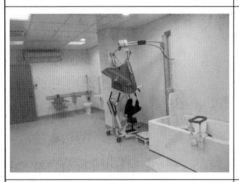

說明：老人沐浴示範教學中心——移位訓練區（室內空間）

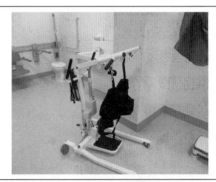

說明：老人沐浴示範教學中心——站立移位機——提供學生學習移轉位應用

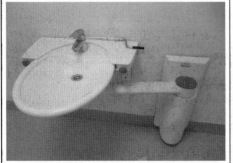

說明：老人沐浴示範教學中心——旋轉式洗手臺——提供學生學習高齡照護技能

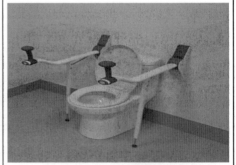

說明：老人沐浴示範教學中心——波浪扶手——提供學生學習高齡者如廁服務

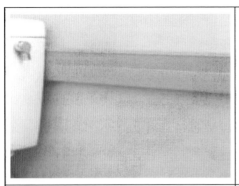

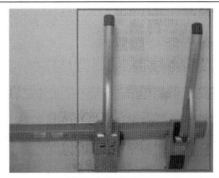

| 說明：老人沐浴示範教學中心——專用壁面軌道PLUS——提供學生學習居家沐浴服務運用 | 說明：老人沐浴示範教學中心——壁面扶手PLUS——提供學生學習居家沐浴服務運用 |

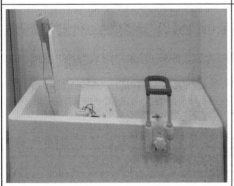

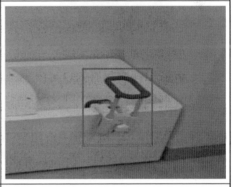

| 說明：老人沐浴示範教學中心——浴缸用升降臺——提供學生學習居家沐浴照護技能 | 說明：老人沐浴示範教學中心——浴缸專用扶手——提供學生學習居家沐浴照護技能 |

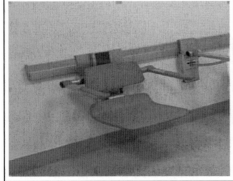

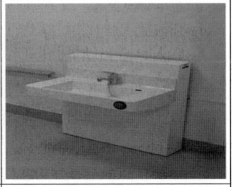

| 說明：老人沐浴示範教學中心——壁面式洗澡椅PLUS——提供學生學習居家沐浴服務運用 | 說明：老人沐浴示範教學中心——電動升降洗手臺——提供學生學習機構沐浴服務運用 |

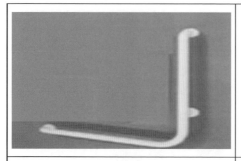

說明：老人沐浴示範教學中心──扶
　　　手──提供學生學習照護服務技
　　　能

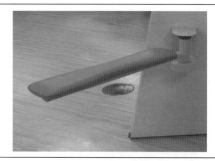

說明：老人沐浴示範教學中心──正面
　　　扶手──提供學生學習如廁照護
　　　之應用

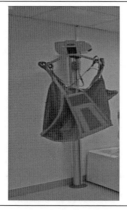

說明：老人沐浴示範教學中心──浴室
　　　專用移位架──提供學生學習沐
　　　浴照護技巧運用

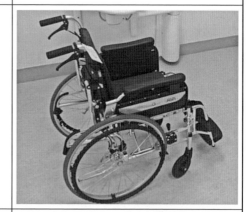

說明：老人沐浴示範教學中心──
　　　RAKUNE自走型輪椅──提供學
　　　生學習高齡照護服務之應用

二、培訓學生取得沐浴服務指導士證照

　　學校以培育優質老人照顧服務及沐浴技優為目標，課程規劃大幅增加
實作課程之比重。配合設備更新，強調情境模擬學習與實習課程的多元教
學與評量的方式，加強學生實務能力之訓練與臨床技能，並落實核心課程
結合模擬教學資源設備，培育學生獨立操作能力之養成。基於多數本校本
科學生畢業後投入老人服務工作，因此，課程與實習的規劃仍以實際照顧

職能為主軸，依本科辦學目標進行課程設計，強化學生實作能力，增加專業知能，結合充足的設備與課程活化，落實照顧技能檢定制度，強化校內實務實作課程並連結校外實習，提升專業知能。讓學生在沐浴設備中，操作沐浴技術，通過沐浴技能檢定，增加實習或就業時被服務者的安全與舒適。

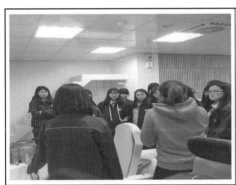
說明：培育學生實作課程

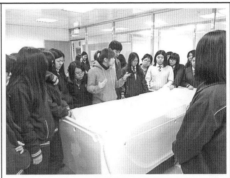
說明：培育學生實作課程

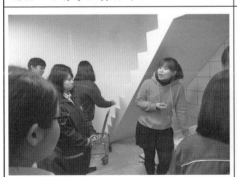
說明：培育學生實作課程

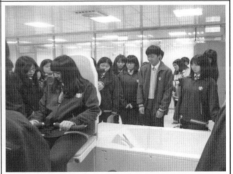
說明：培育學生實作課程

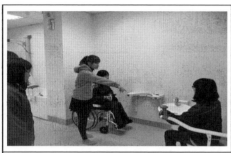

說明：培育學生實作課程

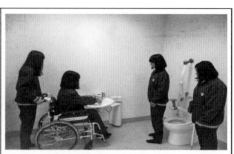

說明：培育學生實作課程

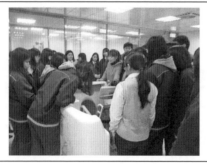

說明：培育學生實作課程

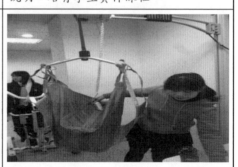

說明：培育學生實作課程

（資料來源：崇仁醫護管理專科學校提供）

討論問題

一、各長期照顧服務類型之優點及缺點。

二、區分長期照顧十年計畫1.0及2.0之差異。

三、如何幫助長期臥床者洗澡？要評估哪些生理變化？

四、以教育的角度而言，要如何培育學生為長期臥床者沐浴實務訓練、臨床技能及獨立操作能力？

參考文獻

中文文獻

李世代（2010）。長期照護的發展與推動。*台灣醫界，53*（1）。

杜淑文、陳小妮、黃淑鶴（2015）。運用創新「活動式浴床」改善末期居家病人洗澡方式與洗澡舒適度。*護理雜誌，62*（3，附冊），74-82。

莊育冠、林佩芬（2006）。沐浴失能老人之沐浴服務模式的發展。*長期照護雜誌。10*（3），279-295。

黃松林、楊秋燕、陳宇嘉（2013）。原鄉獨居老人社會照顧與社會文化脈絡模型。*聯合勸募論壇，2*（1），19-44。

中華民國內政部（2016）。「104年簡易生命表」統計處。2017年5月2日。取自http://www.moi.gov.tw/chi/chi_news/news_detail.aspx?type_code=02&sn=11087

中華民國內政部（2007）。社會司我國長期照顧十年計畫——大溫暖社會福利套案之旗艦計畫（核定本）。2017年5月1日。取自http://sowf.moi.gov.tw/newpage/tenyearsDlan.htm

衛生福利部社會及家庭署（2017）。老人福利機構統計。2017年5月2日。取自http://www.sfaa.gov.tw/SFAA/Pages/Detail.aspx?nodeid=358&pid=460

衛生福利部社會及家庭署（2016）。公告資訊。2017年5月2日。取自http://www.sfaa.gov.tw/SFAA/Pages/Detail.aspx?nodeid=20&pid=6146

衛生福利部社會及家庭署（2016）。長期照顧服務項目。2017年5月2日。取自http://e-care.sfaa.gov.tw/MOI_HMP/HMPa001/begin.action

衛生福利部（2014）。長照服務資源地理地圖。2017年5月2日。取自http://ltcgis.mohw.gov.tw/Select/QueryResource.aspx

衛生福利部（2016）。長期照顧十年計畫2.0（106～115年）（核定本）。2017年5月2日。取自http://wwwC:/Users/%E5%AD%B8%E7%94%9F/Desktop/1051219%E9%95%B7%E7%85%A72.0%E6%A0%B8%E5%AE%9A%E6%9C%AC.pdf

英文文獻

Cohen-Mansfield, J., &Parpura-Gill, A. (2007). Bathing: A framework for intervention focusing on psychosocial, architecturaland human factors considerations. *Archives of Gerontology and Geriatrics, 45*(2), 121-135. doi:10.1016/j.archger.2006.09.001

Cowdell, F. (2011). Older people, personal hygiene, and skincare. *Med Surg Nursing, 20*(5), 235-240.

Ellis, M. W., Schlett, C. D., Millar, E. V., Wilkins, K. J., Crawford,K. B., Morrison-Rodriguez, S.M., ... Tribble, D. R. (2014). Hygiene strategies to prevent methicillin-resistant Staphylococcus aureus skin and soft-tissue infections: Acluster-randomized controlled trial among high-risk military trainees. *Clinical Infectious Diseases, 58*(11), 1540-1548. doi:10.1093/cid/ciu166.

Petrofsky, J., Lohman, E., Lee, S., de la Cuesta, Z., Labial, L.,Iouciulescu, R., ... Malty, A. A. (2007). Effects of contrastbaths on skin blood flow on the dorsal and plantar footin people with type 2 diabetes and age-matched controls. End-of-life care in older adults. *Journal of the American Geriatrics Society, 61*(2), 209-214. doi:10.1111/jgs.12105

Peterson, C. (2001). Exercise in 94°F water for a patient with multiple sclerosis. *Physical Therapy, 81*(4), 1049-1058.

Traska, T. K., Rutledge, D. N., Mouttapa, M., Weiss, J., &Aquino, J. (2012). Strategies used for managing symptomsby women with fibromyalgia. *Journal of Clinical Nursing, 21*(5-6), 626-635. doi:10.1111/j.1365-2702.2010.03501.x

第三章　成功老化、活躍老化

楊紅玉

前言

　　因應人口老化快速趨勢下，關注老年期的生理、心理、社會相關議題的研究也快速的發展著，對於老化的名詞更如雨後春筍般被提出。在這些名詞中，「成功老化」（successful aging）最早被提出，是Rowe與Kahn（1987）首度在發表文章中提出「老」不等於「病」，並區隔「成功老化」、「一般老化」（usual aging）、「病態老化」（pathological aging）；健康老化（healthy aging）一詞則是出現在1997年，Khaw於英國醫學雜誌（British Medical Journal, BMJ）發表的專題研究中提出，健康老化是生理、心理及社會面向的「最適化」，老人得以在無歧視的環境中積極參與社會，獨立自主且有良好的生活品質；2002年，世衛組織（WHO）出版的《活躍老化：政策架構》報告書中提出了活躍老化（active aging）推動策略，眾多的相關研究與理論，重要地豐富與補充了我們對老年階段的了解。

　　因近年來學界及業界多著重在成功老化及活躍老化的議題，故本章節將介紹成功老化、活躍老化及兩者的相關政策與未來新思維。

第一節　成功老化

一、成功老化之定義與理論

成功老化定義相關之理論有四，分述如下：

(一) Rowe及Kahn（1987, 1997, 1998）透過多項實證研究結果，提出基因不是決定人類如何老化的絕對性因子，並主張人人可藉生活型態的調整來中和老化的負向影響，並指出成功老化必須包含三項要素，此三項要素即為成功老化的重要組成元素：圖3.1。

1. 低風險的疾病和身體殘疾。
2. 良好的認知和身體功能。
3. 積極參與生活（包括關係的建立與生產力的提供）。

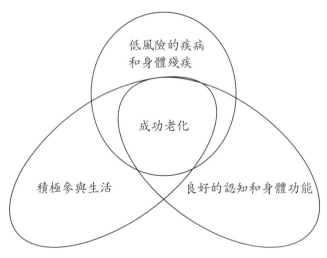

圖3.1　成功老化的三要素

（資料來源：Rowe and Kahn, 1998）

　　Rowe和Kahn（1998a, b）客觀測量了老化的模式，發現主要是取決於個體的選擇和行為，且相當強調個體的自主性，只要個體想要進行成功老化，即可藉由自身的選擇（如生活型態的改變）和努力（如運動），而達成在生理上疾病與失能的低風險，在心理上維持認知和身體功能，在社會上積極參與社會活動。

　　(二) 知名心理學家Baltes夫妻（1990）將成功老化與否定義為一個心理適應良好的過程，提出選擇（selection）、最適化（optimization）以及補償（compensation），簡稱SOC 模式，說明達成成功老化的具體作法，強調透過這三種策略可促進成功老化。選擇與補償乃是此一模式之關鍵，個體若擁有較多的資源，將較能因應老化過程中所造成的損失，也就是個體在邁向老化的過程中，能以最小的損失，得到最大的收穫。由此可知，老化過程因人而異，但若透過學習與知識來建立健康的生活型態，不僅可減緩衰老，還能發展潛能。SOC模式包括：

　　1. 選擇（selection）：即預防或因應退化而對生活目標所作出的選擇。

　　2. 最適化（optimization）：即個體調整或鍛鍊本身仍保有的能力與資源而使目標達成。

　　3. 補償（compensation）：即個體利用環境及工具的調整或改變而使目標達成。

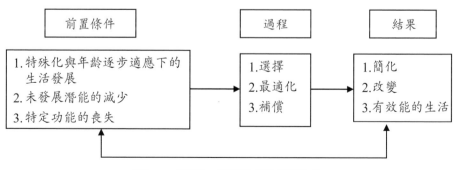

圖3-2　選擇、最適化與補償模式

（資料來源：Balts & Balts, 1990）

(三) Torres（1999）提出與文化相關的成功老化理論架構（culturally-relevant theoretical framework），其主張每個文化中皆包含對人性、人與自然的關係、人與人之間的關係、時間、活動共五個價值傾向，而這些價值態度所形成的文化，對人們如何看待成功老化這件事有重要的影響，所以在探討成功老化時，仍需了解老人所身處的文化環境。

(四) Crowther等學者（2002）提出在Rowe及Kahn所顧及到的身體、心理及社會健康三大要素外，再加入第四個要素：正向靈性（positive spirituality），納入宗教與靈性對老人健康的正向影響。

儘管成功老化相關研究眾多，四個理論各有其優點與不足，但目前最常被引用的成功老化理論仍以Rowe及Kahn提出的三個元素為主要定義。另外，「成功老化」不管是同一個人在不同階段，或是不同地域的人們，其對於達成成功老化所需具備因素的看法，其實會隨其年齡、性別、文化等變動而不同（Andrews, et al., 2002; Hsu, 2005; Chen, 2007），故接下來將介紹影響成功老化的相關因素。

二、影響成功老化的相關因素

(一) 個人內在環境的影響因素有（徐慧娟，2003）

1. 年齡（越低）。
2. 性別（男性）。
3. 教育（越高）。
4. 與朋友接觸頻率（較多）。
5. 財務困難（較少）。
6. 自評健康（較佳）。
7. 聽力障礙（較輕）。

8. 生活滿意度（較高）。

(二) 外在環境的影響因素有（林麗惠，2006；Hsu, H. C., 2007；王光旭，2016）

1. 經濟安全層面：擁有足夠的物質和非物質資源，能讓個體適應老化生活，且經濟狀況對成功老化是不可或缺的最大因素。

2. 家庭關係層面：家人的親密關係也是影響成功老化的重要因素。Chung & Park（2008）更特別指出，成年子女的成功是影響成功老化的一環。

3. 社會人際關係層面：參加社交活動、與朋友的關係、積極與他人互動，持續保有社會人際關係及高度社會支持，都是成功老化的重要因素。

4. 終身學習層面：學習因素能夠活躍心智，更強調持續投入社會或學習活動，維持高度心智和生理上的活躍，並持續發揮認知功能，有助於高齡者尋求自我認同、成就感及個人的價值，進而邁向成功老化。

5. 生活適應層面：應保有積極的生活態度，適應力強、安於現狀、適時紓解壓力事件以及適應生活情境種種，都是達到成功老化的關鍵因素。

6. 生產力活動層面：工作上的意義及參與社會活動或志願性服務，不僅能讓晚年生活充實，亦能找到自我意義的價值感。

7. 社會福利政策及環境層面：政府的相關政策所傳遞的觀感與讓高齡者對政府的信任確實會有利於高齡者的成功老化。

8. 宗教靈性層面：完整呈現身體、心理、社會、靈性的層面，導向全方位的成功老化概念。注重宗教靈性層面，不但可保持較高層次的自覺安適，更能提升晚年心靈上的滿足感。

第二節　活躍老化

一、活躍老化之定義

　　1999年為國際老人年，當時聯合國提出「active aging」的口號，2002年由世界衛生組織（World Health Organization, WHO）延續此一概念，希望以促使老年人延長健康壽命及提升晚年生活品質為目標，有效提供維持健康、社會參與及生活安全重要性的一種過程（WHO, 2002），且活躍老化目前已成為WHO、經濟合作發展組織（Organization for Economic Co-operation and Development, OECD）等國際性組織對於老年健康政策擬定之主要參考架構。國內學者對於「active aging」有不同的翻譯，包括「活躍老化」（徐慧娟、張明正，2004；吳明烈、詹明娟，2010）、「積極老化」（舒昌榮，2008）及「活力老化」（陳毓璟，2010），雖然有不同的翻譯方式，但其內涵則是大同小異，本書則採用使用較多的「活躍老化」一詞。

　　徐慧娟、張明正（2004）及Hsu（2007）將「成功老化」與「活躍老化」略加區隔，並具體指出「成功老化」需是老人同時符合日常生活功能正常、認知功能正常、無憂鬱症狀與良好社會支持等四項指標者；而「活躍老化」乃是老人同時符合日常生活功能正常、工具性日常生活活動正常、認知功能正常、無憂鬱症狀、良好社會支持與積極投入老年生產力活動等六項指標者，其指出若以成功老化指標作為基礎的健康指標，活躍老化則是進階的健康指標。在此，活躍是指持續地參與社會、經濟、文化、靈性與公民事務，不只是要有身體活動能力或尚有勞動力參與。退休的老年人以及失能老人仍可能維持活躍（符合活躍標準），只要他們仍能積極參與家庭、同儕、社區，甚至國家的活動（徐慧娟，2015）。

二、活躍老化指標

　　歐盟對於活躍老化的定義為：「活躍老化是指人們在年老時能持續參與正式勞動力，參加無酬的生產力活動（例如照顧家人或志願服務），以及過著健康、獨立、安全的生活。」（Zaidi et al., 2013）因此歐盟活躍老化指數（active aging index, AAI）的定義是呼應世界衛生組織的健康、安全、參與的概念，同時特別強調社會參與及整體性的活躍潛力。

　　該指數從「就業」、「社會參與」、「獨立、健康及安全生活」及「活躍老化能力及有利的環境」四面向，提出二十二項可以量化的指標，以多維概念衡量一國執行活躍老化政策及相關配套措施（如環境建構等）之進展程度，並藉以進行國際比較，作為各國檢視其高齡化策略是否周延的工具，進而設計更好的活躍老化政策。其選列指標之內容（徐慧娟，2015）及架構（范瑟珍，2013）如下：

(一) 就業

　　1. 55～59歲的就業率。

　　2. 60～64歲的就業率。

　　3. 65～69歲的就業率。

　　4. 70～74歲的就業率（超出正常退休年齡時，至少一週工作一小時或以上）。

(二) 社會參與

　　1. 志工活動：55歲以上，透過組織擔任無薪志工（包括社區和社會服務、教育、文化、體育或專業協會的社會運動、其他志工組織等）。

　　2. 照顧子女或孫子女：55歲以上人口，照顧兒孫每週至少一次（不論是否同住）。

　　3. 照顧老人或失能家人：55歲以上人口，照顧老人或失能家屬每週

至少一次（不論是否同住）。

4. 政治參與：55歲以上的老年人，參加工會會議、政黨或政治組織等的活動之比例。

(三) 獨立、健康及安全生活

1. 體能運動：55歲以上，進行體能活動每週至少5次的人口比例。

2. 醫療與牙醫可近性：55歲以上的老年人，過去12個月醫療和牙科檢查沒有未滿足需求的比例。

3. 獨立居住安排：75歲以上的老年人，獨居或只與配偶同住的人口比例。

4. 相對中位數收入：「65歲以上者可支配所得的中位數」比上「65歲以下者可支配所得的中位數」的比值。

5. 沒有貧困風險：65歲以上者，沒有貧困風險的人口比例（有貧困風險的人定義爲：在社會福利補助下，其平均可支配收入仍低於貧困風險門檻者），而此門檻設定爲在社會福利補助後，全國平均中位數可支配所得的50%。

6. 無嚴重物資缺乏：65歲及以上者沒有嚴重物資缺乏的人口比例。嚴重的物質匱乏是指一個經濟上長期拮据的狀態，其定義爲執行者無能力（而不是不選擇這麼做）負擔至少下列九項中的其中四項：支付租金／貸款／水電費、維持居住空間溫度、可支付三到六個月的生活費、經常吃肉或攝取蛋白質、度假、一臺電視機、一臺洗衣機、一臺車子、一支電話。

7. 人身安全：55歲以上者，不會擔心成爲暴力犯罪受害者的比例。

8. 終身學習：55～74歲的老年人（過去一個月內）有接受教育或訓練的比例。

(四) 活躍老化的能力和支持環境

1. 55歲時的平均餘命可達到105歲的比例。

2. 55歲時健康平均餘命占平均餘命的比例。

3. 心理幸福感：以WHO-5 well-being index（WHO-5）測量（WHO, 1998）。

4. 使用資訊溝通科技：在55～74歲的老年人，使用網路每週至少一次。

5. 社會連結：55歲及以上人口，與朋友、親戚或同事一週至少一次非因職務需要而接觸的比例。

6. 老人的教育程度：55～74歲的老年人教育程度達到高中職、大學或研究所以上的比例。

總指數	活躍老化指數			
面向	就業	社會參與	獨立、健康及安全生活	活躍老化能力及有利的環境
指標	55-59歲就業率	志願活動	健身活動	55歲時餘命
	60-64歲就業率	照顧子女及孫子女	健康情形	55歲時健康餘命
	65-69歲就業率	照顧其他親屬	獨立生活	心靈福祉
	70-74歲就業率	政治參與	財務安全*	使用資訊科技
			身體安全	社會連結
			終身學習	教育程度
	活躍老化的實際情形		達到活躍老化的能力	

*包含三項指標：(1)65歲以上與65歲以下所得中位數比；(2)沒有落入貧窮的風險；(3)沒有嚴重的特質匱乏。

　　以上的指標許多是從55歲開始計算，因為需要觀察55～64歲的中年人是否具有活躍老化的潛力。以上的這四大面向指標，能夠反映中高齡者是否有機會積極活躍的老化，或是活躍老化必要的條件。這二十二項指標有其計算的權重，再統合成單一的指標分數，即可進行各國的比較。2012年，歐盟27國中，總分最高的前五名是瑞典、丹麥、愛爾蘭、英國、荷蘭（Zaidi et al., 2013）。

　　綜觀以上，活躍老化為多方面向的概念，正確的老年政策能提升活躍老化之表現，期待各國本土性的活躍老化指標發展完備後，各國政府能結合老年政策與對應的活躍老化指標，將利於檢視政策效果與修正政策方向的參考，故第三節介紹目前成功老化及活躍老化政策與未來發展。

第三節　成功老化及活躍老化政策與未來發展

　　因應高齡化社會的快速來臨，人口老化各種問題是政府、相關單位與民眾應共同關心及正視的議題，我們需以正向的態度面對老化，除了加強預防概念，並需提供老人一個友善的環境，讓老人有機會繼續積極參與社會活動，配合政府健康政策推動以建構國民健康新願景，讓老人不只活得久，更能活得有意義；不僅追求成功老化，更要達到活躍老化之目標（楊志良，2000）。成功老化概念較重視個人多面向的老化達到良好狀態，而活躍老化在世界衛生組織的觀點則是從國家的政策角度，思考如何使民眾在老年時，能達到積極活躍參與各種事務而達到良好生活品質，是鉅觀的政策觀點，以下介紹目前成功老化及活躍老化政策與未來發展。

一、目前政策

　　世界衛生組織在2007年具體推出高齡友善城市，發布「高齡友善城

市指南」，作爲各城市推動高齡友善城市的指引，期待營造兼容、無礙、能促進活躍老化的生活環境。我國政府也積極及早應對，過去長久以來在各項老年社會政策如下：

(一) 健康：如老人福利法、國軍退除役官兵輔導條例、身心障礙者權益保障法、全民健康保險、中老年疾病防治政策、長期照顧十年計畫，以及2016年經立法院通過的長期照顧保險法草案等。成果包括：預防保健、篩檢服務、促進老人健康體能、加強跌倒防制、促進健康飲食、加強口腔保健、加強菸害防制及加強老人心理健康等。

(二) 安全：如公勞農保、國民年金、居家房屋修繕改建補助、獨居老人居家緊急救援系統、人行道改善與運輸無障礙設施的設立、老年人口庇護等。成果包括：安全社區、社區健康營造、社區照顧關懷據點等。

(三) 參與：如志願服務法、終身學習法，以及鼓勵長青學苑、長青志願服務、社區文康中心、社區關懷據點等設置和輔導。成果包括：加強老人社會參與、透過衛生局、社區醫療機構，結合健康城市，及教育部樂齡學習中心等，依社區老人特質與需求，辦理老人健康促進活動，以維護老人獨立、自主的健康生活，降低依賴程度，並能積極參與社會，再度成爲有用的社會資產。

近年政府已將相關老年政策納入，例如於「人口政策白皮書」高齡化部分，業已提出「強化家庭與社區照顧及健康體系」、「保障老年經濟安全與促進人力資源再運用」、「提供高齡者友善運輸與住家環境」、「推動高齡者社會參與及休閒活動」及「完善高齡教育系統」等五大對策目標，期能及早營造友善高齡環境（內政部，2013）。國民健康署目前積極推動高齡友善城市政策，目前各縣市都已有關於高齡友善城市的具體措施成果，例如雲端照護老年人健康、免費公車、社區共食、志工銀行等（衛生福利部國民健康署，2014），最近健保署更推出了「健康存摺」，包含

從平常的疾病預防、防癌篩檢、疾病的管理等。因高齡友善城市於本書第十章將詳細介紹，故本章節不再贅述其推動細節。

二、未來發展

(一) 儘速建構老人長照體系與長照保險制度

臺灣目前醫療資源存在著嚴重的城鄉差距，因而建構一套完善的醫療照護體系乃是刻不容緩的事情。此外，老人所面臨的慢性疾病，在醫藥、照顧、看護上對其而言勢必是一項額外的負擔，許多老人常因醫療費用、看護問題和經濟壓力而衍生出其他的社會問題，推動長照保險確有其必要性，更可減輕老人及其家庭的負擔。

(二) 加強提供老人經濟安全的保障

社會經濟環境的改變，使得老年生活費的支出日益增加，如何避免老人陷入貧窮老化的危機，避免因經濟拮据而影響晚年生活品質，是政府應正視之課題。政府在老年經濟安全保障上，已在2005年7月1日施行勞退新制，保障勞工至65歲可領退休金，以及現有國民年金和中低收入戶老人生活津貼外，宜提供其他妥善周延之配套措施（如以宅養老等），以強化老人經濟安全的保障。

(三) 善用銀髮人力已提高老人參與率及解決照護人力不足問題

老人的知識、經驗和技術都是非常難能可貴的資源，如何善用這些銀髮人力，讓老人們「退而不休」，並且有貢獻能力的機會，端賴於社會大眾的再教育工作。目前社會上給老人們發揮所長的機會仍十分有限，許多老人從職場上退休下來後，對社會的貢獻就隨之減少，甚為可惜。若能善用於社會各個層面，則老人不但能重新獲得重視，其生活也將更有尊嚴。

(四) 建構較佳的生活型態

在人生每一個階段預防疾病的發生，愈早開始注重健康，未來的身體狀況就愈好，到老的時候才不會很快就失能。維持老人身體活動力，透過良好運動習慣降低高血壓、骨質疏鬆、心臟疾病、癌症、憂鬱及失智等發生率，防止老人跌倒及預防中風，並減少老人依賴程度。

(五) 發展可負擔、可近性且符合老人需求的健康照護體系

強化以病患為中心的整合性慢性病追蹤制度，使老年病患在急性疾病出院後，可獲得適當的治療及復原，減少非必要的入院或入住機構。

(六) 善用資訊科技

在衛福部裡面有一個「健康雲」的網路資訊系統，包括醫療雲、保健雲、照護雲、防疫雲等四朵雲，未來這些雲要連接起來，結合每個人的電子病歷（e-health record），每位民眾能夠掌握自己的健康狀況，例如：如果你有糖尿病，此系統會主動提醒，包含最新的照護資訊、何時要作第二次眼底篩檢等等，這些都是政府為民眾提供的個別化健康照護。

未來推動方向及重點不僅要讓大家了解「高齡化社會」的危機，更希望各界看重其可能帶來的轉機或商機，因此，特別鼓勵各縣市及民間企業發展「銀色經濟」。除了需要政府的跨部門合作，也需要民眾的參與，同時也要有企業的部分。如縣市政府能進一步與在地產業結合，從科技、人、服務、環境到制度，發展高齡友善經濟、促進銀色GDP，帶動各個業界（媒體頻道、休閒旅遊、文康、資訊科技、日常消費、無障礙居家設計、行動輔助），提供友善長者之產品與服務，不僅能形塑整體社會敬老親老氛圍，更能促使本土產業在銀髮經濟新藍海的發展上取得先機，創造另一波的臺灣經濟奇蹟，更可放眼國際帶動全球市場。

討論問題

一、請說出成功老化的定義及影響因素。

二、請說出活躍老化的定義及相關指標。

三、讀完本章節，您覺得政府、相關單位及民眾還能如何促進成功老化及
　　活躍老化？

參考文獻

中文文獻

王光旭（2016）。社區據點服務品質與成功老化提升程度關連性之初探：
　　政府角色認知的調節效果。*公共行政學報*，50，77-115。

王英偉（2017）。活躍老化・健康自主・活躍老化在臺灣。*人醫心傳——
　　慈濟醫療人文月刊*，161期，62-69。

內政部（2013）。人口政策白皮書——少子女化、高齡化及移民。臺北。

林麗惠（2006）。臺灣高齡學習者成功老化之研究。*人口學刊*，33，133-170。

吳明烈、詹明娟（2010）。中高齡學習者休閒態度與活躍老化之關係研
　　究。*成人及終身教育*，27，17-28。

徐慧娟（2003）。成功老化：老年健康的正向觀點。*社區發展季刊*，
　　103，252-260。

徐慧娟、張明正（2004）。臺灣老人成功老化與活躍老化現況：多層次分
　　析。*臺灣社會福利學刊*，3（2），1-36。

徐慧娟（2015）。活躍老化指標初探。*長期照護雜誌*，19（2），109-
　　115。

陳毓璟（2010）。老人寄宿所模式在活力老化學習之成效研究。*健康促進*

與衛生教育學報，33，91-114。

舒昌榮（2008）。由積極老化觀點論我國因應高齡社會的主要策略：從「人口政策白皮書」談起。*社區發展季刊*，122，215-235。

楊志良（2010）。由活躍老化觀點建構國民健康新願景。*社區發展季刊*，132期，26-40。

經建會人力規劃處新聞稿（2013.6.11.）。撰稿人：范瑟珍，歐盟活躍老化指數。取自http://www.ndc.gov.tw/News_Content.aspx?n=C90548F2DB23E8B9&sms=AB593F5AE64A02BE&s=13BA9546B8EF89C1。

衛生福利部國民健康署（2014）。高齡友善城市——全臺總動員。新北市：衛生福利部國民健康署。

英文文獻

Andrews, G., Clark, M., & Luszcz, M. (2002). Successful aging in the Australian longitudinal study of aging: Applying the MacArthur model cross-nationally. *Journal of Social Issues*, 58(4), 749-765.

Baltes, P. B., & Baltes, M. M. (1990). Psychological perspectives on successful aging: The model of selective optimization with compensation. In P. B. Baltes & M. M. Baltes (Eds.), *Successful aging: Perspectives from behavioral science* (p.1-34). New York: Cambrige University Press.

Chen, L. K. (2007). Older Taiwanese women: Learning and successful aging through volunteering. Unpublished Dissertation, University of Georgia, Athens.

Chung. S. & Park. S. (2008). Successful Ageing Among Low-Income Older People In South Korea. *Ageing & Society*, 28, 1061-1074.

Crowther, M. R., Parker, M. W., Achenbaum, W. A., Larimore, W. L., & Koenig,

H. G. (2002). Rowe and Kahn's model of successful aging revisited: Positive spirituality, the forgotten factor. *The Gerontologist*, 42(5), 613-620.

Hsu, Hui-Chuan. (2005). Gender Disparity of Successful Aging in Taiwan. *Journal of Women & Health*, 42(1), 1-21.

Hsu, Hui-Chuan.(2007). Exploring elderly people's perspectives on successful ageing in Taiwan. *Ageing and Society*, 27, 87-102.

Rowe, J. W., & Kahn, R. L. (1987). Human aging: Usual and successful. *Science*, 237(4811), 143-149.

Rowe, J. W., & Kahn, R. L. (1997). Successful aging. *The Gerontologist*, 37(4), 433-440.

Rowe, J. W., & Kahn, R. L. (1998a). The structure of successful aging. In J. W. Rowe & R. L. Kahn (Eds.), *Successful Aging* (p. 36-52). New York: Random House.

Rowe, J. W., & Kahn, R. L. (1998b). Usual aging. Successful aging. In J. W. Rowe & R. L. Kahn (Eds.), *Successful Aging* (p. 53-58). New York: Random House.

World Health Organization. (1998). *WHO-5*. Retrieved from http://www.who-5. org

World Health Organization.(2002). Active ageing: A policy framework. Geneva: Author.

Torres, S. (1999). A culturally-relevant theoretical framework for the study of successful ageing. *Ageing and Society*, 19, 33-51.

Zaidi, A., Gasior, K., Hofmarcher, M. M., Lelkes, O., Marin, B., Rodrigues, R., ...Zolyomi, E. (2013). *Active ageing index 2012: Concept, methodology and final results.* (UNECE Grant No: ECE/GC/2012/003). Vienna, European Centre.

第四章　在社區老化、生產老化

陳毓璟、袁宇熙、林金定、吳佳玲

第一節　在社區老化

在社區老化（aging in community）並不是一個嶄新的概念，意指一個人年老時，總喜歡在自己所習慣的地方，如自己的家或自己居住很久的社區中，在自己所熟悉的家人或鄰居的陪伴之下終老。而和「在社區老化」類似的概念是「在地老化」或「在地安老」（aging in place），則是從國家政策面向來定義。自從1970年代OECD提出這個概念以後，就廣受各國長期照護政策歡迎，認為老人之安養應以家庭與社區為主、機構為輔，因為此種方式，才能夠給予老人較熟悉的居住環境。世界衛生組織也認為讓高齡者留在自己的家中或社區中愈久，可減少機構照顧的花費，因此受到政策制定者、醫療提供者和高齡者本身的青睞（WHO, 2007）。目前不論是「原社區終老」、「社區老化」或「在地老化」，皆已是現今美、英、德、瑞典、日本、澳洲等國，因應高齡社會的共同指導策略（朱芬郁，2012）。而因應國內人口高齡化的趨勢，行政院也自1998年推行「老人長期照顧三年計畫」，當時臺灣的長期照顧原是以機構式照顧資源為主力，然而隨著高齡化人口比例逐漸攀升，衛生福利部（2014）「中華民國102年老人狀況調查報告」中指出，有86%的65歲以上之高齡者在生活可自理時，並不願意住進安養機構中，因此「在地老化」的概念被提出並且納入2013年行政院所核定之「友善關懷老人服務方案」第二期政策的規劃中。

一、在社區老化的定義

「在社區老化」是一種與社會連結和互相依賴的感覺，可以促進社會資產，透過長時間正向的互動，在彼此共同的興趣與追求上的合作所累積（Thomas & Blanchard, 2009）。社區中成員彼此的關係常是非正式、自願性和雙向互動的，因此可以永續發展與存在。而「在地老化」則是指人們在原本生活的地方自然老化，是一種複雜概念，並不僅是依附在一個特定的「家」。因為面對社會、政治、文化和個人的動態改變，高齡者會持續地重新與所居住的地方融合、重新協商其意義和認同自己的身分。因此「家」的意義也會持續地被定義，不一定只是一個房子，也可能是一個場所或是居住的社區（Peace, Holland & Kellaher, 2006）。「在地老化」強調人老了後仍在原地居住，高齡者不需為獲得資源而搬遷，用習慣的生活方式，保有獨立自主、尊嚴隱私的老年生活（李青松、林歐貴英、陳若琳、潘榮吉，2010）。

有學者從老人的角度來探討「在地老化」的意義，發現「在地老化」是一種依附和社會連結的感覺，與家庭及社區的安全感和熟悉感有關聯（Wiles, Leibing, Guberman, Reeve & Allen, 2012）。另外從政府部門政策推動的面向，依據美國疾病管制局的定義，「在地老化」則是指「不論任何年齡、經濟收入或是社經地位都有能力可以安全、獨立的且舒適的住在自己的家中和社區」。「在地老化」，是以社區為單位，整合資源來讓老年人追求健康生活，而非只追求醫療照顧（Centers for Disease Control and Prevention, 2017）。

從老人住宅、退休社區，乃至多世代共居（或所謂的青銀共居），甚至分享居住空間和社區，各種不同的居住模式與選擇，戰後嬰兒潮世代的人賦予這種新的居住安排新的文化價值，創意性的解決其環境的居住安

排，也滿足這個世代對於生活環境高品質的要求。「在社區老化」的理念從開始被提出迄今，它已經從次要的概念，逐步發展成為現代主流的價值，但其意義隨著時間發展有不同的演變與詮釋（Howe, 2012; Blanchard, 2014）。

二、在地老化的條件與實例

依據世界衛生組織所倡導的高齡友善城市而言，高齡者在地老化所需要的環境支持要件，包括無障礙與安全的公共空間、大眾交通運輸、住宅、社會參與、敬老與社會融入、工作與志願服務、通訊與資訊、以及社區與健康服務等需求。「在地老化」不可能只靠「在宅老化」，更需要透過「社區」的集體力量彼此協助，才能有尊嚴的老去。社區必須提供多樣化的服務，才能讓高齡者能在其熟悉人、事、物的生活空間中。各國政府為了讓老人可以在地老化，莫不成立社區服務的據點，來整合社區資源，提供下列各種社區照顧服務的模式。

其中有名的社區照顧服務模式，就是美國在1973年所發展的PACE（The Program of All-inclusive Care for the Elderly），為一種居家及社區整合性長期照護模式，又稱為老人全包式照護計畫。剛開始只在舊金山一帶提供社區內的長者所需要的社區日托服務，並包含醫療、復健、營養、交通接送、臨托喘息照顧、日常生活服務等。後來此方案被其他地區的長期照護或醫療服務機構學習模仿，開辦類似的服務計畫，逐漸擴大至全美，並以PACE為名成立全國性的專業協會（林欣怡、林文德，2015）。截至2016年3月1日，全美共有118個PACE的計畫在執行，分布在32個州。而鄰近超高齡化的日本政府也於日本2006年推動社區整合性照顧計畫，創設社區密合型服務，籌設「社區整合支援中心」，係期望能在失能長者住家車程30分鐘以內的活動範圍內，建構「結合醫療、介護、住宅、預防、

以及生活支援」等各項服務一體化之照顧體系（衛生福利部，2016）。

　　而我國從2005年起推動「臺灣健康社區六星計畫」，並且於同年5月通過「建立社區照顧關懷據點實施計畫」，結合有意願團體參與設置，由當地民眾擔任志工，發揮社區自助互助照顧的功能，並落實在地老化及社區營造精神，建立社區自主運作模式，截至2015年底全臺社區已設置2,476個關懷據點。另外自2008年起推動「長期照顧十年計畫」，發展各項居家及社區式服務資源，除到宅提供失能長輩所需要的居家服務外，更積極布建「日間照顧中心」。白天接送長輩到日照中心接受專業照顧服務，晚上回家享受天倫之樂。2014年繼續推動「臺灣368照顧服務計畫」，規劃「一鄉鎮一日照」，在全國368個鄉鎮區建立多元日間照顧服務，讓失能長輩在白天就近於社區得到妥適的照顧服務。2015年以後，衛生福利部逐步將這些相關服務串連並繼續發展成為社區在地安老的服務光譜，從健康和亞健康老人的初級預防照顧，到失能老人的專業照顧，依序建構共老生活圈、社區關懷照顧據點、日間托老、日間照顧中心與小規模多機能等不同層次的社區連續性照顧服務（衛生福利部社會及家庭署，2015）。而2016年所提出之「長期照顧十年計畫2.0」，依舊依循在地老化的政策目標，提供以居家式、社區式服務為主，機構式服務為輔的生活照顧服務。

第二節　社區賦能

一、社區賦能的定義

　　增權賦能（以下簡稱賦能）（empowerment）的概念發展於1960年末期與1970年初，係由巴西教育學家Paul Frier所提出的教育理念，以對話性

的教育和提問的方式，透過團體的互動與省思，來增進中低階層的民眾對自身所處情境的洞悉，提升其問題解決的能力，增進對生活的控制，進而去除壓迫自身的障礙，1990年代應用於許多健康介入方案。社區護理實務也在「社區健康營造」的政策影響下，漸由以往「由專業或政策主導下」漸漸走向以民眾為導向，運用社區資源的「社區為基礎模式」（李怡娟、葉若分、張麗春，2003）。其概念起源於針對弱勢族群的權力不對等與資源的不均，因此企圖透過喚起社區意識、教育個人，促成自覺到產生社會行動，來解決社區本身的問題。

社區賦能（community empowerment）是一種社會行動的過程，在此過程中，個人與組織應用技巧與資源，以集體性努力來改變他們的社會性與政策性環境的情境，以獲得對生活的掌控能力（Wallerstein & Bernstein, 1994）。或者是社區透過參與過程取得發展所需的內外資源，而成為有能力的社區，有學者另外定名為「社區培力」。其精神也是「賦民與能」，讓民眾有足夠能力及適當參與機會，進入社區營造的機制中，做自己社區的主人，並能公平分享可用的資源（謝政勳，2016）。

社區賦能的概念已被普遍應用在公共衛生、護理與社區發展實務工作上。在護理專業上，李怡娟、葉若分與張麗春（2003）運用Ellis-Soll和Popkes-Vawer（1998）所提出的賦能過程模式中之三大概念：「前置因素」、「過程」和「結果」，作為分析賦權社區獨居老人的過程，並且探討社區護理人員在不同過程中可以扮演的角色與功能。在前置期，護理人員透過社區健康評估來確認獨居老人需求與問題，並且引發社區團體與老人對此問題的共識與激發改變的意願，以及確認改變過程中可能的限制與阻礙；在過程期，護理人員可以提供專業性的技術服務或諮詢，透過連結不同的資源來協助對象解決問題與滿足需求，教導所需的知識與技能以拓展自我照顧的能力；在結果期，除了讓服務的對象可以產生正向的自我概

念，提升自我效能，主動尋求資源之外，亦可以協助連結社區中不同的組織，促成更多社區資源的連結與更高層次的社區健康政策之形成。

二、社區賦能的推動實例

　　歐洲為因應高齡化社會，促進許多社會隔離的老人能重新參與社會，於2007年推出高齡者增能計畫（The SenEmpower project）。此計畫是由奧地利、德國、義大利、英國和立陶宛等五個國家所組成的歐盟教育與文化董事會所推動，由法蘭克福的Institutfür Soziale Infrastruktur（ISIS）協調各地方的老人協會、政府部門、成人教育組織和研究單位共同合作執行。這個計畫的主旨是賦能老人參與社區生活，一方面提升高齡者的能力和潛力，讓他們採取更積極的公民角色，投入並參與社會生活。提供訓練課程給熱心奉獻者參與自助團體或是志願工作者，給予他們教育的機會，使高齡志工能夠增能，更明確的了解如何協助弱勢家庭和社會隔離的老年人，拓展他們的社會網絡，讓老年人融入到社區生活中（European Commission, 2015）。

　　我國社區賦能概念應用在社區發展專業上最顯著的例子，就是政府所推動的「社區發展育成中心」，強調不是看到社區的弱勢和不足，而是提供社區經營的支援、專業技術與服務等，來協助發掘社區優勢與蘊涵資源，激發社區潛在能量，讓社區有自信心找到自己優勢凝聚力量來推動社區服務（王秀燕，2012）。此外，社區賦能的概念也應用在許多社區老人健康促進介入計畫上，例如以社區賦權的概念與策略，由專業人員、社區組織和醫療單位所共同組成的團隊，在新店美城社區推動老人健康促進的實踐歷程（李育岑、謝弘裕、曾均涵、張毓蘭、黃獻樑與余豎文，2016）；另外，宜蘭市也在高齡友善城市社區化的概念下，在2016年推動了老來寶健康促進家園等。

第三節　生產老化模式與實例

　　依據美國人口普查局（United States Census Bureau, 2016）的估計，全球人口至2050年將達到雙倍的成長，總人口數預期超過90億。再從世界銀行（World Bank, 2017）的調查報告顯示，2015年65歲以上的高齡人口已占總人口數的8.267%，換算之下超過6億，是2015年美國人口數3.214億的兩倍。再從聯合國（United Nations, 2015）的資料，從2015年到2030年間，估計年齡超過60歲以上的高齡人口將成長56%，從9億多到14億人。此外，從2015年之後到2030年的十五年間，全球人口老化最快速的地區是拉丁美洲（Latin America）和加勒比（Caribbean），將增加71%，其次是亞洲（66%）、非洲（64%）、大洋洲（47%）、北美洲（41%）及歐洲（23%）（United Nations, 2015）。從這些統計數據可知，世界人口老化的趨勢異常急遽，身處亞洲的臺灣與日本，更是人口老化的警示區域。

　　承前面章節所述，老化（aging）的議題涵蓋範圍廣泛，亟待相關研究的投入與關注，以期給與高齡者更多的幫助、提供更好的生活、更友善的環境與更周全的照護。從人力資本論（human capital theory）的觀點，如何給予高齡者適當的學習與付出機會，以更發揮其人力資本的價值（Čiutien & Railaitė, 2015），並讓高齡者從中獲得歸屬感、滿足感和被需求感，反饋貢獻個人價值於社會，以取得雙贏（win-win）的目標。據此，本文將從生產老化（productive aging）角度，深入探討其內涵與定義，並就學者提出的相關模式、研究現況及未來議題深入闡述之。

一、生產老化（productive aging）之定義

　　於1980年Helen Kerschner是最早提出「productive aging」一詞的學者（石泱，2010）。後於2009年由Nancy Morrow-Howell與Michael Sherraden

帶領的國際Productive Aging團隊將此概念引入華人圈，並廣為流傳（楊培珊，2012）。就「productive aging」在中文的翻譯上，存有許多不同的見解。最初始的概念，是Morrow-Howell與Sherraden在中國山東大學舉辦的研討會中，直譯自英文而成的「生產性老齡化」（楊培珊，2012）。但這樣的名詞，受到部分學者質疑將人視為生產工具的物化概念，在尊崇長者的華人社會並不妥適，後乃有「有貢獻的老年」（梅陳玉嬋、楊培珊，2011）及「老有所為」（梅陳玉嬋，2012）一詞，其所表達的內含為「由於醫學進步，國人平均壽命延長，一個人作為老人的時間拉長，老人需保持健康與活躍，以度過快樂的晚年。除了保持健康與活躍外，老人亦需維持社會上的生產力，持續對社會進行貢獻，此即productive ageing（老有所為）的概念」（楊培珊，2012）。

高齡者從先前的職場退休後，累積了多年的職場經驗以及洞悉人生的智慧，經由適當的管道與誘因再次投入社會，進行有償或無償的生產活動以發揮個人價值，對於整體經濟效益與社會價值，能夠發揮倍數的加值效果。國外一般對於高齡者的定義，在年滿65歲以上且處於健康的身心狀況者稱之（Costa, 2011）。這些高齡者參與生產活動的型態，包括擔任有薪給的全職（full-time）或兼職（part-time）工作、正式或非正式的志工（volunteer）、照顧兒孫（grand parenting）或是照顧殘疾的家人等，並藉以維持健康和富有活力的狀態（Lum, 2012），這樣的情況，可稱之為「生產老化」（productive aging）。Bass和Caro（2001）強調高齡者從事具生產力的活動，不僅對個人有效益，對家庭、社區，甚至整體社會及國家經濟都有所貢獻，此舉一方面降低了人口老化的社會負擔，另一方面也為嬰兒潮世代的退休，彌補了短缺的勞動力。在定義上，學者對生產老化也有諸多看法。Butler與Schechter（2010）定義為「能夠長期獨立自主從事有薪給或無薪給的工作，或是擔任志工服務與幫助家人的

能力」。Caro、Bass與Chen（1993）的定義是「由高齡者從事有助於生產製造或服務的活動，或是培養其能力以從事工作的相關活動」。Morrow-Howell（2001）認爲生產老化是「從事商品製造或服務性的活動，並從中獲得如有薪給工作、照護或志工服務等社會利益」。Caro等人（1993）的觀點認爲是「給予高齡者教育或訓練，以強化其能力而能夠扮演好具有生產力者的角色」。而一般對於生產老化較爲共通的定義，是「高齡者投入與貢獻個人能力於各式各樣的生產、製造或服務等具有生產力的活動」（Aquino, Russell, Cutrona & Altmaier, 1996; Costa, 2011; Lo Sasso & Johnson, 2002; Lum, 2012）。

　　綜合以上觀點，對於生產老化的定義，可爲「培訓高齡者具備能力且也願意投入任何生產製造、社會服務等有償或無償的相關活動，並從中獲取相對利益或回饋的一系列歷程」。

二、生產老化模式

　　要討論生產力，就必須先探討一下生產力的先導性因素。這些因素包含了社會人口特徵（sociodemographic characteristic）、影響個人表現生產力的公共政策（public policies）、個人的能耐（individual capacities）、個人能力（individual ability）、從事生產力活動的動機（motivation for productive activity）強烈度、機構的能力、機構對於高齡者生產力的需求，以及機構提供給高齡者工作的機會性等等；所獲得的結果，包括了對個人、家庭以及社會的好處（Johnson, Sarkisian & Williamson, 2015）。對於生產老化模式，Sherraden、Morrow-Howell、Hinterlong與Rozario（2001）提出了一套「高齡者生產力的因果模式」，如圖4.1所示。

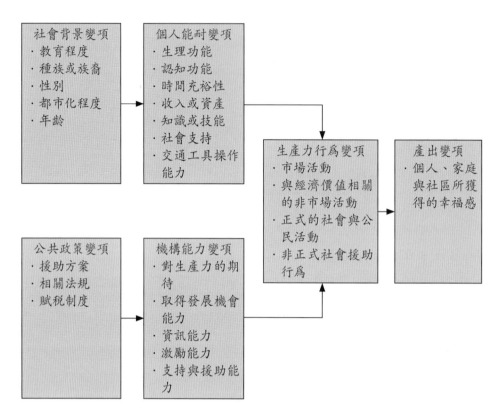

圖4.1 Sherraden、Morrow-Howell、Hinterlong與Rozario所提出的「高齡者生產力的因果模式」圖

　　從Sherraden、Morrow-Howell、Hinterlong與Rozario（2001）提出的「高齡者生產力的因果模式」來看，影響「生產力行為變項」的來自內、外兩種途徑。來自內在的影響變項，有因為個人在社會群體中的條件，包含了教育程度（education）、種族或族裔（race/ethnicity）、性別（gender）、都市化程度（urbanicity）、年齡（age）等；另一個是個人能耐的條件，含括了生理功能（physical functioning）、認知功能（cognitive functioning）、時間充裕性（time availability）、收入或資產（income/assets）、知識與技能（knowledge and skills）、社會支持性

（social support）、交通工具操作能力（transportation）等。

另一種來自外在影響的途徑，有公共政策變項，包含了援助方案（programs）、相關法規（regulation）、賦稅制度（taxation）等；以及機構的能力，包括了對生產力的期待性（expectations about productivity）、獲取發展機會（access to opportunities）能力、資訊（information）能力、激勵（incentives）能力、促進或支援（facilitation/support）能力等。

「生產力行為變項」本身的內涵，有市場活動（market activities）、與經濟價值相關的非市場活動（non-market activities with economic value）、正式的社會與公民活動（formal social and civic activities）、非正式社會援助（informal social assistance）等；而「生產力行為變項」所獲得的產出，即為個人、家庭與社區所獲得的幸福感。

三、生產老化政策

高齡化社會所產生的危機，最主要來自高齡者因達工作退休年資後，陸續退出勞動力市場所引發的生產和服務動能的減少（楊酒仁，2015）。高齡者累積了長年的社會與工作經驗，正是寶貴的國家智慧資本（成之約、廖文志，2015）。以下就德、日、韓及我國在生產老化上的政策加以闡述之。

(一) 德國

德國積極實踐「經驗即是未來」（Erfahrungist Zukunft）倡議行動，就是為了善用高齡人口特質潛能，來維持德國的永續競爭力（楊酒仁，2015）。在實務上，德國首先強化就業機會，藉以補強部分職業別與專業人才的缺口，如IG Metall和BITKOM資通訊產業協會發起了「IT 50 plus」

專案，透過訓練課程提升高齡者的專業知能和就業力，依職場需求與實際參與方式，協助高齡者培養原本較不具備的資訊與通訊科技（information and communication technology, ICT）專業能力（楊逎仁，2015；European Commission, 2014）；另一方面，德國政府也鼓勵高齡人口創業，因爲高齡者雖然擁有豐富的職場與生活經驗，但可能未具備現代社會的創業與企業經營的相關知識和能力，爲了改善高齡者這方面的劣勢，德國各式工商協會積極提供高齡者創業的相關諮詢與教育課程，幫助高齡者獲得更高的創業成功率（成之約、廖文志，2015；楊逎仁，2015；Zimmer & Bräuer, 2014）。此外，德國將原本存在但後來幾乎完全退出學校課綱的手工藝課程，透過退休工匠師組成的技術協會團體，開放自己的工作坊進行實地授課，以培養中學生的實作機會與能力（楊逎仁，2015），正可發揮高齡者的最高價值與自我實現的滿足。

(二)日本

日本方面，政府爲了讓高齡者能夠獲得更充實與健康的生活，以及持續貢獻自己的勞動力與智慧，遂成立「社團法人全國銀髮人才資源中心」（シルバー人材センター；Silver Human Resources Centers, SHRC），既接受工作委託單位代爲配對適當條件且年滿60歲以上的高齡工作者，也接受高齡者尋職登錄（賴樹立，2008；中原純，2014；ILO, 2017）。此中心的任務爲：1. 提高日本國內對於銀髮人才資源中心的參與；2. 針對入會會員辦理研習課程；3. 活用互聯網（internet）蒐集就業情報；4. 推廣工作廣場（work plaza）機制；5. 促進全國及各銀髮人才資源中心的發展。SHRC主要工作在提供高齡者可於在地社區工作的機會與媒合，工作型態也以臨時性工作、兼職工作、短期工作、定期契約工作及任何其他形式的有給職工作機會爲主。SHRC一方面透過與各型企業負責人、公私立

就業服務機構等單位的合作；另一方面也提供中高齡者免費的技能培訓課程、工作媒合諮詢服務、工作面試準備等配套措施（Williamson & Higo, 2007），業已展現良好成果。

(三) 韓國

在韓國，因爲人民的餘命長且高齡人口比例已達總人口的20.37%，因而面臨更嚴峻的局勢（楊迺仁，2015；Statistics Korea, 2011）。據此，韓國雇傭勞動部（MOZL）早於2006年就展開促進中高齡者就業基本計畫，到2012年再推動「第二期高齡人口就業促進基本計畫（2012～2016）」（2nd Basic Plan for Promoting Employment of the Aged: 2012-2016），以提供中高齡者得以延續工作年齡的勞動條件（郭振昌，2015；楊迺仁，2015）。第一期基本計畫的政策重點，在於保證和提高退休年齡、促進中高齡者再就業、創造中高齡者友善工作環境（郭振昌，2015；Korea Ministry of Employment and Labor, 2014）。第二期基本計畫著重於加強代際雙贏（an intergenerational win-win）任務，亦即引導專業技術純熟的中高齡退休者，擔任年輕工作者的「導師和教練」（mentors and instructors）；退休專家則擔任「現場教授」（on-site professors），配合政策的企業，能獲得政府每年提撥的補助金額（郭振昌，2015；Korea Economic and Social Development Commission, 2013）。此外，政府也提升中高齡員工的留任補貼措施、加強勞工的退休準備和退休後技能發展、擴大中高齡者的再工作機會、強化中高齡者對社會之貢獻與人才交流活動，最後則致力於完善相關制度與基礎設施（郭振昌，2015；Korea Ministry of Employment and Labor, 2011）。

(四) 臺灣

我國對「高齡者」的年齡定義有正式規範，在《就業服務法》第二條

中律定高齡者爲「年滿45歲至65歲之國民」，且將其列爲促進就業的優先對象，並提供相關津貼及補助，目前政府對高齡者促進就業主要措施與成效說明如後（黃舜卿，2014）。

1. 法制規範

爲了提升高齡者的勞動參與，強制退休年齡由60歲延長至65歲，《勞動基準法》第五十四條遂於2008年修正。另爲了減輕中高齡者失業時的生活壓力，失業給付請領期間從六個月展延至九個月，《就業保險法》第十六條乃於2009年修正。在促進中高齡者重返勞動市場方面，《就業促進津貼實施辦法》於2013年修正12個條文，幫助已依《勞動基準法》規定領取退休金的特定中高齡者，再次投入職場工作。

2. 就業促進

爲了增加雇主聘用中高齡失業者的意願，提高雇主雇用失業勞工獎助措施，最長期限展延至十二個月。補助用人單位的聘任管理訓練津貼、職場學習與再適應津貼，幫助弱勢且長期失業的中高齡者完成就業準備及就業適應，進而得以重返工作崗位。另勞動部實施「多元就業開發方案」及「微型創業鳳凰計畫」，提供中高齡者在地就業的機會和取得低利免擔保的創業貸款，同時提供全方位創業諮詢輔導陪伴服務措施，以增加就業率與創業成功率。此外，也爲了協助中高齡在職員工避免受到貿易自由化衝擊，勞動部推動「中高齡者職務再設計中程計畫」，每案提供補助金額最高達十萬元，以穩定職涯發展。

第四節　生產老化實例與未來願景

本節從生態系統論（ecological systems theory）的外部系統（exo-system）視角（Bronfenbrenner, 1979），說明生產老化實例與未來願景。

生產老化的實例以臺灣春暉啓能中心爲例，透過曾負責院務的林金定教授與吳佳玲助理執行長的闡述，讓讀者對於生產老化的實務上能有更清晰的概念與理解。

一、春暉啓能中心的簡史與創設沿革

1980年以前，臺灣爲智能障礙者設置的學校教育或者是成人機構非常貧乏，他們因爲學習比較慢，心理發展以及生活自理的能力普遍仍停留在幼年時期，因此常被禁錮家中或流落街頭，成爲家長和社會需要長期承擔的照顧負荷。

財團法人中華啓能基金會在一群關懷社會福利及重視人性尊嚴的人士努力下，於1982年經內政部核備立案，宗旨爲：「稟承上蒼之愛，服務弱勢的弟兄，施予教育、訓練、輔導，並爭取工作機會，促使其適才適所，分享人的權利和義務，讓生活和生命相連繫。」創設之後便積極進行各項成年智能障礙者的服務事工。春暉啓能中心服務對象爲15歲以上的智能障礙、自閉症及合併智能障礙之多重障礙者，開辦30多年以來，接受訓練者超過一千位院生。以下就本中心重要沿革加以說明之。

(一) 設立

1984年借用三重市竹圍街舊廠房開辦「春暉啓能中心」，進行心智障礙者特殊教育、職業訓練以及個別輔導的事工；1985年爭取職訓局經費補助，開辦智能障礙者公費的職業訓練；1987年經臺北縣政府社會局核准立案。

(二) 遷址

1995年因房舍火災波及而焚毀，暫時遷駐新北市三重區重新路四段184巷據點，延續成年心智障礙者的教養工作，並積極籌建永久院舍。

(三) 擴大

1993～2005年間，響應政府的政策，先後承辦臺北市古亭啓能中心、臺北縣三峽啓能中心、臺北縣慈德庇護工場等三個公設民營的據點；並且曾與私立臺北傷殘服務中心合作開辦身障者庇護餐廳——「春暉之友會館」。

(四) 發展

2007年11月，春暉啓能中心遷址三峽大埔路新完成的院舍。2015年4月，春暉啓能中心二期院舍落成，服務空間擴充爲12000多平方公尺。目前院生人數200人，隨著高齡化社會的來臨，加以智能障礙者比一般人提早老化約20年，本院院生45歲以上者已有50餘人，因此機構也面臨院生健康老化的議題，必須不斷開發高齡者在有限能力之下能夠參與的工作項目。

二、從春暉啓能中心的服務內容談失能者的社會參與

春暉啓能中心接納不分障等的心智障礙者，透過生活自理訓練輔導、工作技能訓練（基本能力、餐飲、農藝、烘焙、清潔、縫紉、洗衣、代工等）、語文與生活教育—基本生活知識之認知實踐、體能訓練與休閒活動帶領、健康促進與維護以及校外教學活動，使智能障礙者也融入在一般社區生活之中。

(一) 從參與工作中彰顯天賦人權

人具有天賦的工作人權，人生以服務爲目的，工作即是服務的具體表現，如春暉的信念之一，即使是極重度的身心障礙者，也能參與工作。春暉啓能中心自創立以來，以正常化的原則、特殊教育的方法、個別化的方案，在生活中進行工作訓練，來開發心智障礙者潛能，即使是生活在啓能

中心，也因爲有豐富的工作項目，生活有目標而顯得朝氣蓬勃，又因爲工作有獎勵金，就如同一般人領薪水一樣，有經濟能力則其自主性、自我決策和主張相對較強。

(二) 以豐富的訓練内容啓發潛能參與社會

由於收容的身心障礙者能力較弱，以特殊教育的方法，訂出個別化的方案，培養基本的工作態度及基本的工作技能，用各式各樣的課程來啓發其能力，日常設計有多元的訓練班別（基本能力訓練、餐飲、烘焙、農藝、縫紉、代工等）以實際生活和環境，提供機會及情境的訓練，秉持正常化「Everyone is number one, leaving no one behind」的原則，機會均等，全面參與，永不放棄任何一個人，讓每個院生都有參與訓練與工作機會，使他們在團隊中有自信的完成部分工作，生活更充實快樂而有意義。

三、失能者生產訓練的技巧

我們的理念之一：「沒有教不會的學員，只有不會教的老師」，院内有五大啓能精神：充滿信心、努力學習、自動工作、勤勉節儉、服務人群。即使是一般人認定爲需要被終身照顧的重度智能障礙者，在適度的支持之下，都能獨立自主，甚至能貢獻一己之力，服務社會人群。

(一) 工作分析與適才適所

一個照顧團隊所處的環境，一定有許多需要人力完成的工作，舉凡環境清潔打掃、衣物洗滌、打理三餐、課程執行……等，有許多要做的事，甚至綠美化環境、澆水拔草等，外賓接待準備茶水及導覽、文宣簡介的製作，這些都要人力完成。在服務對象之中，觀察每一個人的特長及喜好，把團隊當中要完成的，部分委請服務對象來完成。有的人有興趣，但能力不夠，就要思考透過什麼方法來教導他完成該項任務所應具備的能力，或

者有什麼輔具可以來協助他完成。鼓勵服務對象儘量發揮自己的能力來參與，適度的獎勵金是手段之一。

一項工作之中，又可以分析出許多的細項，失能者也許無法獨立完成全部的步驟，但可以透過安排，與他人互補合作，貢獻一己之力來參與，以準備午餐爲例，內場烹調如：撿菜、洗菜、切菜、炒菜、起鍋、分盤；外場備餐如：排桌椅、準備碗盤筷子湯匙等、餐盤廚餘清理的流程規劃等，可以分別指定由某人負責某一部分。如果手腳都不方便的人，關於用餐這件事，也許還可以賦予他一個任務——飯前帶唱一首歌來增進用餐氣氛如何？如此，每一個人都在準備午餐這件事有一份任務。

另以春暉啓能中心的烘焙坊爲例，手工餅乾的訂單是由大家通力合作完成的，從材料的準備，要拿對每一種材料秤重，製程之中材料（如雞蛋、麵粉）的先後順序，攪拌、分料、成型，烘烤溫度及時間控制，包裝時選擇適當的袋子，這些工作都要安排有適當能力的人來承擔。並不是每一個人都拿得動烤盤，也不是每個人都能精準秤重，人選的排定就要很精準，才能適才適所。

(二) 工作順序的安排及輔具支持

在大家合作完成的任務當中，要考量各分項的先後順序，最簡單的例如清潔打掃，掃地的人先掃完，擦拭桌面塵埃的人才上場，最後負責提水的人把水提過來，拖地的人將拖把泡溼之後，擰乾、拖地，最後再拿乾拖把將地板擦乾。因爲能參與的人多，順序要安排，反之，則會事倍功半。

每一個人都會有做事的慣用習性，例如慣用右手的人，如果因病右側麻痺不便，就要思考如何使右手再度使力（復健）或者替代如何訓練改用左手。右手拿掃帚與左手拿掃帚，那是完全不同的感覺，是重新的學習，甚至需要挑選不同的掃帚來協助他達成掃地這件事。提水的人，或因失

能，力量不夠，水桶的型式就要為他考量如何更省力。

當失去某些能力之後，就要去思考，用什麼辦法可以達成失能之前可以獨立完成的任務。分工合作是方法之一，輔助的器材器具也是方法之一，最重要的是，當人失能之後，要用什麼方法鼓勵他繼續有意願來承擔一些工作。

四、生產老化的願景

人生以服務為目的，服務的本質就是愛，而愛的具體行動就是承行天命來工作，活到老、學到老更是古訓之一，智能障礙者因為能力不足而在一般的工作職場中屈居角落，我們以工作訓練以及輔導，支持他們有事做來維持生活的尊嚴；同樣的，老人會因高齡或者失能，而自原本熟悉的工作職場退休或轉換生涯，但也應該本著終身學習的精神，找到適合個別身心狀況的工作來參與。

「戶樞不蠹，流水不腐」，人因為有事要做而保持靈活；「一日不做，一日不食」更充分體現人生在世奉獻服務的精神。在春暉啟能中心受照顧的心智障礙者，生來受限於身心發展遲緩，尚且很努力的在老師的輔導之中，啟發能力服務人群，一般高齡者更有十足的能力以及人生閱歷來奉獻他人，期待建立「非以役人，乃役於人」的服務精神，人人終身都能做一個社會的生產者。

討論問題

一、如何協助臺灣偏鄉社區老人的在地安老？可能有哪些需求？應該如何協助？

二、生產老化是人力資本發揮的重要觀念，請您就本章的說明，提出個人

對於「生產老化」的看法和目的？以及臺灣還可以有哪些努力來促進「生產老化」？

三、從春暉啓能中心的案例，想想社會組織機構推動「生產老化」還有哪些可行的策略和方法？

參考文獻

中文文獻

王秀燕（2012）。從優勢觀點談社區發展育成中心之設立。*社區發展季刊*，138，138-151。

石泱（2010）。成功老化、活躍老化與生產老化對我國老人福利政策的省思。*社區發展季刊*，132，234-251。

成之約、廖文志（2015）。中高齡人力運用分析與有關政策研擬。*研習論壇*，170，1-21。

朱芬郁（2012）。*退休金鐘經營：概念、規劃與養生*。臺北市：揚智。

李育岑、謝弘裕、曾均涵、張毓蘭、黃獻樑與余豎文（2016）。社區賦權的模式下的新店市老人健康促進。*台灣老年學暨老年醫學雜誌*，11（3），186-195。

李怡娟、葉若分、張麗春（2003）。建構賦權式以社區爲基礎的獨居老人照護模式。*護理雜誌*，50（3），49-55。

李青松、林歐貴英、陳若琳、潘榮吉（2010）。*老人與家庭*。新北市：國立空中大學。

林欣怡、林文德（2015）。借鏡美國老人全包式照護計畫。全民健康保險雙月刊，115，30-33。

梅陳玉嬋（2012）。*老有所為在全球的發展——實證實踐與實策*。北京：北京大學。

梅陳玉嬋、楊培珊（2011）。*臺灣老人社會工作——理論與實務*。臺北：雙葉書廊。

郭振昌（2015）。南韓中高齡者勞動力發展政策重點與對臺灣的啓發。*社區發展季刊*，150，289-303。

黃舜卿（2014）。人口結構老化下之我國高齡者就業政策探討。*台灣經濟論衡*，12（7），109-125。

楊迺仁（2015）。經驗即是未來：善用中高齡勞動力的職場經驗。*勞動力與創新*，1，30-35。

楊培珊（2012）。老有所為：高齡者勞動與就業之國際趨勢及我國現況之探討。臺灣因應高齡社會來臨的政策研討會（2012/3/16），國立臺灣大學政策與法律研究中心。

衛生福利部（2014）。*中華民國102年老人狀況調查報告*。臺北市：衛生福利部。

衛生福利部（2016）。長期照顧十年計畫2.0（106～115年）。取自http://grb-topics.stpi.narl.org.tw/app/download/4b1141c25ac1c842015ada109886003237b0547c3e58.pdf

衛生福利部社會及家庭署（2015）。社區照顧關懷據點現況與發展。取自http://www.ey.gov.tw/Upload/RelFile/19/721243/3660d589-e720-4c87-8fee-

賴樹立（2008）。日本社團法人全國銀髮人才資源中心的體制與功能。*台灣勞工季刊*，15，91-96。

謝政勳（2016）。SWOT分析應用於社區發展經營策略之研究——以參與農村再生培根計畫之社區爲例。*台灣社區工作與社區研究學刊*，6（3），1-44。

日文文獻

中原純（2014）。シルバー人材センターにおける活動が生活満足度に与える影響：活動理論（activity theory of aging）の検証。*社会心理学研究，29*（3），180-186。

英文文獻

Aquino, J. A., Russell, D. W., Cutrona, C. E., & Altmaier, E. M. (1996). Employment status, social support, and life satisfaction among the elderly. *Journal of Counseling Psychology, 43*(4), 480.

Bass, S. & Caro, F. (2001). Productive aging: A conceptual framework. In N. Morrow-Howell, J. Hinterlong & M. Sherraden (Eds.), *Productive Aging. Concepts and Challenges* (pp. 37-80). Baltimore: The Johns Hopkins University Press.

Blanchard, J. (2014). *Aging in community: The communitarian alternative to aging in place*. Retrieved from http://www.asaging.org/blog/aging-community-communitarian-alternative

Bronfenbrenner, U. (1979). *The ecology of human development: Experiments by nature and design*. Cambridge, MA: Harvard University Press.

Butler, R. N. & Schechter, M. (2010). Productive aging. In G. L. Maddox (Ed.), *The Encyclopedia of Aging* (3rd Ed., pp. 824-825). New York, NY: Springer Publishing Company.

Caro, G.G., Bass, S.A. & Chen, Y.P. (1993). Introduction: Achieving a productive aging society. In S.A. Bass, F.G. Caro & Y.P. Chen (Eds.), *Achieving a Productive Aging Society* (pp. 3-25). Westport, CT: Auburn

House.

Centers for Disease Control and Prevention (2017). *Healthy places terminology.* Retrieved from https://www.cdc.gov/healthyplaces/terminology.htm

Čiutienė, R., & Railaitė, R. (2015). A Development of Human Capital in the Context of an Aging Population. *Procedia-Social and Behavioral Sciences, 213,* 753-757.

Costa, C. J. (2011). *Productive aging in the workplace: Understanding factors that promote or impede psychological engagement in work.* Unpublished Dissertation, Graduate School of Social Work, Boston College. MA: Boston College.

European Commission (2014). *e-Skills in Europe: Germany.* EU: European Commission.

European Commission (2015). *The SenEmpower project.* Retrieved from http://www.senempower.eu/ project/

Howe, N. (2012). What makes the boomers the boomers? *Governing Magazine.* Retrieved from http://www.governing.com/templates/gov_print_article?id=167704285

ILO (2017). *高年齢者等の雇用の安定等に関する法律.* International Labor Organization. Retrieved from https://www.ilo.org/dyn/natlex/docs/ELECTRONIC/27773/69386/F1656567608/JPN27773%202012.pdf

Johnson, J. K., Sarkisian, N. & Williamson, J. B. (2015). Using a micro-level model to generate a macro-level model of productive successful aging. *Gerontologist, 55*(1), 107-119.

Korea Economic and Social Development Commission (2013). *Public Interest Members' Recommendation for Intergenerational Win-win Employment.*

Korea: Economic and Social Development Commission.

Korea Ministry of Employment and Labor (2011). *2011 Employment and Labor Policy*. Korea: Ministry of Employment and Labor.

Korea Ministry of Employment and Labor (2014). *2013 Modularization of Koreas Development Experience: In-Service Training Policy in Korea*. Korea: KDI School of Public Policy and Management.

Lo Sasso, A. T., & Johnson, R. W. (2002). Does informal care from adult children reduce nursing home admissions for the elderly? *Inquiry, 39*(3), 279-297.

Lum, T. Y. (2013). Advancing research on productive aging activities in greater Chinese societies. *Aging International, 38*(2), 171-178.

National PACE Association (2016). *What is PACE?* Retrieved from http://goo. gl/1j8kNH.

Peace, S., Holland, C., & Kellaher, L. (2006). *Environment and identity in later life*. Growing Older. Maidenhead, UK: Open University Press.

Sherraden, M., Morrow-Howell, N., Hinterlong, J., & Rozario, P. (2001). Productive aging: Theoretical choices and directions. In N. Morrow-Howell, J. Hinterlong, & M. Sherraden (Eds.), *Productive aging - Concepts and challenges* (pp.260-284). Baltimore, MD: The Johns Hopkins University Press.

Statistics Korea (2011). *Population Projections for Korea: 2010-2060*. Korea: Statistics Korea.

Thomas, W. H., & Blanchard, J. M. (2009). Moving beyond place: Aging in community. *Generations, 33*(2), 12-17.

United Nations (2015). *World Population Ageing Report 2015*. New York, NY:

United Nations. Retrieved from http://www.un.org/en/development/desa/ population/publications/pdf/ageing/WPA2015_Report.pdf

United States Census Bureau (2016). *World Population: 1950-2050*. Retrieved from https://www.census.gov/population/international/data/idb/ worldpopgraph.php

Wallerstein, N., & Bernstein, E. (1994). Introduction to community empowerment participatory education, and health. *Health Education Quarterly, 21*(2), 141-148.

WHO (2007). *Global age-friendly cities a guide*. Retrieved from http://www. who.int/ageing/publications/Global_age_friendly_cities_Guide_English.pdf

Wiles, J. L., Leibing, A., Guberman, N., Reeve, J., & Allen, R. S. (2012). The meaning of "aging in place" to older people. *Gerontologist, 52*(3), 357-366.

Williamson, J. B., & Higo, M. (2007). Older Workers: Lessons from Japan. *Work Opportunities for Older Americans, Series 11*. June, Chestnut Hill, MA: Center for Retirement Research at Boston College.

World Bank (2017). *Population ages 65 and above (% of total)*. Retrieved from http://data.worldbank.org/indicator/SP.POP.65UP.TO.ZS?end=2015&start=1 960&view=chart

Zimmer, a., &Bräuer, S. (2014). *The Development of Social Entrepreneurs in Germany*. Germany: Westfälische Wilhelms University.

第五章　日本超少子高齡社會由介護保險制度至社區綜合照護體系

田中謙一

譯者：黃雅文

前言

　　日本自2000年4月實施介護保險制度以來，已經過去十八年。介護保險險制度創設之初贊成者、反對者均有，但是至今，尋求介護保險制度廢止的意見，已經沒有了。整體而言，介護保險制度之創設是歷史性的成功。隨著人口少子高齡化，社區綜合照護體系（原文：地域包括ケアシステム）的規劃，變成重要的課題。作者於2013年4月至2015年3月間擔任日本桑名市副市長，策劃了「桑名市社區綜合照護計畫」，建構了桑名市「社區綜合照護體系」。依此經驗，本章針對「社區綜合照護體系」建構的意義、必要性、基本理念及基本的方向性提供個人淺見，說明如下。

第一節　「社區綜合照護體系」建構的意義

　　日本指出「2025年問題」，也就是2025年是第2次世界大戰後1947～1949年出生第一次嬰兒潮的世代──「團塊世代」已經到達75歲以上了，這意味著日本面臨了世界未曾有過的超高齡社會。繼之而起的包含臺灣及一些新興國家，將與日本一樣直接面臨超高齡社會。

　　在過去壽命短的時代，受到失智症困擾的高齡者甚少，因此，確立了

將有困難的高齡者隔離在機構的模式。今後是長壽的時代，失智症高齡者將愈來愈多，因此，將有困難的老人隔離的模式將無法繼續成立。就像伊波拉出血熱感染症患者少時，住院隔離是有可能的；但是若像流行性感冒感染者過多時，入院隔離就相當困難。

我們的展望，首先是延長健康壽命接近平均壽命，也就是說，即便是高齡也要盡最大努力健康的繼續生活。個人與社會全體都必須努力。然而，保有健康狀態突然迎向人生終點的高齡者甚少，而經過虛弱期迎向人生終期的高齡者則是大部分，如何支援虛弱的高齡者就成為問題。

所謂高齡移居傷害（relocation damage）指的是高齡者因移居而造成生活環境的急遽改變，容易產生身心機能的傷害。例如：失智症高齡者一下子住機構、一下子換別地方，住所換來換去，在很多案例中失智程度反而更惡化。因此，即便需要醫療照護，也要儘可能在習慣的社區中繼續生活，這與多數人的期待是一致的。

本來人類的生活只有醫療照護是無法成立的，不能只依靠長照機構，必須建構出完備的體系，讓高齡者能繼續在習慣的社區中生活，以自家住處為據點，或在鄰近社區，不只提供醫療照護，也支援預防及日常生活。

因此，社區綜合照護體系之建構，也就是即便到了高齡、過著獨居生活、失智症，也可以在習慣居住的環境中有活力的繼續生活。為此，需要以日常生活領域為單位，確保自家住處能提供整體性醫療、照護、預防及日常生活支援之社區營造。

為達此目標，除了正式的醫療照護服務外，非正式的社區居民相互支援、社會資源總動員網絡的發展是必要的，這需要因應社區現況去推動發展。也就是說，社區綜合照護體系的建構是以「全員參加型態」來克服日本的「2025年問題」，營造社區互相支援的體系。

第二節　社區綜合照護體系建構之必要性

社區綜合照護體系之建構是為了因應超少子高齡社會之一大改革，具體而言：

一、與高齡化的關係

長壽社會的疾病結構變化甚鉅，從前係以醫療為中心、以對生活環境變化適應力強的青壯年期患者為對象，以治癒疾病回歸社會為目標之「治癒導向醫療」。相對的，今後的醫療重心是以適應生活環境變化較弱的老年期患者為對象，目標在維持提升生活品質、與疾病共存之「治療─支持性醫療」。例如：去醫院有困難的病人、未能治癒之腦血管疾病患者、誤嚥性肺炎或因跌倒骨折而反覆入出院的患者增加。為因應這樣的需求，必須在結構上轉型，由「醫院完結型醫療」（即只有醫院單獨提供醫療），轉型為「社區完結型醫療」（即包括醫院、社區全體提供之醫療「時時入院，幾乎在家」）。

今後，死亡者會持續增加，前所未有的「多死社會」即將到來。為因應這樣的環境，由「病院完結型醫療」到「社區域完結型醫療」的結構性轉換，若不建構社區綜合照護體系，未來將產生「死亡場所難民」。若能實現完成社區綜合照護體系，社會結構將由「被醫院管理的人生末期」（即多數人從習慣居住的社區被隔離），轉換為「過自己像自己的生活，幸福的人生末期」（即多數人能在自家等住處繼續生活），期待能對幸福的人生末期「生活品質（QOL）」及「死亡品質（QOD）」有所貢獻。其理由在於醫院是為了醫療的公共空間，例如起床、就寢、飲食、訪客、外出等活動皆有規律性的被規範著；相對的，自家是為了生活的隱私空間，起床、就寢、飲食、訪客、外出等都是自由的。因此很多人住院時喪

失精力，一出院就恢復精神。

如此，「社區綜合照護體系」的建構是追求幸福的改革，自立支援之結果使高齡者更健康，減少對長照的依賴度，也可降低社會福利費用之需求。

二、少子化之關係

少子化與核心家庭正在發展中，年輕的勞動力逐漸減少，高齡者獨居戶或高齡者夫婦戶增加。於是，僅由年輕的醫療照護專職人員提供醫療照護服務，或僅由高齡者家屬來照顧高齡的結構，現實來說是無法達成的。因此，需要再造供給面與接受面不分離，醫療照護專門人員與社區居民相互支持的社區體系。

以往，介護保險制度的創設議論過程，總是「有保險無介護」，也就是說保險費繳交了卻無法利用長照服務。但是，現在介護保險制度實施後，促進了民間企業參與，使長照服務的量擴大。

人的生存價值最重要的基礎之一是與人連結，但是，長照服務的提供反而斷絕社區交流的實例甚多，其理由是，一旦醫療照護專門人員介入後，家人就撒手倚賴醫療照護人員了。因此，醫療照護專業人員要能與社區居民合作，繼續提供與社區交流的照護服務，以期充實照護服務品質。

第三節　社區綜合照護體系建構之基本理念

社區綜合照護體系是延續介護保險制度的基本理念——即便到了高齡，也要保有尊嚴。為了支援自立（介護保險法第一條）而建構。

所謂自立支援的意涵有四：

1. 「自我管理（self-management）（養生）」自助努力。國民必須

致力於健康促進及維持提升能力（介護保險法第四條第一項）。

2. 提供介護預防。保險給付必須要減輕或防止惡化需介護狀態或需支援狀態（介護保險法第二條第二項）。

3. 提供為了「提高繼續在家生活最低限度」所需之服務。保險給付之內容及水準一定要考慮儘可能在自己家中獨立自主的能力，能自立經營日常生活（介護保險法第二條第四項）。

4. 周期評估所做的選擇為基礎之照顧管理（care management）。保險給付必須評估考量被保險人的身心狀態，因應其所處環境，基於被保險人的選擇，提供適切的醫療保健服務，及多元企業或機構能提供綜合又有效率的福祉服務（介護保險法第二條第三項）。

如此，介護保險制度的基本理念在於「自立支援」，因應個別差異、以自己決定為基礎，激出其殘存能力、支援自立日常生活的延續。而不是「因為是年長長輩，什麼都不必做。代替年長長輩，什麼都幫他做。」的照顧。

提供介護預防服務的觀點由「不會、做不到的事幫忙照顧」轉換為「不會變成會的照顧」。

具體而言，以往的照顧管理是「一個人自己無法洗澡」→「希望保持清潔」→「到日照中心洗澡」。這樣的概念將永遠無法自己洗澡，也就是「不會、做不到的事幫忙照顧」。相對的，應有的照顧管理目標是：「為何一個人無法洗澡？」→「因左邊麻痺平衡感不安定而無法跨入浴槽。」→「在日照中心指導將腳抬起來跨入浴槽」。有了這樣的訓練指導，即使一個人也可以入浴洗澡，這也就是「不會變成會的照顧」。

下面以90歲男性為例：

起初因膝痛及壓迫性骨折在屋內舉步維艱。因此，目標設定為走出自家庭院、在家庭菜園種蔥、用自己種的蔥煮味噌湯，於是到日照中心實施

機能訓練。爲了使個案能夠進行起床、站起來、跨越等動作，實施膝蓋與下肢肌力強化訓練。同時，經訪問後對環境作了調整，爲了確保安全的動線，進行環境清理，並且爲了強化肌力指導個案自我訓練。最後，藉著老人用車與拐杖適時分開使用，個案可以在屋內外安全步行、出去庭院作農務事、站在廚房作菜等。

如此，提供以提升生活機能爲目的的專業服務，以實踐介護保險制度的基本理念「自立支援」之照顧管理爲基礎。

此外，提供「爲了提高繼續在家生活最低限度所需」之服務觀點，由「到了高齡變成獨居，罹患失智症，沒有送到機構就很難因應」的想法，轉換爲「即使到了高齡變成獨居，罹患失智症，爲了要能在自家或其他住處繼續生活，應該要提供怎樣的居家服務？」。

也就是說，不依賴機構，也不是依賴高齡者的家人照顧高齡者，而是尋求居家服務的提供。

第四節　社區綜合照護體系建構之基本方向

依據社區綜合照護體系建構之基本理念，社區綜合照護體系建構之基本方向有三：

一、鄰近社區多樣化社會資源之能見化與創出

爲實現提供介護預防服務，致力於鄰近社區多樣化社會資源之能見化與創出是重要的。

具體說明如下：

1. 提供以提升生活機能為目標的專業服務

爲了延長健康壽命接近於平均壽命，期待長照專職發揮其專業，針對

運動、營養、口腔、認知高危險的高齡者來提供短期集中的專業服務，使這些高齡者能「登場」活躍於社區活動，提升生活機能，從介護保險「畢業」。以下以80歲女性為例：

剛開始個案動機很低不想走出家裡。因此為她設定目標到附近超市走走，甚至利用公共交通工具出門。基於此，運用「通所」（從家裡去機構但不住機構）機能訓練，為了提升其動機，實施了肌力訓練與腦力訓練，同時也根據訪問作了環境調整及自主訓練的指導，並且一起從自家到超商甚至於去社區美容院確認動線。此時與相關的機構合作，評估「通場」（想去、能去的場所），確認社區合適的候補休閒場所。成果是個案已經可以走路去社區美容院、飲茶店等休閒場所，也可以出門去娘家、女兒家。

像這樣一開始就讓高齡者心裡頭意識到想要從長照介護保險「畢業」進而在社區活動「登場」，邊活用社區網絡，配合「通所」與「訪問」組合，提供個人興趣或引起注意之「場所」等連結性的服務，這就是長照介護保險制度基本理念「自立支援」個案管理的實踐。

2.「支持者」、「社區交流場所」的能見化與創出

為了使醫療照護專職之貴重人才能集中提供以提升生活機能為目的的專業服務，以社區居民為主體支援高齡者的「支持者」之能見化與創出，係有其必要的。

具體而言，針對虛弱的高齡者，為了使其能獨力作家事，醫療照護專職人員有必要發揮其專業，指導作家事的方法。相對的，這樣的代作家事，不必醫療照護人員做，而是可以將健康的高齡者登陸在銀髮人才中心當作「支持者」加以活用。將家事接過來代替高齡者處理，並不是醫療照護人員必須發揮的專業性。

此外，為了使從介護保險「畢業」的高齡者在社區活動「登場」，儘可能在走路可到範圍內，提供以社區居民為主體的社區交流機會，創造出

這樣的「社區交流場所」之能見度有其必要。

這樣的「社區交流場所」可以是社區居民自治會集會所（里民活動中心）、照護事業社區交流空間等，大家能集合作作體操、喝喝茶、吃吃飯的場所。

只可惜，這樣的「支持者」及「社區交流場所」相當難求。然而，無論在哪個社區、是誰展開的哪種活動，還是有不少人忽略了這些貴重的社會資源。因此，在各社區中，「無中強求」不如「有中尋求」；與其「新創社會資源」，不如活化「既有社會資源」。

二、拓展機構的社區機能

為了提供服務使在家繼續生活之極限提升，發展與機構服務相同機能的社區新居家服務及其宣導是重要的，一定要打破「送到機構安心，在家或其他住宅繼續生活會不安」的固有觀念。

具體而言，雖然機構服務24小時、365天提供服務，但職員通常無法一直在高齡利用者身邊，職員夜間在辦公室，定時巡邏或聽到鈴聲才會跑去房間探望，這相當於訪問介護／看護。高齡利用者白天從房間出來走廊參加休閒活動或復健，這相當於通所介護或通所復健；高齡利用者夜間從走廊移動到房間睡覺生活，這相當於短期入所生活介護或短期入所療養介護。職員從廚房到大廳或到起居間送餐，這與配膳相當。

從上述來看，若分解機構的服務機能，可評估為係居家服務的組合。如此一來，就沒有機構提供的服務只能在這個建築物中提供的道理，在社區的自家住處就像機構的起居室一樣，而社區的道路就如同機構的走廊一樣。綜言之，在機構提供的服務，也可以走出建築之外，進入道路對面住宅區的自家來提供服務。

這樣一來，發展與機構服務一樣的社區機能，並且與機構一樣配送安

心的在宅新居家服務，即可現場實踐建構於介護保險制度中。

首先，2005年介護保險制度改革法制化的「小規模多機能型居家照護」是以居家「要介護者」為對象，組合「訪問、通所及留宿」提供整體的服務。

2011年介護保險制度改革法制化的「複合型服務」是以居家「要介護者」為對象，組合「小規模多機能型居家照護」與訪問看護，提供整體的服務。

2011年介護保險制度改革法制化的「定期巡迴、隨時對應型訪問介護看護」是以居家「要介護者」為對象，白天晚上定期巡迴及隨時對應，實施訪問介護及訪問看護，提供整體性的服務。

三、充實多職種合作的個案管理

為了提供有助於介護預防的服務以及提高繼續在家生活極限的服務，充實多職種合作的個案管理是重要的。

具體說明如下：

1. 開辦「社區照護會議」

為了提升生活機能，使個案從介護保險「畢業」進而在社區活動「登場」變為可能；或使個案不依賴機構，在住慣的社區繼續生活變為可能，開辦有助於每一個案例「自立支援」之個案管理，支援多職種合作之社區照顧會議便相當重要。

針對此，「自立支援」必須由「桌上空論」到「現場實踐」，使個案管理由「個人行動」到「團隊行動」。以預防長照為目的之多職種合作的「社區照顧會議」，以被新認定為「要支援」照顧等級之高齡者為對象。相對的，以提高繼續居家生活極限為目的之多職種合作的「社區照顧會議」以支援出院回歸居家生活的高齡者為對象。

2. 促進居家醫療・照護合作

為使結構上由「治癒醫療」為前提之「醫院完結型醫療」，轉換為「治癒、支持醫療」為前提之「社區完結型醫療」（「有時入院、幾乎居家」），有需要促進與居家照護合作的在宅醫療。特別是出入院間由自家移居至機構的案例不少。因此，透過社區合作，建構支援回歸居家的出院協調是重要的。

3. 推廣失智症措施

失智症是「明日我身」並不是「他人事」。

特別是以失智症重度化為契機，由自家移居至機構的案例甚多，因此，對環境變化脆弱的失智症高齡者而言，使「一旦成為失智症不得不住進機構」之社會氛圍，翻轉改革為「即便成為失智症，也能在慣於居住的社區繼續生活」的社會是重要的。

為此，針對失智症，結構上需從以發生危機為前提的「事後對應」，翻轉為預防危機發生的「事前對應」。

第五節　結語

介護保險制度為了釐清給付與付費之間的關係，以保險費作為保險給付之社會保險是介護保障福利制度的基礎。在鄉鎮市區（市町村）的保險者，必須預設社區居民要負擔介護保險費，其市町村必須有計畫性的整備社區居民要利用的介護服務提供制度。例如：整備老人之家，為了利用老人之家，介護保險費的增加勢在必行。

介護保險之保險者以市町村為中心，是建構社區綜合照護體系之遠見，其理由在於建構社區綜合照護體系將形成醫療、介護專業人員與社區居民相互合作展開活動的網絡。為此，包括醫療照護專業人員在內，針對

社區居民的管理，促進基本方針共識之「規範統合」是重要的。這樣的社區管理是困難的，只有屬於基礎自治體的市町村才能達成其任務。

　　首先要求超少子高齡社會危機感的共識。例如：大震災時，瞬時發生的危害是眼睛看得到的，因此在防災、減災的對策上容易有危機感的共識；相對的，超少子高齡社會的少子高齡化是慢慢在進行，眼睛看不到，因此在建構社區綜合照護體系的危機感共識不易。於是像青蛙在水中被慢慢加熱，不自覺溫度的上升而致死一樣，難免踏上「煮青蛙」的命運。

　　有鑒於此，對「自立支援」的介護保險制度基本理念具有共識是必要的。在介護保險制度的問題中，很多是起因於對「自立支援」介護保險制度的基本理念沒有共識。例如：醫療上，由於疾病已經治癒，不需要入院或看門診，對成為恭喜痊癒的對象而言，沒有人會怨嘆「我在繳交保險費，怎麼不能繼續吃藥？」。相對的，在介護上，由「要介護」進步到「要支援」，或從「要支援」進步到「以上皆非（無需支援）」，本來這是意味著因服務的提供提升了生活機能的成果，在實務上可以不再繼續提供照顧服務，卻因此引來抱怨。

　　無論如何，「社區綜合照護體系」是將世界潮流的「社區照顧（community-based care）」及「統合照顧（integrated care）」融合成為日本獨特的概念。基於此，今後從日本到臺灣、新興各國，為了能夠克服超少子高齡社會，希望能傳達全力以赴建構「社區綜合照護體系」。

參考文獻

桑名市（平成27年，3月）。「全員参加型」で「2025年問題」を乗り越えるための「地域支え合い体制づくり」。桑名市地域包括ケア計畫－第7期介護保険事業計畫。桑名市。

第六章　從日本經驗探討臺灣長照照顧管理專員（care managers）

三浦浩史

譯者：黃雅文

前言

1997年，日本設立長期照護保險制度，並於2000年4月實施長期照護保險制度，每三年修正一次法律，在實施制度歷經十五年之後，其成果及應面對的課題日漸明朗。

本書希望能透過日本長期照顧管理專員（原文：介護支援專門員）的變遷、成果及問題作為借鑒，期能對於臺灣在長期照護保險制度的發展有所幫助。

第一節　日本的長期照護保險制度的變遷（概要）

2000年4月長期照護保險法實施以來，日本的長期照護保險制度修改的過程、重點，以及2015年度長期照護保險法修改的概要說明如下：

一、2006年4月進行修法評估

從長照保險法實施五年後進行回顧，社會保障審議會之長照保險部會以「制度的可持續性」、「構築開朗有活力的超高齡社會」、「社會保障的普及化」作為基本觀點進行反覆檢討，根據修正的法律，進行以下的重

新評估。

(一) 重視預防體系

當初將需介護情況之認定以六階段（需支援、需介護一到五階段）進行區分，如今和需介護者的介護給付進行區分，新設立了給需支援者的「預防給付」，以預防勝於治療作爲改正重點，儘可能避免需介護狀態的惡化。

同時爲了在居家附近設置諮詢窗口，以作爲長照預防、宣導權益、支援長照專業人員的據點，在各個中學區域範圍設置「社區綜合支援中心」，以實施該支援中心的需支援者照護管理服務。此外，市、鎭、村也實施長照預防服務及全方位支援服務之「社區支援服務」。

(二) 設施費用再評估

長照保險設施的伙食費及居住費，不包含於保險給付內（全額自行負擔），僅低所得者補助支付（由公費補助）。另一方面，設置社區強化型服務，發放照護服務的宣傳刊物，將保險人的保險費根據其負擔能力作了更加細部的設定。

二、2012年4月實施修正法案

實施後歷經十年，服務利用者的數量約略爲當初的三倍之多。此外，隨著重度需介護者、醫療需求高的高齡者增加，以及單身家庭及獨居老人的增加等，長照人才的培養是緊要的課題。因此，修正後的法案以能實現隨時提供醫療、長照、預防、居住、生活支援等服務的「綜合性社區醫療體系」爲未來願景。

(一) 強化醫療和長照的合作聯繫

設立重度及單身需照護者的定期訪視、小規模多機能型居家服務及綜

合服務型的長照預防，日常生活社區支援事業。

(二) 長照人才的培養及服務品質的提升

長照照顧專員及受過一定教育的長照職員等，依情況要進行抽痰的工作，便需專業證照。長照機構需澈底遵守勞動法規，而此法規將作為長照機構不符合資格及取消資格的基準。

(三) 高齡者的居住再整備

為了確保高齡者的居住品質，需供給附設服務機能的高齡者住宅。

(四) 推動失智症因應對策

由於失智症患者激增，國家主導支援失智症者的「橘色計畫」，培育市民成為協助者，由市鎮村推動高齡者的權利保障，積極實施社區失智症支援策略。

(五) 積極推動由市、鎮、村（保險者）之間的相互合作

為了確保長照保險事業計畫、醫療服務及居住有關的計畫得以協調，社區密著型服務可以藉由公開招募、選拔決定。

三、2015年4月修法

2012年8月，成立了社會保障制度改革推動法，明確記載年金、醫療、長照、少子化四個領域的基本方針改革。關於長照保險，將以「長照服務的效率化、重點化以抑制保險費負擔的增大」作為主要指標。並且在2013年12月，「為了確保社會保障制度的可持續性，成立了以此作為目標的改革推動法案」；於2014年6月，「為了確保社區醫療及長照服務的整合，成立了能將相關聯的法律加以整備的法案（以下稱『醫療長照綜合確保推進法』）」。

所謂的醫療長照綜合確保推進法，乃是將介護保險法、醫療法等十九

項法案作了總體性的修正，其宗旨爲「以確保可持續性的社會保障制度作爲改革法律的基礎，試圖構築高效率、高品質的醫療提供體制之同時，透過打造綜合性社區醫療體系，以確保社區醫療與長照服務的整合，在此勢必執行醫療法、介護保險法等相關法條的修正整合。」

(一) 建構綜合性社區照護體系及負擔費用的公平化

1. 推動居家醫療、長照的合作的社區支援事業，並將預防給付（長照預防訪視照護、往返復健機構的通所照護）轉移至社區支援事業，以尋求多元化。（由市鎮村作爲實施主體）

2. 特別養護老人之家的入住，以生活困難的中重度需介護者作爲支援重心，由此進駐設施的對象限定在要介護三至五級。

3. 擴大低收入者的保險費減免範圍。

4. 在一定所得以上之使用者，自行負擔比例提高爲兩成。

5. 將低所得設施使用者的飲食、住宿費，追加至補足給付的費用當中。

第二節　長期照護專業人員的變遷

2000年4月所實施的介護保險法，長期照護專業人員的資格並沒有有效期限，而在法案施行五年後進行了護理管理人員的實況調查，然而其結果了解到「只採取高齡者的意見作爲計畫，沒有專業計畫」、「未實施照護管理流程」等個案管理專員品質問題。

一、2006年4月實施修改

根據日本老發第0615001號：2006年6月15日關於長期照護專業人員資質提升事業。法規中指出，爲提升長期照護專業人員品質，長照專業人

員研修目的為「為了儘可能讓需介護者居住在熟悉的社區，以度過適合自身習性且能自立的生活，提供多元化服務以支援需介護者，並適切地施行照護管理。位居核心角色的長照支援專業人員在培訓階段中，接受介護支援專業人員實務研修，以現職人員為研修對象的體系，來實現照護管理的目標─使利用者得以自立支援。貫徹使用者本位、自立支援、公正等理念，並提升其專業技能。」

(一) 導入照顧管理專員的資格更新制度

　　照顧管理專員資格在五年的有效期間內，於聽講一定的進修課後可更新有效期。更新制度的目的是：「將長照支援專業人員資格設置有效期限，藉由在更新期間接受研修課程，以確保身為長照支援專業人員提升必要的專業知識及技術為目的。（老發第0615001號，2006年6月15日「關於長期照護專業人員資質提升事業的實施」另外附加5。）

(二) 設立照顧管理主任（原文：主任介護支援專門員）

　　為了培育長照專業人員而創立了照顧管理主任。然而，當初的修正法案必須在全國中學校區範圍擇一設置「社區綜合支援中心」，並在此中心裡，照顧管理主任為必要的人員配置。其角色功能在於支援社區的照顧管理專員。

(三) 長照支援專業人員每人分擔標準由「五十件」變更為「三十五件」。

二、2012年制定長期照顧管理專員的進修指引

　　日本全國的都道府縣（長照照顧管理專員之主管單位）開始依據進修指引建構進修制度。此指引是長照保險法修改的同時一起進行重新評估。

三、2015年4月法實施修正法案

「長照支援專業人員資質提高及未來處事方針檢討會」提出了以下應檢討的主要課題。

(一)「自力支援」作為長照險的理念,並無充分施行。

(二) 對應使用者形象及課題的評價(課題把握)沒有充分達成。

(三) 服務人員會議上,多職種的協調沒有充分發揮作用。

(四) 長照管理的監督其評價不一定完善。

(五) 在重度者的醫療服務和以其為首的醫療合作並不完善。

(六) 非正規服務(長照保險支付以外的服務)與社區通信網絡的協調並不完善。

(七) 在小規模事業經營者的經營及確保其公平性方面,做得不夠充分。

(八) 在社區實際現場學習、有效地接受從業人員實際指導等,以此提升長照支援專業人員的能力,其支援並不完善。

(九) 目前照顧管理專員良莠不齊。針對照顧管理專員的培育進修而言,實務研習進修報考的資格條件、法定研習進修的內容,研習進修的品質是三大問題。

(十) 在設施內照顧管理專員的角色分配不明確。

以上內容為長照保險部會意見書,「為了推動有助於自立支援的長照管理,同時藉由構築綜合性社區醫療體系來推動多職種的協調及醫療合作:1. 提升照顧管理專員的資質;2. 改善有助於自立支援的護理管理環境,並以此觀點匯整施行的方向,將提出的建議具體化相當重要。」「長照照顧管理專員的實務培訓課程報考資格,以及長照照顧管理專員的研修制度將重新進行評估,以利於提升長照支援專業人員的資質。甚者,在提

升長照照顧管理專員的資質，讓專業人員彼此各司其職相互切磋之餘，照顧管理主任的角色顯得相當重要，由此，在導入新的照顧管理主任的更新制度，並提高其資質便不可忽視。」將以上訊息加以整理，總結如下。

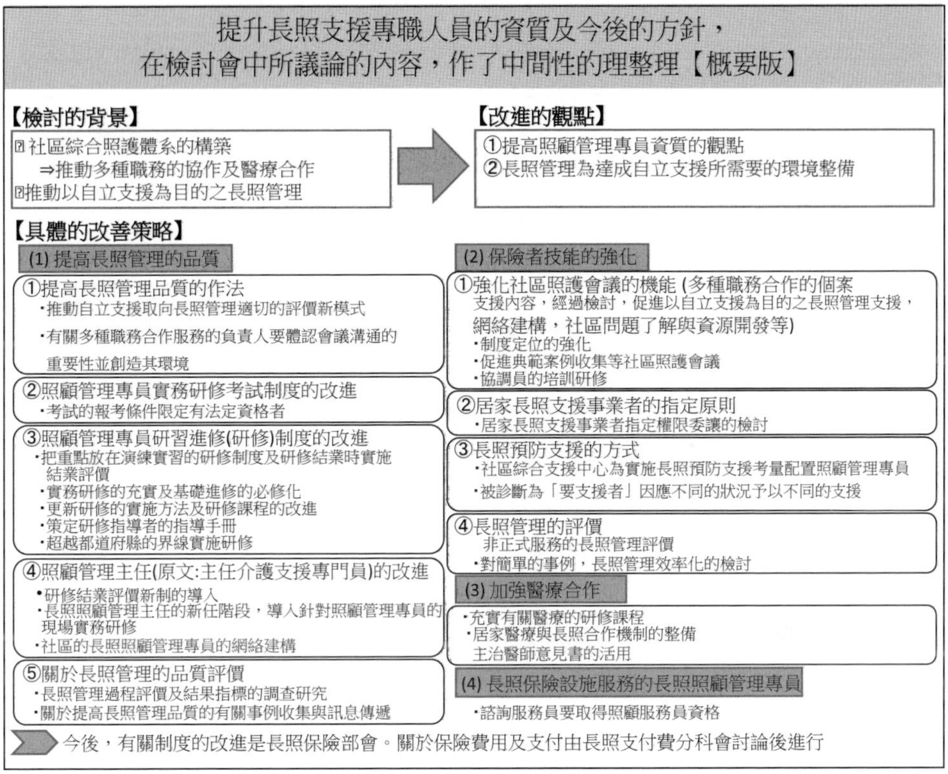

提升長照支援專職人員的資質及今後的方針，在檢討會中所議論的內容，作了中間性的理整理【概要版】

【檢討的背景】
☑社區綜合照護體系的構築
　⇒推動多種職務的協作及醫療合作
☑推動以自立支援為目的之長照管理

【改進的觀點】
①提高照顧管理專員資質的觀點
②長照管理為達成自立支援所需要的環境整備

【具體的改善策略】

(1) 提高長照管理的品質

①提高長照管理品質的作法
・推動自立支援取向長照管理適切的評價新模式
・有關多種職務合作服務的負責人要體認會議溝通的重要性並創造其環境

②照顧管理專員實務研修考試制度的改進
・考試的報考條件限定有法定資格者

③照顧管理專員研習進修(研修)制度的改進
・把重點放在演練實習的研修制度及研修結業時實施結業評價
・實務研修的充實及基礎進修的必修化
・更新研修的實施方法及研修課程的改進
・策定研修指導者的指導手冊
・超越都道府縣的界線實施研修

④照顧管理主任(原文:主任介護支援專門員)的改進
・研修結業評價新制的導入
・長照照顧管理主任的新任階段，導入針對照顧管理專員的現場實務研修
・社區的長照顧管理專員的網絡建構

⑤關於長照管理的品質評價
・長照管理過程評價及結果指標的調查研究
・關於提高長照管理品質的有關事例收集與訊息傳遞

(2) 保險者技能的強化

①強化社區照護會議的機能 (多種職務合作的個案支援內容，經過檢討，促進以自立支援為目的之長照管理支援，網絡建構，社區問題了解與資源開發等)
・制度定位的強化
・促進典範案例收集等社區照護會議
・協調員的培訓研修

②居家長照支援事業者的指定原則
・居家長照支援事業指定權限委讓的檢討

③長照預防支援的方式
・社區綜合支援中心為實施長照預防支援考量配置照顧管理專員
・被診斷為「要支援者」因應不同的狀況予以不同的支援

④長照管理的評價
非正式服務的長照管理評價
・對簡單的事例，長照管理效率化的檢討

(3) 加強醫療合作
・充實有關醫療的研修課程
・居家醫療與長照合作機制的整備
　主治醫師意見書的活用

(4) 長照保險設施服務的長照照顧管理專員
・諮詢服務員要取得照顧服務員資格

今後，有關制度的改進是長照保險部會。關於保險費用及支付由長照支付費分科會討論後進行

---

1. 照顧管理專員報考條件的變更

圖6.1現行的長照支援專門員的報考條件更改為圖6.2。

（參考）現行的長照照顧管理專員的報考條件

☐ 長照照顧管理專員實習進修課程考試的報考資格（下列任一條件符合者即可）

法定資格〈實務經驗五年〉

☐ 具保健、醫療、福利相關工作之法定資格，並從事五年以上
　　醫師、齒科醫師、藥劑師、保健師、助產師、看護師、準看護師、理學療法士、作業療法士、社會福祉士、
　　長照福祉士、視能訓練士、義肢裝具士、齒科衛生士、言語聽覺士、按摩指壓士、針灸師、鍼灸師、
　　柔道整復師、營養士(含管理營養士)、精神保健福祉士。

諮商援助業務〈實務經驗五年〉

☐於以下設施中，為受照顧者提供日常生活自立上的諮商對應、諮商、指導等援助業務，並有五年以上經驗
　　‧老人福利設施、障礙者自立支援法下設的障礙者支援設施
　　‧老人日照服務事業、障礙者自立支援法的共同生活長照
　　‧福利事務所
　　‧在醫療機構的醫療社會事業(MSW) 等

長照等業務〈實務經驗五年或十年〉

☐ 有以下等的設施從事指導被診斷為「要介護」者照顧工作從業期間
　　①有社會福祉主任之任用資格者，或具訪問照顧(介護)二級進修結業者，要五年以上
　　②此外要有十年以上

　　‧長照保險設施、有障礙者自立支援法下設的障礙支援長照設施
　　‧老人居家長照等事業、有障礙者自立支援法下設的居家長照等

圖6.1　現行的長照支援專業人員的報考條件

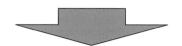

照顧管理員實習進修課程考試的報考資格改進 (2015.2.12省令、通知改正)

□ 生活諮詢員(支援諮詢員)，諮詢支援專門員等，不論現在是否從事該職務，合算該職務有五年以上 經驗即可達到報考資格

1. 持有法定資格者

有關保健、醫療、福利等有法定資格的業務從事期間

醫師、齒科醫師、藥劑師、保健師、助產助師、看護師、準看護師、理學療法士、作業療法士、社會福祉士、長照福祉士、視能訓練士、義肢裝具士、齒科衛生士、言語聽覺式士、按摩指壓士、針灸師、鍼灸師、柔道整復師、營養士(含管理營養士)、精神保健福祉士

2. 生活諮商員(原名:生活相談員)

以生活諮商員身分，在介護老人福利設施，從事相關「要介護」等級者日常 自立諮商援助業務期間

3. 支援諮商員(原名:支援相談員)

以支援諮商員身分，在介護老人福利設施，從事相關「要介護」等級者日常自 立諮商援助業務期間

4. 諮商支援專員(原名:相談支援專門員)

以諮商支援專員身分，從事相關「要介護」等級者日常自立諮商援助業務期間

5. 諮商支援專員主任(原名主任相談支援員)

從事生活窮困者自立支援依法第二條第三項規定之事業期間

合算有五年以上

圖6.2　照顧管理員實習進修課程考試的報考資格改進

2. 變更長照支援專業人員的進修制度

護理管理人員及首席護理管理人員的目標指向及進修目標，已變更爲圖6.3「修正與長照支援專業人員相關的進修制度」。

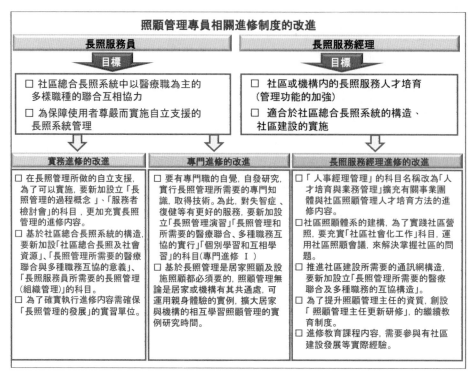

圖6.3　修正與照顧管理專員相關的進修制度

　　另一方面，各種課程都已變更為圖6.4、圖6.5、圖6.6、圖6.7、圖6.8。

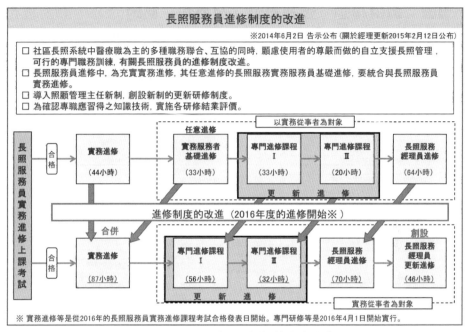

圖6.4　長照服務員進修制度的改進

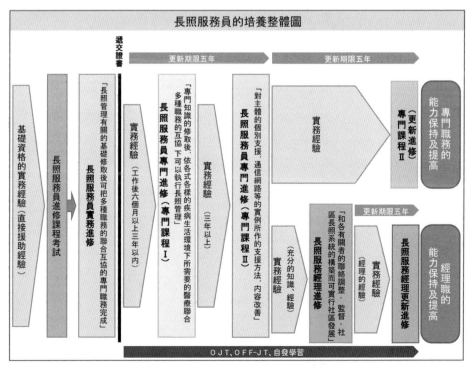

圖6.5　長照服務員的培養整體圖

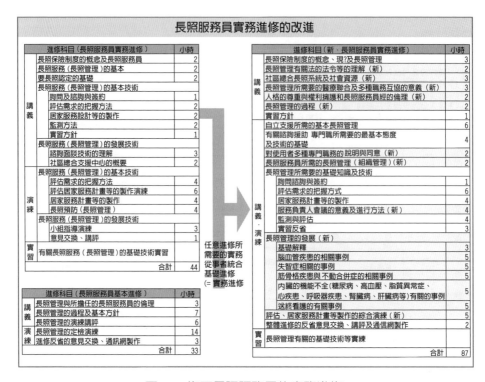

圖6.6　修正長照服務員的實務進修

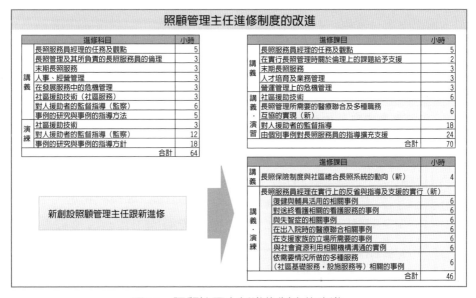

長照服務員進修的改進

進修科目（專門進修Ⅰ）		小時
	長照保險制度	2
	對人個別支援	2
	長照管理及其所擔任的長照服務員的倫理	1
	長照管理的過程及其基本方針	3
	保健醫療福祉的基礎理論「高齡者的疾病處理及與主治醫生的溝通」	4
	保健醫療福利的基礎理論「社會資源利用」	3
講義	保健醫療福利的基礎理論「人格的尊重及權利的擁護」 ※	2
	保健醫療福利的基礎理論「復健」 ※	3
	保健醫療福利的基礎理論「失智症老人、精神疾病」 ※	3
	服務分類與聯繫「訪問長照、協助沐浴」 ※	3
	服務分類與聯繫「接送看護、訪問復健」 ※	3
	服務分類與聯繫「居家療養、管理指導」 ※	3
	服務分類與聯繫「接送長照、接送復健」 ※	3
	服務分類與聯繫「短期住宿、長照保險設施」 ※	3
	服務分類與聯繫「長照保險設施、失智症適應的共同生活長照、特別設施居住者的長照」 ※	3
	服務分類與聯繫「輔具服務、修繕服務」 ※	3
演練	對人個別援助技術（社會個案工作）	9
	※ 選擇三項目 合計	33

進修科目（專門進修Ⅱ）		小時
	長照服務員特別講義	2
講義	長照服務員的課題	3
	「居家長照」事例研究 ※1	6
	「設施長照」事例研究 ※2	6
演練	服務負責人會議演練	3
	「居家長照」演練 ※1	6
	「設施長照」演練 ※2	6
	※1或※2選修 合計	20

進修科目（專門進修Ⅰ）		小時
	長照保險制度及社區總合長照系統的現?	3
	對人個別技術及社區援助技術	3
講義	實行長照管理的倫理	2
	長照管理所需要的醫療聯合與多種職務互協的實行（新）	4
	個人的學習與長照服務員互相的學習（新）	2
	關於實行長照管理的反省及課題的設定	12
	長照管理的演習（新）	
	復健與輔具活用的相關事例	4
	送終看護相關的看護服務的事例	4
講義 · 演練	與失智症的相關事例	4
	在出入院時的醫療聯合相關事例	4
	在支援家族的立場所需要的事例	4
	與社會資源利用相關機構溝通的實例	4
	依需要情況所做的多種服務（社區基礎服務，設施服務等）相關的事例	4
	整個進修的反省意見交換，講評及資訊網的製作（新）	2
	合計	56

進修科目（專門進修Ⅱ）		小時
講義	長照保險制度及社區總合長照系統今後的發展	4
	關於長照管理的實行事例研究及發展（新）	
	復健與輔具活用的相關事例	4
	送終看護相關的看護服務的事例	4
演練	與失智症的相關事例	4
	在出入院時的醫療聯合相關事例	4
	在支援家族的立場所需要的事例	4
	與社會資源利用相關機構溝通的實例	4
	依需要情況所做的多種服務（社區基礎服務，設施服務等）相關的事例	4
	合計	32

圖6.7 相關於長照服務員進修制度的改進

照顧管理主任進修制度的改進

進修科目		小時
	長照服務員經理的任務及觀點	5
	長照管理及其所負責的長照服務員的倫理	3
	末期長照服務	3
講義	人事、經營管理	3
	在發展服務中的危機管理	3
	社區援助技術（社區服務）	3
	對人援助者的監督指導（監察）	6
	事例的研究與事例的指導方法	5
	社區援助技術（社區服務）	3
演練	對人援助者的監督指導（監察）	12
	事例的研究與事例的指導方針	18
	合計	64

新創設照顧管理主任跟新進修

進修課目		小時
	長照服務員經理的任務及觀點	5
講義	在實行長照管理時關於倫理上的課題給予支援	2
	末期長照服務	3
	人才培育及業管理	3
	營運管理上的危機管理	3
講義	社區援助技術（社區服務）	6
義 · 演習	長照管理所需要的醫療聯合及多種職務互協的實現（新）	6
	對人援助者的監督指導	18
	由個別事例對長照服務員的指導擴充支援	24
	合計	70

進修課目		小時
講義	長照保險制度與社區總合長照系統的動向（新）	4
	長照服務員經理在實行上的反省及指導及支援的實行（新）	
	復健與輔具活用的相關事例	6
講義 · 演練	對送終看護相關的看護服務的事例	6
	與失智症的相關事例	6
	在出入院的醫療聯合相關事例	6
	在支援家族的立場所需要的事例	6
	與社會資源利用相關機構溝通的實例	6
	依需要情況所做的多種服務（社區基礎服務，設施服務等）相關的事例	6
	合計	46

圖6.8 照顧管理主任進修制度的改進

四、日本長照支援專業人員（care managers）的課題

(一) 長照支援專業人員和其他諮詢援助工作的關係

日本長照保險當中的護理管理業務為長照支援專業人員所獨占。而且在長照保險制度下的長照支援專業人員新資格也為長照保險制度獨占，因此可知長照支援專業人員並非國家資格，而是轉變為由都到府縣知事認可資格。

日本的福利方面，「社會工作者」是針對使用者在日常生活的問題提供諮詢進而給予支援，屬於國家資格。現今的社會工作者除了高齡者以外，也是作為兒童及身心障礙者的諮詢對象，然而，該業務在長照保險、身心障礙者全面支援、兒童福利法等法律裡，是作為醫院的諮詢人員規劃在入住設施、門診設施、行政機關當中，所以社會工作者並無法在長照保險法的規範內選擇護理管理資格。社會工作者要考長照支援專業人員的資格考試合格後才能從事長照支援專業人員的業務，但擁有國家資格的社會工作者與精神科社會工作者不能執行護理管理的業務，如果不重新取得長照支援專業人員資格，在長照保險制度上就不能執行諮詢援助職務。

(二) 長期照護管理過程中面臨的挑戰

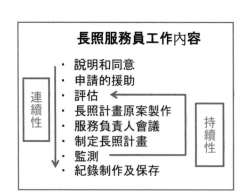

日本長照支援專業人員的長照護理管理工作流程如下：1. 簽約；2. 諮詢；3. 評估；4. 服務調整；5. 制定長照計畫；6. 監測；7. 供給管理；8.長照認定，申請支援。大概的工作內容流程參考請參照左圖。

其中，以蒐集使用者的生活

問題（需求）資料進行分析，制定解決計畫爲其最重要的工作。另一方面，每月監督設定好的計畫目標達成度，在新的需求、臨時需求發生變化時才能夠加以應對。

　　長照支援專業人員應具備的能力包括：1. 護理管理能力（情報蒐集力、情報管理能力、分析力、交流力、目標設定力、製作計畫力、風險管理力、評價力等）；2. 援助他人的技術；3. 遵照民法契約；4. 遵照憲法及法律保障使用者之權利；5. 發現問題能力和解決問題能力；6. 文章表達能力；7. 演講力；8. 領導能力及指導能力；9. 自我反省能力；10. 同理心（能夠接受使用者的思想價值觀）爲主要的必備能力。在日本，如前所述是在工作中可學到的技能，但是長照保險法所規定的進修時限內並無法達到所期望的熟練程度，此能力是出社會之後可學到的技巧，以及在OJT工作崗位上進修得來，主要是自己本身的學習。長照保險法在施行的十五年間，至今上述能力確實得到提升的長照支援專業人員，實際上不到百分之十。

　　爲此，設立了「照護經理」此專門作爲長照支援專業人員的指導人員。所謂的照護經理，是隸屬於社區綜合支援中心，或是居家護理支援事業所之中的「特定辦公室」（也有具備照護經理資格，而不從事相關工作的人）。原先期待能讓社區護理管理人員的能力提升，但是實施後近十年來其成果非常小。因此，也將照護經理導入資格更新制度，將提升技術當作義務的一部分。

　　福利管理業務，乃是經由反省日本醫療保險至今的保險索賠結構，從中新生的機制，它並非單純只是支付服務提供者所要求的金額，而是依照護理管理人員所提出的給付管理表（管理每月服務事務所的使用單位，以書面方式向保險人提出），和保險事業所的收費內容相同時才支付。

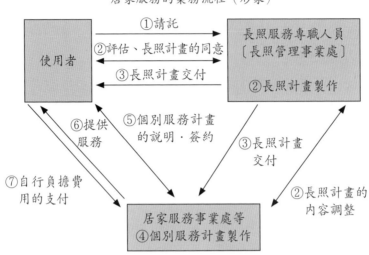

居家服務的業務流程（形象）

護理管理是以「公正中立」的立場來檢查長照保險利用的正當性，此業務是作為專業人員所追求的倫理觀及正義感，需去除多種偏見之後才得以理解，所以道德觀、情報管理能力是必要的。

根據這些經驗可以說明，長照支援專業人員需具備先進知識、能力及技術，同時根據專業人員的能力，才得以實現利用者的自立支援以及支付的正當合理化。因此，將長照支援專業人員此職責澈底完善，是長照保險最重要的核心。

(三) 作為個人援助專業人員的挑戰

長照支援專業人員（護理管理人員），是透過諮詢援助來提升利用者的QOL，並扶持利用者「實現理想的生活」。釐清利用者的問題，制定目標實行改善計畫（長照計畫）並加以觀察。因此，在此要求的資質有倫理、道德、社區的文化和民俗習慣、理解使用者的判斷基準、能想像生活的模樣、傾聽力等崇高人格。護理管理並不會要求需具備機械化管理之類一板一眼的個性，然而在亞洲圈，「人與人的關係」受到極大的支持因此

會加以考量。在日本，人格發展多半源自於個人自身，因此在對人援助技術方面的差距必須列入考量，爲了能讓護理人員在管理的同時能夠同理、共感利用者及其家屬各式各樣的問題，故期待長照支援專業人員擁有崇高的人格。

　　因此，取得長照支援專業人員資格的課程，建議先學習教養以作爲思考的基石，對於利用者想法深處的倫理、道德、感情、風俗習慣、宗教倫理、家族規範能夠接納、想像並加以理解是對人援助技術的基礎。若在實行護理管理時忽略這些，便只能短暫地將日常生活中的「不能」變成「好像可以」而無法持久。

(五) 日本長照支援專業人員的職場及挑戰

　　日本長照支援專業人員的業務能力，會受到任職公司的經營者意向很大的影響。長照保險法提倡的「公平中立」，便取決於對工作崗位的想法和本人業務能力的忠誠心。因此，以「營利」爲優先導向提供長照服務計畫者比例較高。

　　在日本，獨立型居家長照支援事業所根據「社會保障審議會議長照支付費分科會第七十九回（2011年9月5日）」得知，在2009年度有10.5%，現在並無看到急速增加的徵兆。這是因爲事業經營上報酬單價設定困難所致。

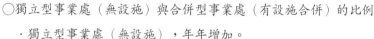

○獨立型事業處（無設施）與合併型事業處（有設施合併）的比例

　‧獨立型事業處（無設施），年年增加。

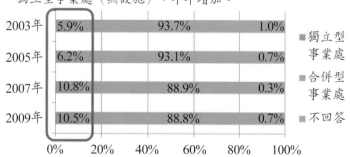

在日本，長照支援專業人員的職場分成：1. 居家長照支援事業所（為家居的利用者提供長照支援的事業所）；2. 社區綜合支援中心的長照預防支援事業所（需支援認定者的長照預防事業處）；3. 設施（特別養護療養院、老人保健設施、長照療養型醫療設施、團體家庭、特定設施居住者的生活照護）；4. 小規模多功能型居家照護和看護小規模多功能型居家服務之類別。日本的長照保險法根據「透過市場原則留下優秀的企業以提升社區福利」的說法，承認營利法人的加入，但實際上是「奸詐狡猾」的公司僅以營利為目的，無視公平公正法則拓展事業，成了侵害權利、虐待的溫床，讓認真老實協助利用者的法人團體，被迫侷限在小規模的經營而面臨倒閉。

居家服務事業所及社區綜合支援中心，在各地區各自形成團體、施行學習會、進修會來收集情報。然而，在設施工作的長照支援專業人員難以和社區內的長照支援專業人員取得聯繫，情報也不易蒐集。因此，設施的長照支援專業人員除了上述的法定進修之外很難安排進修的機會，造成設施的長照服務員又兼差從事長照工作，只做長照的計畫使得長照管理很難實施。

(六) 在臺灣的長照支援專業人員培養進行考察

在了解日本的經驗及難題之後，所謂長照支援專業人員的資格及職能所需要的教育及教養，可如下述內容進行考量。然而，如果和日本同出一轍，從原本的工作取得國家資格及思考能力，並以此作為基礎邊工作邊學習的話，將會重蹈覆轍。因此，希望長照支援專業人員獲得國家資格之後，進行二至三年的研修教育，以深刻了解其倫理觀及所需的多樣化情感表現。同時，強烈希望在制度方面，能夠明確界定業務權限，讓該職業成為國民所憧憬的一行。

【長照支援專業人員的教育課程（草案）】

1. 綜合教養科目
   (1) 倫理和道德
   「倫理和道德」、「國家的歷史和思想～現代社會和倫理，思想～」、「亞洲的歷史和文化」
   「比較文化社會論」、「多樣貌的社會及社會學」、「溝通的百態及文化」
   「宗教的百態及倫理」、「文化、風俗習慣與生活」、「環境和生命」、「人類學入門」
   「人類行爲與文化」
   (2) 法律和社會
   「生活和法律」、「人權和法律」、「權利擁護」、「公共性和自由和公共福利」
   (3) 經濟和生活
   「現代經濟入門」、「政治和經濟」、「從經濟看社會」、「心和行動～經濟行動學～」
   「稅，保險結構和長照保險」、「高齡化和生活的變化」
   (4) 生活和健康
   「現代社會和生病，障礙」、「身體的科學」、「醫療和社會」、「健康和生活習慣病」
   「臨床心理」、「障礙者和心理」、「身體障礙者、高齡者的健康管理」
2. 專業科目
   (1) 社會保障制度和長照保險法的理解
   (2) 對人援助技術與溝通
   ‧對人援助（諮詢援助）的理論及實踐
   ‧溝通技巧與表達能力
   (3) 長照、管理
   ‧發現問題、解決問題
   ‧自立支援
   ‧思考經過「目的、目標、手段」和PDCA循環
   ‧評估技術
   ‧小組管理
   ‧長照計畫
   ‧監督
   ‧社區管理
   ‧權利擁護和成年後監督制度和民法
   (4) 醫療的理解
   ‧人體的構造、功能和疾病
   ‧理解障礙及護理

・心理的理解（心理學～支援）和護理
・疾病和治療和護理
・醫療的角色及合作
・復健（職業方面、教育方面、社會方面、醫學方面）
*在該項學習教業支援及學業支援
・ICD10和ICF的理解
(5) 社區福利論
　・社區福利理論
　・行政角色和社區福利
　・福利服務的作用和服務構造
　・環境（社區，家族，設施，學校等）和自立支援
　・對低收入者的支援
(6) 小組方式和領導力
(7) 災害時對弱勢的支援
(8) 分析能力、論文能力（透過提出研究論文學習邏輯）
(9) 實習（1參觀進修、2評估進修、3長照管理進修）

　　以下是日本的社會工作者和精神社會工作者的全部課程，提供參考。

社會工作者　全部課程　（總計　1200小時）

1. 人、社會、生活和福利的理解有關的知識和方法（180小時）

人體的構造和功能與疾病	30小時
心理學理論和心理支援	30小時
社會理論和社會系統	30小時
現代社會和福利	30小時
社會調查的基礎	30小時

2. 有關於全面性諮詢援助理念及方法的知識和技術（180小時）

諮詢援助的基礎和專職	60小時
諮詢援助的理論和方法	120小時

3. 社區福利的基礎整備和開發有關的知識和技術（120小時）

社區福利的理論和方法	60小時

福利行政財政和福利計畫	30小時
福利服務的組織和經營	30小時
4. 服務有關的知識（300小時）	
社會保障	60小時
對高齡者的支援和長照保險制度	60小時
對障礙者的支援和障礙者自立支援制度	30小時
對兒童與家庭的支援和兒童、家庭福利制度	30小時
對低收入者的支援和生活保護制度	30小時
保健醫療服務	30小時
就職支援服務	15小時
權利擁護和成年監護制度	30小時
更生保護制度	15小時
5. 實習、演練（420小時）	
諮詢援助演練	150小時
諮詢援助演練指導	90小時
諮詢援助實練	180小時

精神社會工作者　全部課程　（總計　1200小時）	
1. 共同科目（420小時）	
人體的構造和功能與疾病	30小時
心理學理論和心理支援	30小時
社會理論和社會系統	30小時
現代社會和福利	60小時
社區福利的理論和方法	60小時
福利行政財政和福利計畫	30小時
社會保障	60小時

對低收入者的支援和生活保護制度	30小時
保健醫療服務	30小時
權利擁護和成年監護制度	30小時
對障礙者支援和障礙者自立支援	30小時
2. 專業科目（390小時）	
精神疾病及其治療	60小時
精神保健的課題和支援	60小時
精神保健福利諮詢援助的基礎 I	30小時
諮詢保健福利諮詢援助的基礎 II	30小時
精神保健福利的理論和諮詢援助的拓展	120小時
精神保健福利有關的制度和服務	60小時
精神障礙者的生活支援系統	30小時
3. 演練、實習（390小時）	
精神保健福利援助演習 I	30小時
精神保健福利援助演習 II	60小時
精神保健福利援助實習指導	90小時
精神保健福利援助實習	210小時

(七) 結論

　　在日本，長照是以家庭（尤其是以繼承家業的長男妻子為主體）的概念主導進行，在此將模式轉換為「由社會執行長期照護」，透過長照保險服務深入全國各個角落，在其中擔任要員的長照支援專業人員便會受到關注。所謂「扶持人的生活」，必須是在生活費、資產、家族關係等個人隱私，以及人的過去及思想一同扶持才算完整。管理技巧固然重要，然而透過理解歷史、情緒、文化、風俗習慣並加以管理，才能成就崇高的保健管理，教育出世界首屈一指的專業人員。

第七章　面對失智症

林碧珠

前言

　　隨著全球人口快速老化，失智症已是各國老年族群常見的疾病。失智症是造成老人失能和生活依賴的主要原因之一，不僅對老人本身，對社會、家庭照顧者均帶來身、心、經濟很大的負擔與衝擊，因此，需要大家積極去面對這個議題。根據WHO在2016年的報告，全球失智症人口為4千7百50萬人，每年新增個案7百70萬人，預計到2030年總人數增加到7千5百60萬人，2050年增加到1億3千5百50萬人（WHO, 2016）。臺灣65歲以上老人至2016年底共3百10萬6,105人，占13.20%，其中輕微認知障礙（mild cognitive impairment, MCI）有54萬5,981人，占18.58%；失智症人口有23萬7,652人，占8.09%（其中包括極輕度失智症9萬5,987人，占3.27%，輕度以上失智症有14萬1,665人，占4.82%），也就是說65歲以上的老人每十二人即有一位失智者。年紀愈大盛行率愈高，每5歲之失智症盛行率分別為：65～69歲3.40%、70～74歲3.46%、75～79歲7.19%、80～84歲13.03%、85～89歲21.92%、90歲以上36.88%，80歲以上的老人則每五人即有一位失智者，且有每5歲盛行率即倍增之趨勢；加上30～64歲失智症人口有1萬2,675人，推估2015年底臺灣失智人口共25萬327人，占全國總人口1.07%（臺灣失智症協會，2016）。

第一節　失智症種類

一、失智症的種類

　　失智症是包括記憶、思考、行為以及自我照顧能力衰退的一種症候群，雖常發生於老人，但並不是正常的老化過程，是一種不可逆的認知功能的退化與喪失，伴隨有情緒控制、社會行為、或動機的退化（WHO，2016）。在醫師的診斷標準中，病人在整體注意力、執行功能、學習與記憶力、語言功能、知覺動作功能、和社會人際認知，六項認知功能中至少有一項比先前顯著衰退，同時病人可能出現干擾行為、個性改變、妄想或是幻覺等症狀，因此影響其人際關係、日常生活功能與工作能力（梁、程、陳，2014）。美國精神醫學會於2013年所出版的精神疾病診斷與統計手冊第五版中，將失智症（dementia）更名為認知障礙症（major neurocognitive disorder），將失智症的診治推往更早期的預防、早期診斷與早期治療（歐陽，2016）。

　　常見的失智症型態分為：(1)神經退化性（neurodegenerative conditions），占60～80%，包括阿茲海默症（Alzheimer's disease）、路易氏體失智症（dementia with Lewy bodies）、額顳葉型失智症（erontotemporal lobe degeneration），阿茲海默症為最常見占60～70%。(2)血管性（vascular disorders）占20%。血管性失智症是造成失智症的第二大原因，因為腦中風造成腦部血液循環不良所導致，中風病人若存活下來，每年約有5%會產生失智症，五年內得失智症的機率約25%；血管性失智症危險因子：年齡較大、家族史、吸菸、高血壓、肥胖、高血脂症、糖尿病、代謝症候群、憂鬱症、不活動、營養不良；藉由個人生活型態的改變，對血管性失智症可以達到預防的效果。(3)其他原因引起之失智症：

如腦瘤、腦炎、愛滋病、腦外傷、酒癮、正常腦壓水腦、Vit.B$_{12}$缺乏、甲狀腺功能低下等，大部分是可以治療的病因；另外帕金森氏症病人亦是罹患失智症的高危險群，是一般同年齡者罹患失智症機率的六倍（梁、程、陳，2014；WHO, 2016）。

二、常見的失智症評估工具

臨床上及研究上用來評估失智症的工具相當多，以下介紹常用的三種評估量表：

(一) 簡易智能狀態檢查（mini-mental state examination, MMSE）：係最常使用的失智症評估工具之一，評估項目包括定向感（時間與地方）、注意力與計算能力（訊息登錄與系列減7）、記憶力（短期記憶）、語言（讀、寫、命名、理解）、建構力（視覺繪圖）等功能，分數從0（最差）至30（最好）。除了命名和登錄外，簡易智能狀態檢查上的其他項目都會受到教育程度的影響。若受檢者的教育程度為國中以上，其分數低於24分表示受檢者可能有認知功能異常，小學程度者為21分，未受教育者則為16分。

(二) 臨床失智症評估量表（clinical dementia rating scale, CDR）：針對阿茲海默症病人日常生活和認知功能作整理性評估，是評估失智症嚴重程度的主要工具之一。量表共有六個功能項目，分為記憶、定向感、解決問題能力、社區活動能力、居家嗜好、自我照料。分為0～3的五個不同程度功能，評分從0代表健康（health），0.5代表疑似或輕微障礙（questionable），1代表輕度障礙（mild），2代表中度障礙（moderate），3代表重度障礙（severe）。

(三) 躁動行為紀錄量表：躁動行為紀錄量表為評估失智老人的躁動行為發生頻率，共有29題，包含攻擊身體行為、非攻擊性身體行為、攻擊性

語言行爲、非攻擊性語言行爲等四方面，由照顧者依失智症老人過去兩週期間所發生的躁動行爲頻率以7分法計分，1分表示不會發生躁動，7分表示每小時發生多次（胡等，2014）。

第二節　失智症的症狀

失智症的疾病過程從發病到死亡可以延續十幾年，症狀隨著疾病過程會和生病前病人的個性有所不同，由輕度到中重度的退化，持續緩慢進行，其症狀依病情輕、中、重度而有不同的表現（王，2016）。

一、早期失智症症狀

初期症狀通常不明顯，因此常被疏忽而未能早期就醫，主要症狀包括記憶力衰退，尤其在短期記憶方面，病人常忘了東西放在哪裡、時常在找東西、忘記與別人的約會、弄不清楚現在是幾年幾月幾日，對地點失去方向感、容易迷路，對日常活動缺乏興趣、不愛出門，無法學習新事物，對事情的判斷力降低。

二、中期的失智症症狀

失智症的症狀愈來愈嚴重時，日常生活功能逐漸衰退，漸漸無法自我照顧和無法自己獨立生活，記憶喪失更明顯，會忘記人名和近期發生的事，方向感喪失愈來愈嚴重，甚至半夜起床上洗手間時，也會找不到廁所或無法回到自己的臥房，出現遊走，簡單的事都忘記要怎麼做，與別人溝通出現困難，重複問題；甚至出現失眠、日夜顛倒、躁動不安、有時可能會有妄想或幻想、覺得有人要害他等精神症狀。

三、晚期的症狀

晚期病人剩下極少的記憶，失去對人、時、地的辨識，不認得家人或朋友，吃飯與吞嚥有困難、口中會重複發出一些聲音、失去自我照顧能力、臥床不動、大小便失禁。

學者提出失智症十大警訊，當長輩有以下的行為出現時，要懷疑可能是已經罹患失智症，應及時就醫確定診斷（梁、程、陳，2014），包括：(1)記憶減退影響到生活和工作。(2)無法勝任原本熟悉的事務。(3)語言表達出現問題。(4)喪失對時間、地點的概念。(5)判斷力變差、警覺性降低。(6)抽象思考出現困難。(7)東西擺放錯亂。(8)行為與情緒出現改變。(9)個性改變。(10)活動及開創力喪失。

四、行為精神症狀

在失智症疾病過程中有11.7～70.6%的病人會出現行為精神症狀（behavioral and psychological symptoms, BPSD），這些症狀並非只出現在失智症晚期，在疾病各階段都可能出現，行為精神症狀是照顧者最大的心理負擔且最為困擾照顧者 （黃，2006；Rosdinom et al., 2013）。包括：

(一) 精神病症狀（psychotic symptoms）

1. 妄想（delusions）：沒有的事，但是病人堅信不疑。以被偷妄想最多，如錢財找不到就懷疑被家人偷了，其次是被害妄想、忌妒妄想。

2. 錯認（misidentifications）：例如錯認房裡有不存在的人，或錯認現在所住的地方不是自己的家。

3. 幻覺（hallucinations）：沒有真實刺激產生卻有此種知覺。以視幻覺最多，例如看見鳥在飛或牛羊在吃草，其次是聽幻覺，如聽到死去的親

人在叫自己的名字等。

(二) 行為障礙（behavioral disturbance）

1. 攻擊行為（aggression）：多半為被動性，經常發生在家屬或照顧者制止病人不適當意圖或行為時才出現，例如家人要協助病人身體清潔時或病人執意要外出而被制止時，出現攻擊照顧者的行為。

2. 睡眠障礙（wake-sleep disturbance）：因腦功能退化，影響日夜節律，嚴重者造成日夜顛倒，夜間不睡覺常伴隨出現漫遊、迷路及攻擊行為等。

3. 迷路（getting lost）：多半在失智中後期出現，不記得家中電話、地址，以及當迷路時不會尋找他人協助。

4. 重複現象（repeatitive phenomena）：在失智早期就會出現，剛開始是重複語言，好幾天都問相同的問題，會重複說過的話。重複行為例如重複要求吃飯、重複翻箱倒櫃，則是較多出現在失智中期後。

5. 漫遊（wandering）：常伴隨有錯認、迷路、幻聽、攻擊行為等精神症狀。

6. 貪食行為（hyperphagia）：失智症病人飲食改變包括貪食、口味改變、只吃飯不夾菜、吃飯需提醒、將非食物的東西放入口中、把剩餘殘渣和未吃的菜混在一起等，以貪食行為最常見。

7. 病態蒐集（hoarding behavior）：蒐集項目不一，例如蒐集衛生紙、食物、垃圾、廢紙等。

8. 不適當性行為（inappropriate sexual behavior）：例如在公共場合不穿衣、不恰當性接觸等。

第三節　失智症的治療與照護

　　到目前爲止，失智症是無法治癒或是改變病人病程的進展，但可以透過各種方法來支持和改善病人和照顧者的生活。儘可能早期診斷及早治療，維持病人最佳的生理、認知、活動和健康狀態，有問題行爲和精神症狀出現時給予適當的處置，提供照顧者資訊和支持，使他們知道如何面對失智的長輩，並能減輕照顧者的壓力，維持生活品質（WHO, 2016）。失智症的治療目標在延緩疾病的進展或改善症狀（梁等，2014）。

一、藥物治療

　　目前沒有任何藥物可以完全改善已經受損的大腦，但藥物對於改善病人情緒與精神行爲有助益，臨床上醫師會依不同的精神行爲給予輕型鎮靜劑、抗精神病藥物、抗憂鬱或抗焦慮劑，以改善日夜顛倒或失眠、疑心妄想、憂鬱或煩躁不安等問題。服用藥物之後，可使病人改善這些症狀，合作度變高，進而大幅減輕照顧者的負擔。

二、非藥物處置

(一) 音樂治療

　　非藥物方法可以作爲輔助療法，尤其對於治療失智症的行爲及精神症狀時，要優先考量。音樂治療是透過聽覺刺激大腦及其神經系統，進而達到認知、行爲、情緒層面等效益。研究顯示，音樂治療對失智症病人，可改善認知功能、減少激動不安的行爲，對於病人在語言表達、注意力、抽象思考、記憶回述、焦躁、人際互動、社交參與程度等方面有所助益，尤其在吃飯時給予病人聽音樂，有助於讓病人專心完成這件事（賴、李，2014）。在執行音樂治療時，可根據病人的意願及病情狀況，選擇個案喜

愛或熟悉的音樂，音樂治療執行者可以是音樂治療師或受過訓練的醫護人員，考慮個案的聽覺功能是否適當，環境避免過多干擾或噪音，每次音樂治療時間以30分鐘為宜（利、陳、周、黃，2014）。

(二) 溫和的運動

規律運動被證實具有預防及改善老年失智症的效果，有規律運動的老年人比沒有規律運動者較低機會罹患阿茲海默症，經常運動可降低罹患包括阿茲海默症在內的失智風險達40～50%，而且，對於開始有認知問題的人，運動可延緩病況惡化。有研究指出，經過三個月的有氧運動介入，可以增進阿茲海默症病人身心健康、減少憂鬱程度，及減少不適當或攻擊行為，增加體適能、改善心情、和維持語言能力。

然而要如何作運動才能有效果？簡單的有氧例如走路、步行、跳舞、爬樓梯，以及肌力、平衡訓練、伸展訓練即可讓阿茲海默症病人增加其行動力，特別是對於初期的病人可以經由身體活動訓練得到裨益，延緩失智症病情惡化，提升病人生活品質（陳、王、李，2016）。

三、日常生活的照顧

在日常生活的照顧上，應建立一個病人熟悉的環境及每天活動的時間表，失智症患者很難適應新環境，儘量別改變病人熟悉的環境，否則可能會加重病情。

當病人情緒失控或是出現衝突行為時，可試圖分散轉移其注意力。對於長輩不適當的行為不要當面對質或是與其說明解釋，應試著以關懷、溫和的態度去安撫或轉移注意力，更要有耐心地去面對重複出現的行為，不然可能因此造成衝突或是引發攻擊行為。家人要接受病人失智的事實，許多行為都是失智的行為表現，長輩不是從前的樣子並不是他故意的，如此才不會出現不必要的要求與期待，引發照顧者更大的挫折（黃，2011）。

四、進食困難的照護

失智症人數隨著人口老化亦逐年增加，而隨著疾病病程愈來愈嚴重，有一半以上的病人會面臨進食困難的問題，這也是造成家屬困擾的問題之一。病因大多是錯綜複雜，一旦病人有進食困難問題，緊接而來的是體重下降、營養不良、吸入性肺炎，進而增加死亡率。一般的進食過程分為四個階段，即辨識食物、拿取食物放入口中、咀嚼、吞嚥的過程，失智症病人因認知功能障礙，肢體動作不協調及疾病末期吞嚥困難等原因，皆會造成進食困難。失智症病人因失去辨識食物能力，可能出現進食時玩弄食物，或吃不可食的物質；對於有拒食行為或使用餐具有困難的病人，可提供合適餐具及安靜環境，並播放病人喜愛或熟悉音樂，增加進食。給予照顧者餵食技巧訓練，在餵食時與病人有較多的良性互動。對於吞嚥困難病人的照護，可有以下幾點的作法：(1)透過食物質地改變，增加食物黏稠度；(2)餵食時適度引導病人吞嚥和放慢餵食速度，改善嗆咳情形；(3)轉介語言治療師給予吞嚥訓練；以及(4)在進食時讓病人採坐姿，維持軀幹和頸部垂直、低頭姿勢，防止吞嚥時食團進入呼吸道（王、張、李，2016）。

五、行為與精神症狀的處置

失智症的行為與精神症狀非藥物的三大處置原則：可以用3R來呈現，即保證（reassure）、再可慮（reconsider）、轉移焦點（redirect）。保證是讓病人知道會被妥善照顧，且其意願會受到尊重；再考慮是指照顧者要設身處地以病人觀點思考病人的需求或想法；轉移焦點是指不要與病人的不適當行為、妄想產生正面衝突或當面指正，當病人有不適當行為時試著分散其注意力，引導到其他的活動或話題。

在日常照護上，首先要辨識引發病人出現行為與精神症狀的潛在因素，例如潛在疾病、疼痛、藥物、睡眠干擾、環境刺激過多或過少、照顧者溝通不良等，儘可能減少上述的誘發因素；一般可透過安排病人定期的運動、居家環境的簡化、強化照顧者的照顧技巧等來減緩病人症狀。另外要評估病人行為與精神症狀是否有安全上的疑慮，若造成安全問題且無法改善，應適時轉介醫師或安排病人住院（李、陳、湯、梁，2013）。

對於行為與精神症狀的非藥物處置，雖然有許多不同的輔療被嘗試應用，例如芳香療法、光療等，但效果並無獲得一致性證實是有效的。而音樂治療則有較多的研究證實可減少病人的攻擊、激躁、漫遊等行為，並達到提升病人注意力、語言表達、認知功能等（陳，2016）。近期有學者利用機器海豹（Paro）進行研究，引導失智老人與機器海豹進行語言與肢體接觸的互動，每次40分鐘，每週二次，持續進行四週，研究發現病人的憂鬱和躁動行為獲得改善，未來可嘗試擴大規模引進失智專區，提供長輩療癒的另一項選擇（胡等，2014）。

第四節　家庭照顧者支持

一、家庭照顧者的身心健康

由於一般民眾對失智症的不了解，導致對失智症存在著汙名化，阻礙了及時尋求診斷與治療，一旦家人罹患失智症，對照顧者、家庭均帶來身體、心理、社會、經濟上的衝擊（WHO, 2016）。由於失智症是一個大腦退化不可逆的認知障礙疾病，照護失智症病人充滿挑戰，且是持續而漫長的照護歷程，當病人出現記憶喪失、行為問題、抗拒照顧、日常生活失去獨立能力時，照顧者需全心、全時照顧，照顧者因而情緒緊繃、生活

作息受到干擾，睡眠不足、被限制社交、宗教和娛樂活動變少、假期減少、人際關係不足（邱、謝、蔡，2007; Simpson & Carter, 2013）。使得照顧者身心健康受到影響，並因而影響生活品質（郭、劉、甄，2014；Valimaki et al., 2016）。據學者調查，約有三分之二的失智症病人有抗拒照顧的情形（resistiveness to care），這樣的行為讓照顧者感到照顧角色過度負荷、被綁住，甚至導致憂鬱（Fauth, Femia, & Zarit, 2016）。照顧失智症病人因此罹患憂鬱症狀的發生率高於照顧其他疾病及一般健康族群（Hernandez & Bigatti, 2010; Pinquart & Sörensen, 2006）。

　　照顧者負荷程度與失智症疾病類別、疾病嚴重度、照顧期間有關聯性。當失智症病人記憶喪失和問題行為較嚴重者，家庭照顧者感受到的壓力就會越大（Wang, Yip, & Chang, 2016），病人的依賴度越高，照顧者每日需要花較多照顧時間者其照顧負荷愈大、生活品質較差。其中以失智病患的行為問題是影響照顧者心理健康的主要原因（Liu et al., 2012; Mausbach et al., 2012）。照顧失智家人的衝擊需要被支持，才能使家人持續且有效能的擔任照顧者角色，並且對個人身心健康與生活品質的影響減至最低。

二、家庭照顧者之支持

　　面對失智症病人，生病初期家屬往往缺乏照護的知識，不知如何照顧生病的家人，也不知如何去尋找醫療資訊和利用相關的社會資源，造成莫大的壓力，甚至驚慌失措無助（Linet al., 2006），導致在照顧失智症家人過程中充滿挫折與困境（Chua & Pachana, 2016）。學者提出讓家人接受衛教而將其疾病照護知識及技能運用在照顧病人上，是照護專業人員可以協助家人最直接有力的方式，不但使病人可以獲得良好照顧，家人也知道如何面對失智的老人（Chi, Liao, Shih, & Yang, 2007）。另外，提供失

智症家庭支持方案，可減輕照顧者負荷、憂鬱、壓力，與促進照顧者健康（Chien et al., 2011; Park & Park, 2015）。

第五節　臺灣失智症長照服務政策

　　有鑒於失智症病人持續增加，失智症的醫療與照護費用逐年上升，對國家社會經濟的衝擊，我國自2007年起政府失智症政策，包括結合民間單位辦理全國失智症社會支持中心、失智症關懷專線、資訊網站建置，及失智症早期介入之社區服務方案，補助民間設置日間照顧設施。自2008年推動長期照顧十年計畫（96～105），將失智症納入長照服務，失智症患者可經需求評估判定，獲得居家照顧、喘息服務、日間照顧、居家護理等服務；另透過衛教、紀錄片，教導民眾認識失智症（衛福部，2016）。

　　之後，2013年規劃之長照服務網計畫，強調失智症多元照護網絡，包括建置瑞智學堂、失智症日間照顧服務、家庭照顧者服務網絡、失智專區、專責機構等；以失智症病人及家屬可獲得優質的服務，維持尊嚴及良好生活品質為主要目標。瑞智學堂是專為輕度失智症患者所設立的活動團體，其目的並非使輕度失智患者的認知功能回復到病前的狀態，而是期望能透過團體的形式滿足患者對社會參與的需求，藉由團體活動增加患者的社交互動，協助病人於生病後仍能保有人際互動；瑞智學堂在受過專業訓練的人員帶領之下，營造一個具包容性的氛圍，接納失智症病人的退化行為，於活動的進行中激發病人的語言表達能力及思考能力，透過這樣的方式協助個案維持現有的生活功能，降低家屬在照顧上的負擔，共同提升生活品質。瑞智學堂之成效包括人際互動增加：團體中被接納的人際互動與團體外挫敗人際經驗成對比，這對退縮在家的病人是具有意義。語言表達增加：在團體中重複話語是被允許的，說錯話也是被接納的，因此成員

於團體中更敢於發言。愉悅情緒表達增加：在團體中，帶領者適時讚美肯定，讓患者有展現能力之機會（葉，2016）。

　　2014-2016年衛福部照護司推出的「失智症防治照護政策綱領暨行動方案」，主要目標：(1)及時診斷、早期治療，降低失智症風險。(2)失智症者及家屬可獲得需要的優質服務，維持尊嚴及良好生活品質。以提升民眾對失智症防治及照護的認知、完善社區照護網絡、強化基層防治及醫療照護服務、發展人力資源與強化服務知能、強化跨部門合作與資源整合、鼓勵失智症相關研究與國際合作、保障權益（衛福部，2014）。2016年長照2.0計畫，強調長照服務體系三「到」原則，讓民眾「找得到」、「看得到」、「用得到」，擴大服務對象納入50歲以上失智症患者；並推廣試辦失智症照顧服務、原民區社區整合服務、小規模多機能服務、家庭照顧者支持服務據點、社區整合型服務、社區預防性照顧等計畫，並將服務往前與往後延伸；此階段長照計畫強調社區整合性服務，將社區長照資源分級成為ABC整合模式，並於2016年11月開始試辦計畫，第一階段全國有九個地區開始試辦。同年12月第二階段通過14案，共23案試辦（衛福部，2016）。

　　失智症照護相關資源，根據衛福部2016年的盤點統計資料顯示，居家式照護173家涵蓋22縣市。社區式照護包括失智型日間照護27家涵蓋17縣市，團體家屋7家（12單元／101床）涵蓋6縣市、失智社區服務據點26處涵蓋14縣市、認知促進學堂68處涵蓋19縣市，互助家庭8處涵蓋5縣市。機構式照護設有失智專區計有老福機構13家（449床）、護理之家21家（508床）、榮民之家6家（484床）涵蓋14縣市。衛福部於2017年3月再推出「失智照護服務計畫」，期能在四年內失智共照中心能從目前22個擴建到368個，讓每鄉鎮都能有失智服務專業與能量，提供失智患者醫療照顧，同時給予家屬完整的支持系統（衛福部，2017）。世界衛生組織

（WHO）呼籲各國政府公共衛生將失智症防治列為重要議題，更於2017年5月29日第七十屆世界衛生大會上通過「2017-2025年全球失智症行動計畫」，呼籲各國政府積極研擬國家失智症政策，讓社會更理解、更友善包容失智者。2017年底衛生福利部正式公告「失智症防治照護政策綱領暨行動方案2.0」。此綱領配合世界衛生組織期程，自2018年至2025年為執行期間。

衛生福利部（2017年12月）推出失智症防治照護政策綱領暨行動方案七大策略，期許2025年達成失智友善臺灣。

策略一、列失智症為公共衛生之優先任務。

策略二、提升大眾對失智症之認識及友善態度。

策略三、降低失智的風險。

策略四、健全失智症診斷、治療、照護網絡。

策略五、普及對失智家庭照顧者的支持協助。

策略六、建置失智症資訊蒐集與分析平臺。

策略七、推動失智症之研究與創新發展。

討論問題

一、請問常見失智症的型態有哪些？

答：(1)神經退化性（neurodegenerative conditions），占60-80%：包括阿茲海默症（Alzheimer's disease）、路易氏體失智症（dementia with Lewy bodies）、額顳葉型失智症（frontotemporal lobe degeneration），阿茲海默症為最常見占60～70%。(2)血管性（vascular disorders）占20%：血管性失智症是造成失智症的第二大原因。(3)其他原因引起之失智症：如腦瘤、腦炎、AIDS、腦外傷、酒癮、正常腦壓水腦、Vit.B$_{12}$缺

乏、甲狀腺功能低下等，大部分是可以治療的病因；另帕金森病病人亦是罹患失智症的高危險群，是一般同年齡者人罹患失智症的六倍。

二、失智症病人可能出現的行為障礙有哪些？

答：1. 攻擊行為（aggression）。

2. 睡眠障礙（wake-sleep disturbance）。

3. 迷路（getting lost）。

4. 重複現象（repeatitive phenomena）。

5. 漫遊（wandering）。

6. 貪食行為（hyperphagia）。

7. 病態收集（hoarding behavior）。

8. 不適當性行為（inappropriate sexual behavior）。

三、失智症病人出現行為與精神症狀的處置原則？

答：失智症的行為與精神症狀非藥物的三大處置原則：可以用3R來呈現，即保證（reassure）、再可慮（reconsider）、轉移焦點（redirect）。保證是讓病人知道會被妥善照顧，且其意願會受到尊重；再考慮是指照顧者要設身處地以病人觀點思考病人的需求或想法；轉移焦點是指不要與病人的不適當行為、妄想產生正面衝突或當面指正，當病人有不適當行為時試著分散其注意力，引導到其他的活動或話題。

在日常照護上，首先要辨識引發病人出現行為與精神症狀的潛在因素，例如潛在疾病、疼痛、藥物、睡眠干擾、環境刺激過多或過少、照顧者溝通不良等，儘可能減少上述的誘發因素；一般可透過安排病人定期的運動、居家環境的簡化、照顧者的照顧技巧教育等來減緩病人症狀。另外要評估病人行為與精神症狀是否有安全上的疑慮，若造成安全問題且無法改善，應適時轉介醫師或安排病人住院。

四、衛生福利部於2017年12月推出失智症防治照護政策綱領暨行動方案七
　　大策略爲何？

答：策略一、列失智症爲公共衛生之優先任務。

　　策略二、提升大衆對失智症之認識及友善態度。

　　策略三、降低失智的風險。

　　策略四、健全失智症診斷、治療、照護網絡。

　　策略五、普及對失智家庭照顧者的支持協助。

　　策略六、建置失智症資訊蒐集與分析平臺。

　　策略七、推動失智症之研究與創新發展。

參考文獻

中文文獻

王培寧（2016）。失智症——健康九九九網站。取自https://health99.hpa.
　　gov.tw/media/public/pdf/21659.pdf. retrieved/2016/12/19

王守訥、張佳琪、李碧霞（2016）。失智患者進食困難探討。*護理雜誌，*
　　63（4），128-134。

臺灣失智症協會（2016）。認識失智症。取自http://www.tada2002.org.tw/
　　tada_know_02.html

利怡慧、陳淑銘、周嫚君、黃翠媛（2014）。以系統性文獻回顧檢視音樂
　　介入在失智症老人護理實務的應用。*護理雜誌，61*（2），84-94。

李怡萱、陳晶瑩、湯麗玉、梁繼權（2013）。失智症行爲及精神症狀的非
　　藥物處置。*台北市醫師公會會刊，57*（5），33-57。

邱麗蓉、謝佳蓉、蔡欣玲（2007）。失智症病患主要照護者的壓力源、評

價和因應行為與健康之相關性探討。*精神衛生護理雜誌，2*（2），31-44。

胡慧芳、王禎惠、張淑敏、洪秀菁、賴至妍、宋惠娟（2014）。機器寵物輔助治療對失智老人憂鬱與躁動行為影響之初探。*榮總護理，31*（4），379-387。

黃正平（2006）。失智症之行為精神症狀。*台灣精神醫學，20*（1），3-18。

黃正平（2011）。*臨床老年精神醫學（第二版）*。新北市：合記圖書。

歐陽文貞（2016）。DSM-5認知障礙症簡介。*台灣精神醫學會*。2016年4月28日。取自http://www.sop.org.tw/Dsm5/Folder/2013_02/005.pdf

衛生福利部（2014）。*失智症防治照護政策綱領暨行動方案*。取自http://dep.mohw.gov.tw/DONAHC/cp-1013-4821-104.html、http://www.mohw.gov.tw/MOHW_Upload/doc/%e5%a4%b1%e6%99%ba%e7%97%87%e9%98%b2%e6%b2%bb%e7%85%a7%e8%ad%b7%e6%94%bf%e7%ad%96%e7%b6%b2%e9%a0%98_0046372001.pdf

衛生福利部（2016）。長期照顧十年計畫2.0（106～115年）。

衛生福利部（2017）。衛生福利部106年度「失智照護服務計畫」徵求作業說明書。

衛生福利部（2017）。2025年達成失智友善臺灣。取自file:///C:/Users/Queen/Downloads/%E9%99%84%E4%BB%B62_%E6%B0%91%E7%9C%BE%E7%89%88%E5%A4%B1%E6%99%BA%E7%97%87%E9%98%B2%E6%B2%BB%E7%85%A7%E8%AD%B7%E6%94%BF%E7%AD%96%E7%B6%B1%E9%A0%98%E6%9A%A8%E8%A1%8C%E5%8B%95%E6%96%B9%E6%A1%882.0.pdf

梁家欣、程蘊菁、陳人豪（2014）。失智症之重點回顧。*內科學誌，25，*

151-157。

郭穎樺、劉文良、甄瑞興（2014）。中文修訂版照顧者負擔量表測量失智症主要照顧者負擔之信效度。*北市醫學雜誌，11*（1），63-76。

陳俊民、王秀華、李淑芳（2016）。阿茲海默症患者之運動處方。*大專體育，137*，37-44。

陳思燕（2016）。*音樂治療對改善失智症長者躁動行為頻率之系統性回顧與統合分析*（未發表碩士論文）。亞洲大學：健康產業管理學系長期照護組。

賴意櫻、吳嘉畇（2016）。認知復健對於失智症患者成效之統合分析初探。*健康生活與成功老化學刊，8*（1），29-39。

葉美君（2016）。失智症——健康九九九網站。取自https://health99.hpa.gov.tw/media/public/pdf/21659.pdf. retrieved/2016/12/19

英文文獻

Chi, H. Y., Liao, H. H., Shih, C. L., & Yang, H. C. (2007). The impact of patient safety on the relationship between medical providers and patients. *Formosan Journal of Medicine, 11*(6), 668-673.

Chien, L. Y., Chu, H., Guo, J. L., Liao, Y. M., Chang, L. I., Chen, C. H., & Chou, K. R. (2011). Caregiver support groups in patients with dementia: A meta-analysis. *International Journal of Geriatric Psychiatry, 26*(10), 1089-1098.

Chua, J., & Pachana, N. A. (2016). Use of a Psychoeducational Skill Training DVD Program to Reduce Stress in Chinese Australian and Singaporean Dementia Caregivers: A Pilot Study. *Clinical Gerontologist, 39*(1), 3-14.

Fauth, E. B., Femia, E., & Zarit, S. (2016). Resistiveness to care during assistance with activities of daily living in non-institutionalized persons with dementia: associations with informal caregivers' stress and well-being. *Aging Mental Health, 20*(9), 888-898.

Hernandez, A. M., & Bigatti, S. M. (2010). Depression among older Mexican American caregivers. *Cultural Diversity & Ethnic Minority Psychology, 16*(1) , 50-58.

Lin, P. C., Hung, S. H., Liao, M. H., Sheen, S. Y., & Jong, S. Y. (2006). Care needs and level of care difficulty related to the post-discharge transition period. *Journal of Nursing Research, 14*(4) , 241-260.

Liu, J., Wang, L. N., Tan, J.P ., Ji, P., Gauthier, S., Zhang, Y. L., Ma, T. X., & Liu, S. N. (2012). Burden, anxiety and depression in caregivers of veterans with dementia in Beijing. *Archives of Gerontology and Geriatrics, 55*(3) , 560-563.

Mausbach, B. T., Chattillion, E., Roepke, S. K., Ziegler, M. G., Milic, M., von Känel, R., Dimsdale, J. E., Mills, P. J., Patterson, T. L., Allison, M. A., Ancoli-Israel, S. & Grant, I. (2012). A longitudinal analysis of the relations among stress, depressive symptoms, leisure satisfaction, and endothelial function in caregivers. *Health Psychology, 31*(4) , 433-40.

Park, S., & Park, M. (2015). Effects of family support programs for caregivers of people with dementia-caregiving burden, depression, and stress: systematic review and meta-analysis. *See comment in PubMed Commons belowJournal of Korean Academic Nursing, 45*(5) , 627-640.

Pinquart, M., & Sörensen, S. (2006). Gender differences in caregiver stressors, social resources, and health: an updated meta-analysis. *The Journals of Gerontology Series B: Psychological Sciences and Social Sciences, 61*(1) ,

33-45.

Simpson, C., & Carter, P. (2013). Short-term changes in sleep, mastery & stress: Impacts on depression and health in dementia caregivers. *Geriatric Nursing, 34*(6) , 509-516.

Valimaki, T. H., Martikainen, J. A., Hongisto, K., Vaatainen, S., Sintonen, H., & Koivisto, A. M. (2016). Impact of Alzheimer's disease on the family caregiver's long-term quality of life: results from an ALSOVA follow-up study. *Quality of Life, 25*, 687-697.

Wang, P. C., Yip, P. K., & Chang, Y. (2016). Self-efficacy and sleep quality as mediators of perceived stress and memory and behavior problems in the link to dementia caregivers' depression in Taiwan. *Clinical Gerontologist, 39*(3) , 222-239.

WHO (2016). Dementia. 2017/05/08. Retrieved from http://www.who.int/mediacentre/factsheets/fs362/en/

第八章　日本早發性失智症

若野達也

譯者：黃雅文

前言

　　所謂早發性失智症，是指發病年齡在64歲以下的失智症。根據2009年朝田研究小組所示，在日本18-64歲的人口中，早發性失智症的發病率推估為10萬人中約47.6人（男性57.8人，女性36.7人），全國早發性失智症患者則推估為3.78萬人。

　　2012年，厚生勞動者估算全國失智症的高齡層約有4百62萬人，與MCI（輕度知能障礙）4百萬左右的人口相加後，約有8百62萬人。在2025年過後，推測全國失智症人口將超越7百萬人，預計是以約十年增加1.5倍的速度。失智症並非特殊罕見的疾病，建議以常見疾病看待之。

　　然而由於早發性失智症的人數約為老年失智症的百分之一左右，在當地居民、專業人員懷有誤解與偏見的情況下，使用長照服務、生活於當地時將有其艱辛之處。

　　國家方面，在 2008年7月，厚生勞動省展開「提升失智症醫療與生活品質的緊急企劃」，在基本方針其中一面向裡，便是針對早發性失智症的對策。1. 設置國立客服中心；2. 建立在診斷後，得以依照需求客製化的支援體系；3. 建構早發性失智症的網絡；4. 早發性失智症的照護得以研發、普及化；5. 實施針對國民，有關早發性失智症的公益宣傳等。並分別於2012 年、2013 年制定「關於今後失智症政策的施策方向」及「推動失智

症對策五年計畫-橙色計畫」。2014年10月，設立國內首座失智症病友團體、日本失智症工作小組。2014年11月的失智症國際會議上，安倍首相以「首次將失智症對策歸於國家戰略之一」進行發言，並在2015年1月的新橙色計畫裡，將「尊重失智症患者個人意識，儘可能在熟悉、良好的環境裡，度過不失去自我的生活」作為社會實踐的目標，其中並以早發性失智症作為七大指標之一，在措施面加以強化。

　　對國家而言，如今的時代需要聽取失智症人民的聲音並給予尊重，從中思考解決方案，不過民間仍有著許多由於缺乏居住地、諮詢場所而感到困擾的早發性失智症病患。社區之中，援助體系尚未完備，早期診斷、早期絕望之類的流言蜚語並未獲得改善；在診斷為失智症之後，距離安然度日仍有許多需要超越的障礙。我等SPS研究早發性失智症支援中心KIZUNAYA（以下簡稱KIZUNAYA），便是為了解決在就業時被診斷為失智症之後，到能利用照護保險中間的空窗期所遇到的問題，特別是在被解僱後，協助找尋新工作及居住地點。此外，將早發性失智症的問題在地區中加以推廣時，很難建立社會部門、行政、當地居民之間的聯繫，行政程序上的垂直聯繫減慢了社區宣導、諒解的速度，在活動難以延續、並可能因此衰微的情況下，除了積極以該地區的問題作為活動重點，也需要讓其他機構了解早發性失智症的困窘，從中將問題視為己任，共同商討解決之道。

　　現今，早發性失智症擁有諸多別名，然而在活動當時所使用的名稱是年輕型失智症，為了體現活動當初所使用的名詞，希望讀者將年輕型失智症作為早發性失智症的同義詞加以理解。

第一節　關於早發性失智症支援的拓展

　　1980年1月成立了失智症與其家屬協會；1990年代前期開始針對早發性失智症患者進行實地調查、後期則在家屬協會中，設立早發性失智症的家屬協會。1996年，日本首次舉行「少年癡呆的實態研究」，並於1997年提出其報告書，然而在當時，仍有許多人無法理解老人失智症與少年失智症所需面對的問題差異，對於早發性失智症的當事人及其家屬而言，可說是相當困擾。我們認為應該將早發性失智症的問題獨立出來進行了解，於是1999年11月在日本奈良縣，首次設立了專屬於早發性失智症的家屬協會（「朱雀會」，早發性失智症家屬協會）。此後，東京、大阪等地也相繼成立早發性失智症家屬協會，漸漸拓展可見度。根據朱雀會早發性失智症家屬協會所述，對於早發性失智症方面，當前面臨社區及專業人士缺乏理解、社會資源利用困難，制度面及生活方面情報不足等等困難，當事者的日常生活僅由家屬維持，因此造成許多人在高壓之下罹患憂鬱症。藉由成立家屬協會，希望能分享知識訊息、紓解壓力，即便辛苦也得以在社區裡生存。2000年代前半設立的團體中，有許多家屬協會、志工團體，而在2000年代後半，早發性失智症的社會參與已不再侷限於活動場所，開始出現嘗試福利就業的機構。近年也出現針對早發性失智症，推展照護保險服務（日間照護等）的企業成立。

第二節　早發性失智症支援中心KIZUNAYA的起點

　　促使SPS研究早發性失智症支援中心KIZUNAYA（以下簡稱SPSKIZUNAYA）有所行動，乃始於2008年，當時早發性失智症的人數約為老人失智症的百分之一，由於長照保險服務是以高齡者作為主要對象，

導致多數人認為失智症等同於高齡者。因此，社區居民普遍缺乏認知，即便是專家學者，也可能不具備完整的知識。當時的長照保險服務，並沒有塑造可以充分利用的環境，甚至沒有可以諮詢的人員，所以我們集結了當事者及其家屬，在協會的活動中共享知識訊息、舉辦社會資源相關的學習會以給予協助。當時的我，從精神科住院的早發性失智者了解到，他們無法入住失智症團體之家的情況，便於2004年成立了能夠接納早發性失智症患者的失智症團體之家。此外，在入住者當中有八成是男性，其中早發性失智症占三成左右。在團體之家裡，我們理解到早發性失智症的聲音與需求（制度方面強調居家生活的重要性，然而對早發性失智症患者而言，他們期望的是可以在家、工作兩地往返的生活方式等），正當煩惱著該如何進行協助時，與早發性失智症的家屬協會相遇了。2007年左右，自參與早發性失智症的家屬協會中傾聽聲音，了解到早發性失智症者在當地沒有棲身之地，進而理解創造居住空間的重要性。

　　2009年4月聽聞早發性失智症當事者、家屬們的吶喊，針對當前制度面無法解決核心問題，將試圖在非正式的社區活動中給予聲援。在創造棲身之所方面，由於早發性失智症的人多數居住於自家或醫院，鮮少接觸當地居民及專業人士，因此在缺乏接觸的情形下，可能間接造成多數的居民與專業人士，對於早發性失智症有著極深的誤解。所以為了創造能讓早發性失智症患者自然而然與當地居民接觸的環境，並藉由興辦活動，讓地方居民對早發性失智症有正確的理解，借用了當地購物商場內的店鋪，設立早發性失智症支援中心KIZUNAYA（以下簡稱KIZUNAYA）。當時當事人的需求為：1.需要工作場所、社區內的棲身之地；2.想和有著同樣病症的人交流；3.不想被社區內的人以異樣的眼光看待（啟發）；4.希望有可以諮詢的地點；便以此四項需求作為主軸展開活動。

第三節　KIZUNAYA的活動内容

　　以當事者的話語爲核心來決定活動內容，並思索想做的事、能做到的事，以及能夠挑戰、嘗試的事物，場所則與參與者共同討論決定。當初以七名成員作爲起始（包含早發性失智症的當事人五名），首先思考如何創造工作場域，由當事人創立理念，以一己之力獲得工作來電，幫當地居民打掃庭院、清理空調、承接大學演講的工作等。此外在工作的同時，與同爲當事者的夥伴們相互交流，便能透過當地的工作與社區進行交流。在與當事者一同參與活動時，我們與專家學者們也在思索當事者爲何事所困擾、該傳達哪些訊息爲佳，該塑造什麼樣的社會才好等等，在實踐、努力的同時，獲得了成長。

　　爲了將早發性失智症的活動推廣至兒童及老者，我們製作問卷，從解決小孩們在社區中的困擾開始著手，小孩們在問卷中提出沒有糖果店的困擾，所以便在KIZUNAYA的事務所裡開設了糖果屋。每當下午三點整學校放學時，會有眾多孩童造訪店面，與失智症的人透過買賣糖果而有所交流。由於小孩子們大量聚集在早發性失智症事務所，心生懷疑的家長及老師，爲了了解KIZUNAYA便來到事務所，於是透過說明活動宗旨，進而促使人們得以理解早發性失智症的人。在高齡者方面，則有自助會等組織無法運行、造成地方祭祀活動終止的困窘，因此，KIZUNAYA的成員從復活當地祭典爲方向進行思考，然而當我們試著獲取當地年輕人的支持時，參與者以高齡者爲多數，年輕人寥寥無幾爲由拒絕了。當我們走出當地，發現國外的年輕人相當多，便向他們搭話，希望能藉由他們的協助，爲日本孩童及老人家帶來歡笑，於是以早發性失智症者與外國年輕人爲核心，我們讓祭典復活了。透過了解當地居民所需，藉由行動試著妥善解決，以循序漸進地加深居民對早發性失智症的理解。

　　然而，仍有許多需要面對的課題，既便能在奠定根基之前，透過協助社區內的工作及活動緩緩邁進，但這並非長遠之計，當事人與地區之間的聯繫僅有暫時性，在專家的協助下雖得以相連，卻無法成就與當地居民相互扶持的關係。理所當然的，失智症患者也是社區居民的一員，然而該如何創造場域，讓他們在當地毫無違和地生活著，仍存在著相當大的挑戰。

第四節　前往新的挑戰（SPS研究早發性失智症支援中心KIZUNAYA）

　　對於當地居民而言，是否有著與早發性失智症患者持續相處的必要性？我們不能僅以早發性失智症患者的角度觀察，而是要以身為一名社區居民的角度，探討想要以何種形式了解當地樣貌，進而參與自治會及當地的活動。從這點來看，社區裡有眾多活動，同樣有著家庭、育兒、身心障礙者、社區環境、高齡者、自然環境、就業工作等課題。而且我們也意識到，雙薪家庭由於光是穩固自己的生活便身心俱疲，沒有心力去關心其他的事情。在此情形之下，就算希望與早發性失智症沒有接觸的人們，也能理解他們的處境，然而這樣的心聲究竟該如何傳達呢？「希望獲得理解」這句話，不論是向當地歷史學家、文化當中、飲食當中學習，在企業界及福利事業裡也時常耳聞。我們有參與過其他領域的活動嗎？有試著學習、理解嗎？在希望他人理解失智症的同時，我們卻因為忙碌，沒有參與、學習其他領域的事物，這樣，不就是一意孤行、彼此各自閉門造車，造成社區內的事物無法水平整合。又或許是維持現狀因循苟且呢？抱持著疑問試著思考，並非將早發性失智症的問題作為核心，而是以當地問題為中心，在解決問題的同時打造早發性失智症的棲身之所，如果有辦法實現，便能將KIZUNAYA的課題與當地部分問題作結合並得到紓解。為此，以志工

組織活動取得了法人資格，將名稱變更爲SPS一般社團法人早發性失智症支援中心KIZUNAYA，開啓了新的章節。

第五節　SPS研究早發性失智症支援中心KIZUNAYA 的活動

　　走入當地後，我們聽聞了某位當地居民的困擾——作爲社區象徵的梅林休園後，始終沒有辦法讓梅林復甦。梅林休園已過了五年，除了有必要改良土壤，在高齡化之下，也很難維持管理。當地居民爲此煩惱著，認爲再這樣下去將難以再生，當地及尚未出世的小孩們，可能再也無法看到復原的模樣，然而在人、事、物一切欠缺的情形下，連僱用復原植被的工人及種苗都無力購買。爲此，想要工作並希望對當地有所貢獻的早發性失智症者們，以梅林再生作爲目標，試著將失智症的問題與眾多挑戰一併解決。但對當地區民而言，由於和失智症者、陌生人共同從事農業有所不安，即便想解決問題，一時之間也無法消除不安感，並獲得社區的理解。與失智症者一同工作的計畫，僅只是獲得居民的理解也耗費了兩年的時間。2015年之後，由於單靠著早發性失智症的人無法將梅林復活，便號召繭居族、身障者、高齡者、學生等人，共同除草、種植新的梅樹，並透過栽培藥用植物，活化當地的歷史故事，透過農業觀光領域，以整頓環境試圖解決失智的問題。

　　雖然現今日本普遍認爲，福利等同於厚生勞動省的領域，然而在2014年失智症成爲國家對策之後，開啓了與各省廳之間的合作需求。在今後各個領域，失智症不再只限於福利事業，而是必須打破部門間的隔閡，共同協力思考社區福利與失智症的挑戰。即便是在工作現場，失智症、身心障礙者、單親媽媽各自擁有不同的社會挑戰，爲了各自的目標付出努力

固然相當重要，然而在協作方面，最重要的是彼此合作。假使無法合作，各自埋頭苦幹，非但無助於增加理解的人，也會認為「失智症的想法」事不關己，便無助於打造失智症患者也能安心生活的環境了。

　　為了未來的考量，以區域整合促進社區活化為目標，在活動中積極進行該計畫，以解決失智症的社會議題。

第六節　如今的活動

　　在推動社區融合的活動裡，與眾多團體彼此合作相當重要。因此，透過與縣、市，以及當地非營利中心合作，成功與眾多市民團體構築了聯繫網絡。為了活化當地，需要福利事業以外的經驗及發想，我們試著不再獨自承擔，重視與各類專家學者、各領域職種之間的合作關係。

　　在早發性失智症患者方面，雖然以早發性失智症的家屬協會的會員作為核心，但在2016年，開啟與奈良縣鄰近縣市的患者合作，試著建立場域與得以諮詢的體制，透過醫療合作，建立早期發現早期治療等事務正積極進行著。

　　失智症並非專屬於日本的問題，失智症在各國皆有著各式各樣的挑戰，我們將繼續努力，在全球網絡中奔走解決。

一、今後的課題

　　(一) 與行政階層更多合作：不能單單憑靠社區綜合護理，為了城鎮著想，除了福利部門之外，取得跨部門的合作有其必要。在社區整合的活動中，為了建立在罹患失智症之後也能安心生活的城鎮，必須思索能夠讓人們對失智症有著正確理解的路徑。在現狀，需要耗費相當長的時間進行組織面的水平整合，讓現場的活動可視化，對多數人傳達羈絆的必要性乃是

今後的重要課題。

（二）可持續性的機制：不是爲了求取補貼、津貼而籌備活動。當有人指出輕度照護需求者的服務資源被限縮之時，乃是因爲地方資源並未有效整合。在此情形下，爲了能讓KIZUNAYA的活動得以自食其力，在提供福利之外，也需要在經濟方面有所付出，所以強化各機構的聯繫，以及跨領域職種的合作便相當重要。

（三）爲了達成社區融合，需要以社區所遇到的難題爲核心，藉著各類型的機構部門將問題作一次性的全面統整：社區內的每一個人，都需要思考自己能爲解決問題做些什麼，並非一人獨強，而是一同爲了解決問題，每個人透過對話，制定該如何作爲的正確方向。此外，在制定社區項目之前，與其他機構的聯繫方式及說話技巧、共有情報方式等訓練，清楚感受到了自身的不足，該如何在平易近人與嚴謹的企業形象之中取得平衡，乃是今後需要思考的重要課題。

二、近兩年間的活動成果

（一）僱用實績：失智症當事人五名、失智症家屬二名、繭居族三名、學生二名，繭居族的三名已從中畢業，置身於一般就業體系。職業介紹所的徵人需求裡，釋放出給予失智症的需求，在日本國內可謂首例。

（二）已能提供早發性失智症的就業場所與棲身之地，使用者人數也有增加趨勢。

（三）奈良市失智症護理步驟手冊，透過早發性失智症諮詢企業進行刊載，在厚生勞動省舉辦的「與失智症的我一同閃耀」地區部門大賞中獲得提名。此外，在媒體與SNS的報導之下，失智症當事者與其家屬漸漸得知KIZUNAYA的存在，與去年相比，早發性失智症的諮詢人數增加至三倍。

(四) 創立早發性失智症當事者協會─羈絆,第一屆包含當事者共有十八名參與。

(五) 奈良縣內KIZUNAYA的活動,傳達給眾多當地區民。藉由媒體、SNS等地方性活動,拓展對失智症的理解。

(六) 追分梅林種植了400株幼苗、整頓70棵古樹,在暌違十年舉辦了賞梅大會(三日內有600人前來)。採收約300公斤的梅子,帶動開發年輪蛋糕等商品,工作場所能夠自給自足的第一步。

(七) 歸功於失智症當事者的成員們,種植了500株奈良縣最初的農作物──大和橘,並成功栽培,對地方有所貢獻。

(八) 在奈良縣歷史中所記載,大和橘此種柑橘類,是不老不死果實的由來,也有著驅邪等作用(《古事記》記載),連同其花朵有著文化勳章的身分等情報,向當地眾多住民加以宣傳,藉此推廣大和橘的品牌,同時也將奈良的歷史傳達給後世。

(九) 利用空屋,作爲咖啡廳或活動空間的場所,因此,讓多數失智症的人得以積極與住民、國內其他失智症者有所交流。藉由確保空間,與居民的聯繫、宣傳失智症的資訊變得簡單許多,進而得以更大範圍的推廣。透過建立據點,以活動作爲牽線並拓展成面,讓關心失智症的人有所增加,並與當事者交流。

(十) 與當地的高齡者、繭居族的人們一同進行活動,以社區整合的目標作爲起始點,藉此認知到對自己身處的城鎮有責任,並進而理解失智症的人們,由此展現社區融合、社區共生之當地該有的模樣。

第七節　結語

當初是以早發性失智症爲主的企業,在當地產業中負責二度就業、

身心障礙者二度就業支援AB型、日間照護、日間服務等項目。在營利的同時，利用經費進行照護、失智症的預防與抑制惡化；一邊提供服務，一邊舉辦能帶來影響力的活動。此外，並非以醫療服務中心為主進行失智症的社區營造，而是從了解居民的困擾，透過居民由下至上創造對失智症友善的環境為佳，在此想法下，決定舉辦以社區共生、社區整合為主軸的活動。然而施行之後，對於說時容易做時難這句話有著深刻的體認。

當初在面對農業的艱辛、荒地復興之時，並非是與失智症當事人一起共同作業，而是要先花費時間打造出失智症當事人能夠工作的場合，因此相較於福利服務，花費更多時間在農業方面。當地的居民對於失智症的活動，與社區活力、整合等詞彙在語言上難以取得共感，「這是失智症的活動？」這樣缺乏效率的農業工作、失智症的人並非想要勞動等等，各式各樣的問題迎面而來。「支援者也參與農作嗎？是觀光？還是福利服務？」在無法同時作出調整的情況下，面對著眾多的看法在煩惱中度日。人力、物力、經費缺乏之際，提供的意見也不見成效，作愈多便發現愈多的問題，積沙成塔層層積累，已是進退無門。然而思考之後，察覺到正因為加以實踐，才能發現問題並加以解決，在解決一個又一個的問題後，便能抵達目標。我們的目標，並非是我們一個人一個人所想出來的理想，而是透過這個城鎮、這個社區，構築即便罹患失智症，也能安心生活的友善城市，並非為了誰、也並非為了誰的目標，而是為了打造對失智症友善的城市所付諸的行動。為了成功，即便意見相左，只要思索著要抵達成功的終端，便能察覺到不合作便無法抵達的事實。正義之間的摩擦，是計畫裡的最大阻礙，也會讓目標漸行漸遠。教科書的方法與既有知識並非完全正確，在這個場景、這種情形下，必須思考出必要手段，而且必須是為了失智症的人，以及未來可能罹患失智症的人們。在需要正確資訊的同時，我們深刻體認到需要透過編撰讓訊息獲得共享，不是既有的知識與強行灌輸

經驗，而是在當地進行問答，將各類知識、經驗進行對話後將其整合，創造出為當地量身打造的新解答。尚未發覺的解答，在面對既有答案時必定有所衝突，更甚者可能阻礙合作、迷失初衷，進而毀壞活動的危險性，所以當新的答案出現之時，必須擁有柔軟的思考與協調性。

即使僅止於福利領域也是相當困難的工作，為了讓其他機構了解其必要性而跟進，我們透過軟性溝通以獲得理解、建立信賴關係等不能不做的事情堆積如山。在缺乏時間、溝通不足的情況下加速推動的話，活動可能原地踏步，所以即使著急，也了解到欲速則不達的道理，從中學到了重要的一課。

有時，需要藉由與活動無關的第三者來觀察，很多時候覺得自己什麼都沒做好，當懷抱著這樣的心情時，便需要有人從外觀察。不是已經做到這點了？不是已經有所進展了？才能察覺在努力之下，活動有所進展的程度。我們從中理解，當存有做了理所當然的想法，便很容易忽略已經做到的事情，而將還沒做的事情加以放大檢視。想要解決這樣的社會問題並非易事，即使有了想法，在實踐的路上仍然充滿崎嶇，同時，也不是只要努力便能一切順遂。然而，並不能因此放棄或嘆息，從小地方著手，進而感受到喜悅是相當重要的。地方活動相當辛苦且艱難，老實說有時會有著實在不太想做了的心情，但又是為什麼堅持著？乃是為了能讓理想的目標實現，看見大家的笑容，同時，這也是讓自己能夠擁有明朗的未來，我是這麼想的。

參考文獻

早發性失智症患者的再度就業相關研究Ⅱ，2012年4月，身心障礙者職業綜合中心。

第九章　高齡者健康素養

黃曉令

前言

　　健康素養（health literacy）的概念源自於識字能力（literacy），是指能夠理解、分析及應用健康相關的知識與技能，並維持個人健康狀況的能力。此概念廣泛在公共衛生領域被使用來作為衡量個人、社區及國家是否達到良好健康水準的指標之一。其中，健康素養與健康狀況的關聯性是最常被研究的公共衛生議題。一個國家沒有高健康素養的國民，影響層面不僅是個人的健康，更可能是醫療資源無法妥善傳遞的社會成本損失。因此，從美國、加拿大等西方國家投注大量資源及人力，確保國民的健康素養可以隨著健康醫療資源的投入而提升。臺灣也從2007年開始由國家衛生研究院推動中文版健康素養量表的建構及大規模資料蒐集，健康素養對臺灣社會的重要性也越來越受到重視。本章節將從健康素養的定義及測量談起，並分析高齡者健康素養與健康狀況的相關性，接著論述健康素養方案的規劃原則，最後探討並提出發展高齡者健康素養最適模式。

第一節　健康素養的定義與測量

一、健康素養的定義

　　健康素養一詞，也稱為健康知能或健康識能，最早是由世界衛生組織（1998）所提出：「屬於認知及社會功能的能力，此能力將決定個人是

否有動機及能力去獲得、了解及使用促進自身健康的訊息（The cognitive and social skills that determine the motivation and ability of individuals to gain access, to understand and use information in ways which promote and maintain good health）。」另一個與世界衛生組織的定義相近，而被廣泛採用的定義是由美國醫學會於1999年所提出的說法：「健康素養是一種技能的組合，能夠接近、了解及適當運用相關訊息而獲得健康的能力（A constellation of skills, including the ability of individuals to gain access, to understand and use information in ways which promote and maintain good health）。」歐盟針對健康素養的定義指出：「與一般性素養有關，且是使個人擁有知識、動機及能力，用以獲得、了解、評估及應用健康相關資訊，使自身在生命歷程與健康照護、疾病預防與健康促進有關的日常生活中，維持或改善生活品質（Health literacy is linked to literacy and entails people's knowledge, motivation and confidence to access, understand, appraise and apply health information to make judgments and take decisions in everyday life in terms of health care, disease prevention and health promotion to promote and maintain quality of life during the life course.）」（Sørensen, 2013）。Nutbeam（2000）有關健康素養的定義也與上述機構或組織所提出的概念不謀而合，然而，他更進一步從公共衛生的社會健康觀點闡述健康素養定義。他提出的健康素養的三個層次為：功能性（functional）、互動性（interactive）、批判性（critical），分述如下：

（一）功能性健康素養：具備基本的閱讀及書寫能力，有效應付日常生活各種狀況，此為最狹義的健康素養定義。

（二）互動性健康素養：具備較高階的社會認知功能及識字能力，可主動從日常生活中透過不同的媒介管道獲取有用訊息，在與他人的互動溝通中獲得啟發，並將新的資訊運用於各種變化的環境中。

(三) 批判性健康素養：具備最高階的認知能力，可批判性地分析及評估資訊後的結論作妥善應用，並且對於生活事件與處境擁有更多的自主權。

　　Nutbeam學者所提出的健康素養定義中，兼顧個人行為改變（功能性）及改善社會環境（互動性及批判性）的兩大面向，這個定義的產生也使得健康素養的測量能夠更明確的進行。Paasche-Orlow及Wolf兩位學者（2007）的研究發現，健康素養及其健康狀況不僅受到個人因素的影響，例如：年齡、教育程度及種族，更有可能是環境因素，例如：社會支持系統及文化，導致個人健康情形的差異性。更有學者明確指出健康素養不僅是個人的能力，而是個人能力與健康素養相關的需求度與照護體系的複雜度互動之下的產物（Baker, 2007; Rudd, 2003）。

二、健康素養的測量

　　在健康素養研究中，衡量健康素養最常見的評估工具包括：REALM（Rapid Estimate of Adult Literacy in Medicine）、TOFHLA（Test of Functional Health Literacy in Adults）、NVS（Newest Vital Sign）及HLS-EU-Q（Health Literacy Scale-EU-Questionnaire）。茲將上述四個國外常用的健康素養工具分述如下：

(一) REALM（Rapid Estimate of Adult Literacy in Medicine）

　　是一種測試使用者是否能夠將125個與醫學有關的單字正確發音而進行健康素養評估的工具。為了能夠更節省的進行測定，也發展出66項目、8項目及7項目的簡短版。總分依照答對的題目的個數進行給分，例如：能夠將65個單字正確的發音，即代表65分的健康素養得分成績（Davis et al., 1991; Davis et al., 1993; Bass et al., 2003; Arozullah et al., 2007）。

(二) TOFHLA（Test of Functional Health Literacy in Adults）

此工具是透過50題閱讀能力題及17題數理演算題所組成的健康素養評估工具。閱讀能力是在醫院裡病人會接觸到的資料中，製作成填空題的形式供測試者作答。作答者從選項中選擇正確的答案。數理演算題是依照處方箋所提醒的服用方法，計算出正確的藥品服用量作為測量依據。此工具也發展出36題閱讀能力題及4題數理演算題的簡版。根據答對的正確率進行給分並測定受試者健康素養高低（Parker et al., 1995; Baker et al., 1999）。

(三) NVS（Newest Vital Sign）

該工具是依照冰淇淋盒上的營養標示作為測試題目，請受試者回答有關閱讀、解釋及計算的相關問題共6題。根據測試者答對的題數獲得成績而評估健康素養的情形（Weiss et al., 2005）。

(四) HLS-EU-Q（Health Literacy Scale-EU-Questionnaire）

Sørensen等學者（2013）提出歐洲版健康素養調查問卷。它是將四種訊息閱讀能力（可近性、了解度、評估及運用）與三個健康領域（健康照護、疾病預防及健康促進）做成4乘3的十二次元的矩陣方式進行總計47個題項。目前也已經發展出16個題項的簡短版（HLS-EU-Q16）（Sørensen et al., 2013）。

臺灣目前發展最早也最完整的健康素養相關量表是由國家衛生研究院群體健康科學研究所郭耿南教授的研究團隊所發展，藉以評估使用中文的成年人健康識能程水準。此評估表是根據美國醫學研究院（Institute of Medicine）所建議的健康識能為概念性定義，將公共衛生三段五級中的「預防保健」、「自覺症狀」、「診斷篩檢」、「治療」及「自我照顧」五部分融入題項中，以民眾在實際使用健康照護系統時產生的各種情境，

設計出「衛教短文」10題、「門診對話」12題、「用藥資訊」17題及「醫療服務系統」11題，共計50題（Tsai at al., 2011）。國內與健康識能相關的中文評估工具及研究也在近年來日益增加（林季緯，2016；劉潔心，2014；李守義，2012；曾旭民，2012；蔡慈儀，2010）。

第二節　高齡者健康素養與健康狀況

　　許多研究證實教育程度是低健康素養的預測因子（Cordasco, 2013; Patel et al., 2011），Wolf等學者（2006）及Patel等研究人員（2011）的研究也另外發現，年齡是高齡者健康素養的重要影響因素。低健康素養的高齡者有較大困難正確服用藥物、遵從指導，且通常無法正確解讀藥物標籤或標準健康訊息（Berkman et al., 2011）。同樣的研究中也進一步發現，相較於健康素養高的成年人，健康素養較差之成年人的健康狀況可能較差（42%），且沒有健康保險的情形較明顯（Berkman et al., 2011）。由於沒有健康保險，這些成年人也較少從事預防性保健活動，例如乳房攝影、子宮頸抹片及接種流感疫苗。健康素養低且沒有參加保險的成年人，他們通常都是在病情惡化時才接受醫療服務，因此在健康狀況上也是呈現不佳的狀況。在Manafo及Wong（2012）針對高齡者健康素養的文獻回顧中提及，超過半數以上的美國成年人沒有足夠的能力照顧自身的健康，而其中老年族群更是屬於低健康素養的危險族群。Zamora及Clingerman（2011）在他們的文獻回顧中更推論，快速的老齡化與不足的健康素養能力有高度相關。健康素養關乎自身健康狀況的維持及促進，加拿大有關的研究中顯示，健康素養最低者，相較於高健康素養者有2.5倍的風險其健康狀況是屬於不佳的（Canadian Council on Learning, 2008）。由於健康素養與健康狀況之間的關聯性，往往也受到其他因素影響。因此，本節將採用

Paasche-Orlow及Wolf所發展的健康素養與健康狀況的概念模式，並將依此進行高齡者不同健康素養狀況者在醫療資源可近性及利用（access and utilization of health care）、醫病互動（provider-patient interaction）及自我照顧（self-care）的差異性，如何影響健康狀況（health outcomes）。

一、醫療資源可近性及利用

一般人總是在有醫療需要時會有求助醫療服務的行為，然而，健康素養不足者，往往因為缺乏預防保健及疾病相關知識，所以會產生延誤就醫的情形。由於例行性檢查有賴病人擁有充足的自我保健觀念，因此，低健康素養者因自覺沒有接受預防保健服務的需要性，導致較少利用醫療保健服務（Scott et al., 2002; Bennett et al., 1998; Wolf et al., 2006）。

二、醫病互動

在醫病互動過程中，有時候連病人都沒有辦法理解到自己可能對自身病情的了解也是相當不足。若自己又是屬於健康素養較低的情況下，更容易讓病人羞於詢問醫師有關自己的病情。換言之，低健康素養的病人，可能會更容易畏怯詢問醫師自己的病情。上述情形都將有可能導致低健康素養者成為更被動的詢問者，使醫病互動產生更多問題，有時甚至會產生醫病之間各種訊息的傳達錯誤（Lincoln et al., 2006; Wolf et al., 2005; Mancuso et al., 2006）。醫療提供者通常較少在醫療現場使用各種技巧與低健康素養者溝通。因此，醫病互動的不順暢有多少是病人本身的原因，有多少是源自於醫療提供者缺乏面談能力、缺乏更具說服力的衛生教育知識，或是因為時間壓力導致的適應不良都有待進一步確認，以利於雙方在醫療現場時能夠達到更好的溝通結果。Baker等人（1996）、Kalichman等人（2000）及Paasche-Orlow（2007）等人的研究都發現，低健康素養者

可能會更不自發性的詢問問題、接受模糊不清的狀況、提供較不完整的自身醫療史及用藥史，使得醫病互動的難度升高。

三、自我照顧

　　健康素養較低者不僅可能對於自身的疾病相關知識不足，也可能對於日常生活中疾病自我管理所需的技能相當缺乏。因此，也較容易有健康狀況不佳的結果產生。疾病自我管理通常不單是指要執行哪些事情，更關鍵的重點在於遵醫囑的情況。通常，低健康素養者，因為知識或技能的不足，遵醫囑的情形較高健康素養者差，也就容易在健康狀況上呈現較差的結果。不良的服藥遵從性與高齡者的發病率、死亡率和醫療保健成本增加有關（Gazmararian et al., 2006; Keller et al., 2008）。Wolf等學者（2010）的研究結果顯示，健康素養低者與自評身體功能之間存有因果關係。認知功能和閱讀能力下降時，會對當事人的健康素養產生負面影響，同時對於如何保持健康、何時應就醫，以及如何正確遵醫囑的能力也會有所影響。

第三節　高齡者健康素養方案規劃

　　研究顯示藉由提升閱讀能力，將有助於增進健康素養（Ottawa, 2008）。病人越來越被要求與醫療提供者共同守護自己的健康，因此，讓病人針對自身健康及醫療照護制度問對問題，並能以病人的健康素養程度獲取健康相關的訊息及技能將影響病人的健康。除了高齡者及醫療照護系統共同致力於提升健康素養水準以外，政府部門肩負整體經濟及社會發展，社區民眾乃至高齡者若擁有一定水準的素養（包括健康素養）時，將有助於維持社會經濟及其發展的品質及績效。臺灣社會如其他國家的社會發展軌跡，越來越多的新移民族群居住在臺灣，無論移民者本身乃至下一

代，都有必要了解並重視高齡者的健康素養議題。基於此，本節參考加拿大健康素養報告書（Ottawa, 2008）中所提出方案規劃的重要關係者應扮演的角色後，提出以下核心檢核題項，以利通盤且有系統的規劃與執行高齡者健康素養方案。

一、高齡者方面

(一) 分析高齡者自身面臨的健康議題

分析高齡者目前所面臨的健康議題有助於高齡者本身或是醫療提供者規劃各項方案。高齡者最常擁有的健康訊息應屬醫療訊息，醫院的病歷中所保存有關高齡者過去的病史，包括重大手術或慢性病的用藥情形。除了醫療相關的訊息以外，高齡者本身對於能夠運用的健康相關資源的熟悉程度及使用情形都需要有文字紀錄。若高齡者已退休或即將退休，則工作職場中可能與健康相關資料也應有所記錄並保存。

(二) 盤點高齡者目前接受與健康素養有關的方案

無論是由醫療機構或是民間社團，乃至社區里民中心等機構，都會針對特殊族群，例如：高齡者、新住民或待業者辦理各種不同的課程或是文康活動，就是希望能夠將社會資源傳遞給需要者，達到分享、成長與快樂的目的。諸如此類的活動及課程立意良好，但是高齡者本身也需要有能力去辨別方案的妥適性。例如：高齡者若欲參與健行活動時，自身是否具備足夠的能力，判斷參加活動所需具備的個人健康相關條件。藉由盤點高齡者目前接受與健康素養有關的方案，例如：樂齡大學的健康資訊課程，將有助於協助高齡者推薦或是規劃適合自己的健康素養課程及活動。

(三) 評估高齡者執行上述健康素養方案後的成效

高齡者參與健康相關活動前應根據自身的狀況，審慎選擇適合的方

案；在活動過程中能夠學習及成長，並結交新朋友而擴展生活圈，都是屬於良好的成效。除此之外，若能在活動中同時提升高齡者個人正確的健康觀念，特別是疾病預防等保健知識，將能減少疾病有明顯症狀時才就醫而延誤病情的遺憾。因此，高齡者自己參與或是親友協助報名各項與健康相關的活動或方案時，能夠初步評估活動參與的預期成效，相信將能夠使高齡者得到最大的收穫。

二、社區方面

(一) 盤點社區中可以推廣及執行提升社區居民健康素養的資源的充足性

社區對於高齡者而言是一個能夠創造親近感的環境。社區中的人、事、物通常都與高齡者有長時間的接觸，社區中從事健康相關的工作者，例如：衛生志工長期與高齡者有所接觸，互信基礎較為穩固，因此當高齡者有任何健康上的需求時，社區的資源可以透過志工或是社區醫院中的個案管理師依照高齡者的健康素養水準，以口述或是文字內容提供相關資源及諮詢。

(二) 分析社區高齡者的健康素養水準

盤點社區資源只是第一步，更重要的工作是確認高齡者是否能夠妥善利用這些資源。這個確認工作就非常需要了解高齡者的健康素養水準。如同教育現場的工作者，如果所教的課程內容過於艱深或是易如反掌，對於學習者或是教學者都無法呈現良好的教學效果。高齡者因為隨著年齡的增加，可能會在認知功能上有衰退現象，容易有羞恥感及尷尬感，進而減少有效的溝通，有時會難以確認其健康素養的狀況（Cornett, 2006; Speros, 2009）。

(三) 確認社區低健康素養的高齡者所需資源

　　低健康素養的高齡者往往是屬於我們必須關注的危險族群。Mosher 及其研究團隊（2012）在愛荷華的醫院施測310位榮民時發現，低健康素養者中僅有32.2%的人知道所服藥物的名稱，中健康素養者及高健康素養者的百分比則分別為54.6%及60.8%。同樣研究也發現低健康素養者的電腦技能也較其他族群不足，這也可能導致這群高齡者的健康狀況無法維持在良好水準。當我們能夠確認因為健康素養較低產生健康風險的高齡者時，社區中健康照護相關的工作者便可啟動關懷機制，整合社區中適當的資源，提升高齡者健康知識與技能，進而達到應有的健康水準。

三、公共衛生專家

(一) 確認公共衛生專家具備分析健康素養議題的能力

　　公共衛生專家可以運用前節所述Nutbeam（2000）的功能性健康素養定義，確認自己是否具備分析健康素養議題的能力。功能性健康素養主要是指對於所有可能的健康訊息來源的了解程度，換言之，健康訊息的內容深淺程度是否匹配閱讀者的認知及識字能力水準需要確認。往往有許多衛教單張的內容充滿專業用語，或是文字字體大小不適合高齡者閱讀。無論是文字內容或是字體大小都是在高齡者健康素養能力提升的方案中扮演重要的角色。

(二) 確認公共衛生專家具備設計提升高齡者健康素養訓練課程的能力

　　健康素養方案中的課程設計牽涉範圍廣泛，會隨著高齡者的教育背景、種族、性別及識字能力而有不同。Nutbeam（2000）所提出的互動性健康素養是藉由發展個人的技能以便了解各種健康相關訊息，換言之，使個人能夠擁有分析及評估健康訊息，以利進行各項健康相關的決定。

(三) 確認公共衛生專家能夠透過網路科技介紹優質的網站，增進高齡者學員電腦資訊能力

Hoffman-Goetz等學者（2006）及Susic的研究（2009）中皆提出高齡者透過學習網路資訊能力，進行健康資訊的蒐集後，將有助於健康素養技能的提升。使用網路蒐集健康相關資訊的好處非常多，但現階段受限於高齡者的電腦使用能力尚未全面普及化，因此，對於許多高齡者而言，熟悉電腦語言及邏輯能力尚未具備前，相關研究尚未有強而有力的支持高齡者藉由使用資訊網絡，增進健康知識及技能，以利提升健康素養的直接證據。美國疾病管制中心（2016）在增進高齡者健康素養（improving health literacy for older adults）的專家諮詢報告中明白揭示高齡者不喜歡科技類資訊（technical information），他們往往需要更長的時間消化及吸收他們從網際網路讀取的訊息。因此，如何從高齡者的學習模式設計網路中健康資訊的呈現方式，將是公共衛生專家能否真正善用科技而達到提升高齡者健康素養的關鍵要素。

四、政府衛生部門人員

(一) 確認政府衛生部門人員將高齡者健康素養議題納入重要衛生政策

政府面對並規劃高齡者健康素養的方案時，第一步也是最重要的事情就是將健康素養議題納入衛生政策的制定過程。當衛生政策制定者明白健康素養所影響的面向，不僅是個人自身的健康狀況，更可能是國家醫療系統是否有完善且適切的將預防保健知識及技能、慢性病等各種疾病自我管理能力及如何使用醫療資源獲得健康等重要資源傳遞到高齡者身上。若沒有從政策上強調其重要性，無論是醫療機構、社區衛生單位乃至個人及家庭成員都有可能在疾病產生之前或之後，面臨無法為自己進行最適合個人

健康狀況的健康相關決策。

(二) 確認政府衛生部門人員規劃資源挹注在高齡者健康素養提升方案

　　政府的資源有限是眾所皆知，但在面對高齡社會的臺灣，政府部門絕對有責任，確保營造高齡友善的生活環境。高齡者在醫療相關資源的需求上與其他族群相比有其獨特性，例如：高齡者本身認知功能的衰退，因此，在設計適合高齡者健康素養方案時就必須確認是否可以全面電子化，例如：線上教材，健康方案的執行者語言上必須要能夠符合高齡者所慣用的語言。種種高齡友善的考量因素，都將有可能增加資源的投入。目前大部分政府單位所規劃的健康素養方案都走向電子化及無紙化之時，此一趨勢是否能夠讓高齡者接受，皆需納入考量並備妥相關資源，規劃能夠讓高齡者本人感覺受到重視的方案，將有助於高齡者從方案中，得到健康相關知識與技能，進而提升健康素養。

(三) 確認政府衛生部門人員將高齡者健康素養提升成效納入績效考核

　　政府單位除了規劃並推動高齡者健康素養提升方案以外，更應該要有完善的成效考核機制，針對各項方案做整體檢視。有別於其他年齡層健康素養方案的評估方法，由於教育程度或認知功能等伴隨高齡化而產生的各種因素，高齡者不全然能夠直接評斷方案對個人的成效，藉由更質性的觀察法或訪談，或甚至透過面對面的檢視各項方案的執行成效，將有助於更清楚的了解高齡者對於方案的接受程度及可能需要改善的具體方向。如此一來，高齡者健康素養各項方案的永續性將能夠保持，並增進高齡者的健康水準。

第四節　高齡者健康素養最適發展模式

　　回顧先進國家針對高齡者健康素養最適發展模式的相關文獻後，最重要的結論也是臺灣發展該模式必須認清的事實：高齡者所代表的族群是非常多樣的。他們的個人健康狀況會隨著時間的流逝而改變，通常會是面對更多的疾病產生及功能障礙。即使健康狀況相當的高齡者，他們能夠使用的醫療資源、社會支持網絡乃至全民健保以外的私人保險保障內容都有所差異。針對如此動態性的特殊族群，在思考健康素養的最佳模式時，必須考量的因素也就相形增加。但無論如何，要能夠達成擁有一定健康素養水準的高齡社會，高齡者及醫療提供者必須有各自需要達成的目標如下：

一、高齡者

　　(一) 確保與高齡者日常生活息息相關的公共衛生資訊可近性。

　　(二) 高齡者本身願意提升健康素養。

　　(三) 高齡者本身願意接受可信賴且可了解其意義的健康相關資訊，以增進生活品質。

二、醫療提供者

　　(一) 醫療提供者致力於從高齡者可接受方法提供各項健康相關建議。

　　(二) 醫療提供者提供足夠的醫病時間，確保高齡者了解醫囑。

　　(三) 醫療提供者營造讓高齡者自由發問健康問題的互動平台。

　　無論從高齡者或是醫療提供者的觀點來看，前述所有目標都一再強調，高齡者需要有足夠且可接受的健康訊息以達成更好的健康素養水準。Broering等人（2006）研究發現當高齡者能夠提升取得與自身有關之健康資訊能力時，將有助於增進其健康素養水準。綜觀之，當老年人口數的增

加，伴隨網路健康訊息的日趨成熟，如何讓高齡者能夠透過網路平台，接受正確而有實用的健康相關訊息，突破上一節所述高齡者在網路使用過程中面臨的科技使用障礙，進而增進健康素養，可說是發展高齡者健康素養模式最需關注的重要工作。

高齡者的教育程度訊息有時候與現況差異相當大，因此，只單憑教育程度水準區別理解或分析能力可能會與現實有所落差。因此，在針對高齡者為導向而設計的各項健康素養方案時，需要在先前更整密的準備各項文書資料，才能夠使健康訊息透過各種媒介傳遞且讓高齡者明白內容。

目前政府部門透過網站下載功能，提供各種健康教育文宣品。然而網站上的路徑乃至健康訊息相關內容過多，對於高齡者，特別是沒有習慣使用網路搜尋資訊者而言，可能會面臨資訊找尋困難的情形。針對此，可成立高齡者健康素養小組，透過高齡者親身使用網路資源後，將回饋使用狀況給網管人員，達成高齡友善的使用者介面。

網站上的訊息鋪陳邏輯需要考量高齡者的認知水準。由於高齡者普遍有記憶衰退及缺乏長期使用的慣用習慣，網路資訊提供的設計上必須以少量但重要為出發點為基礎，否則大量訊息對於高齡者而言，恐怕會等同於沒有訊息，浪費高齡者本人的時間及精力，對於健康素養的提升也有所限制。

共享學習機制的建立將可提升高齡者使用網路提高健康素養的動機，高齡者在學習利用網路搜尋健康相關訊息後，可分享同儕使用經驗及健康相關訊息，不僅可以提升高齡者自己及其朋友的健康素養，也增進高齡者成功使用網路的滿足感，進而促進自我健康照護的目標。

不僅是高齡者需要學習及熟悉運用科技工具獲得健康訊息，網站管理端的工作者也應不斷積累高齡者使用經驗的資料，將高齡者成功使用並獲得健康訊息作為網站經營的績效指標之一，真正落實高齡友善的網路介面

目標。

　　運用大數據的概念在持續經營高齡者網路使用相關數據的蒐集，不僅可以了解高齡者需要的健康訊息種類及內容以外，未來更可以連結使用者資料及健康素養指標的長期追蹤研究後，針對高齡者健康素養與健康狀況進行資料分析，以實證為基礎的結果，將能夠使高齡健康素養最適模式的發展有更長足的發展及策略的擬定。

討論問題

一、請分析國外四種健康素養測量工具在高齡者的適用性。

二、請說明低健康素養高齡者在醫病互動中常見的現象。

三、請具體說明如何使高齡者具備分析及評估健康訊息的能力。

四、如何建置高齡友善的健康素養相關之網路資源平台。

參考文獻

中文文獻

林季緯、何青蓉、黃如薏、王維典（2016）。健康識能的概念發展與實務應用。*台灣家醫誌*，26，65-76。

劉潔心、廖梨伶、施淑芳、張子超、紀雪雲、Osborne RH（2014）。臺灣學童健康素養測驗之發展與測量。*台灣公共衛生雜誌*，33，251-70。

李守義、蔡慈儀、蔡憶文、郭耿南（2012）。「中文健康識能評估量表」，簡式量表的發展與效度檢測。*台灣衛誌*，31，184-94。

曾旭民、廖淑芬（2012）。糖尿病人健康識能與血糖照護結果之相關探

討。*中華民國糖尿病衛教學會會訊*，8（3），1-7。

蔡慈儀、李守義、蔡憶文、郭耿南（2010）。中文健康識能評估表的發展
　　與測試。*醫學教育*，14，122-36。

英文文獻

Ad Hoc Committee on Health Literacy for the Council on Scientific Affairs
　　AMA: Health literacy: report of the council on scientific affairs. *J Am Med
　　Assoc*. 1999, 281 (6): 552-557. 10.1001/jama.281.6.552.

Arozullah AM, Yarnold PR, Bennett CL, et al. Development and validation of
　　a short-form, rapid estimate of adult literacy in medicine. *Med Care* 2007
　　November; 45(11): 1026-33.

Baker DW, Parker RM, Williams MV, et al. The health care experience of
　　patients with low literacy. *Arch Fam Med*. 1996; 5(6): 329-334.

Baker DW, Williams MV, Parker RM, Gazmararian JA, Nurss J. Development
　　of a brief test to measure functional health literacy. *Patient Educ Couns*
　　1999; 38: 33e42.

Baker, D. W., Wolf, M. S., Feinglass, J., Thompson, J. A., Gazmararian, J. A.,
　　& Huang, J. (2007). Health literacy and mortality among elderly persons.
　　Archives of Internal Medicine, 167(14), 1503-1509.

Bass PF 3rd, Wilson JF, Griffith CH. A shortened instrument for literacy
　　screening. *J Gen Intern Med*. 2003 Dec; 18(12): 1036-8.

Bennett CL, Ferreira MR, Davis TC, et al. Relation between literacy, race, and
　　stage of presentation among low-income patients with prostate cancer. *J Clin
　　Oncol*. 1998; 16(9): 3101-3104.

Berkman, N. D., Sheridan, S. L., Donahue, K. E., Halpern, D. J., & Crotty,

K. (2011). Low Health Literacy and Health Outcomes: An Updated Systematic Review. *Annals of Internal Medicine*, 155(2), 97-U89. doi: Doi 10.1059/0003-4819-155-2-201107190-00005

Broering N, Chauncey G, Gomes S. Outreach to public libraries: senior centers, and clinics to improve patient and consumer health care: an update. *J Consum Health Internet* 2006; 10: 1-19.

Canadian Council on Learning(2008).Health literacy in Canada: A healthy understanding.

Centers for Disease Control and Prevention. (2016). Learn about health literacy. Retrieved from http://www.cdc.gov/healthliteracy/learn/index.html

Cordasco, K. M., Homeier, D. C., Franco, I., Wang, P. C., & Sarkisian, C. A. (2012). Health literacy screening of geriatric monolingual Spanish-speaking patients using single-item literacy screening questions and education. *Health Education Journal*, 71, 597-605. doi:10.1177/0017896911411764

Cornett, S. (2006). The effects of aging on health literacy. Retrieved from http:// medicine.osu.edu/sitetool/sites/ pdfs/ahecpublic/HL_Module_Elderly.pdf

Davis TC, Crouch M, Wills G, Abdehou D. Rapid assessment of literacy levels of adult primary care patients. *Fam Med* 1991; 23: 433e55.

Davis TC, Long SW, Jackson RH, Mayeaux EJ, George RB, Murphy PW, et al. Rapid estimate of adult literacy in medicine: a shortened screening instrument. *Fam Med* 1993; 25: 391e5.

Elizabeth Manafo, Sharon Wong; Health literacy programs for older adults: a systematic literature review, Health Education Research, Volume 27, Issue 6, 1 December 2012, Pages 947-960, https://doi.org/10.1093/her/cys067

Gazmararian, J. A., Kripalani, S., Miller, M. J., Echt, K. V., Ren, J., & Rask, K.

(2006). Factors associated with medication refill adherence in cardiovascular-related diseases: A focus on health literacy. *Journal of General Internal Medicine*, 21, 1215-1221.

Health Literacy in Canada: A Healthy Understanding 2008 (Ottawa: 2008). 38 pages.

Hoffman-Goetz L, Friedman D, Celestine A. Evaluation of a public library workshop:Teaching older adults how to search the Internet for reliable cancer information. *J Consum Health Interne* 2006; 10: 29-43.

Kalichman SC, Rompa D, Cage M. Reliability and validity of self-reported CD4 lymphocyte count and viral load test results in people living with HIV/AIDS. Int J STD AIDS. 2000; 11(9): 579-585.

Keller, D. L., Wright, J., & Pace, H. A. (2008). Impact of health literacy on health outcomes in ambulatory care patients: A systematic review. *The Annals of Pharmacotherapy*, 42, 1272-1281.

Lincoln A, Paasche-Orlow MK, Cheng DM, et al. Impact of health literacy on depressive symptoms and mental health-related: quality of life among adults with addiction. *J Gen Intern Med*. 2006; 21(8): 818-822.

Mancuso CA, Rincon M. Impact of health literacy on longitudinal asthma outcomes. *J Gen Intern Med*. 2006; 21(8): 813-817.

Mosher, H. J., Lund, B. C., Kripalani, S., & Kaboli, P. J. (2012). Association of health literacy with medication knowledge, adherence, and adverse drug events among elderly veterans. *Journal of Health Communication*, 17(Suppl. 3), 241-251. doi:10.1080/10810730.2012.712611

Paasche-Orlow MK, Parker RM. Improving the effectiveness of patient education: a fFocus on limited health literacy. In: Talmadge E.King, Margaret

B.Wheeler, editors. *Medical Management of Vulnerable and Underserved Patients: Principles, Practice, and Populations*. New York: McGraw Hill 2007:101-109.

Paasche-Orlow, MK, Wolf, MS. The causal pathways linking health literacy to health outcomes. *Am J Health Behav*. 2007;31:S19-S26.

Parker RM, Baker DW, Williams MV, Nurss JR. The test of functional health literacy in adults: a new instrument for measuring patients' literacy skills. *J Gen Intern Med* 1995; 10: 537e41.

Patel, P. J., Joel, S., Rovena, G., Pedireddy, S., Saad, S., Rachmale, R., ... Cardozo, L. (2011). Testing the utility of the newest vital sign (NVS) health literacy assessment tool in older African-American patients. *Patient Education and Counseling*, 85, 505-507. doi:10.1016/j.pec.2011.03.014

Rudd RE, Comings JP, Hyde J. 2003. Leave no one behind: Improving health and risk communication through attention to literacy. *Journal of Health Communication, Special Supplement on Bioterrorism*. 8(Supplement 1): 104-115.

Scott TL, Gazmararian JA, Williams MV, Baker DW. Health literacy and preventive health care use among medicare enrollees in a managed care organization. *Med Care*. 2002; 40(5): 395-404.

Speros C. (2009). More than words: Promoting health literacy in older adults. OJIN: The Online Journal of Issues in Nursing, 14(3). Retrieved from http://www.medscape.com/viewarticle/717469

Susic J. NIH Senior Health classes for senior citizens at a public library in Louisiana. *J Consum Health Interne* 2009; 13: 417-19.

Sørensen K, et al. Measuring health literacy in populations: illuminating the design and development process of the European Health Literacy Survey Questionnaire (HLS-EU-Q). BMC Public Health 2013 13:948.

Sørensen K, Brand H. Health literacy lost in translations? Introducing the European Health Literacy Glossary. *Health Promotion International*, 2013, doi:10.1093/heapro/dat013.

Tzu-I Tsai, Shoou-Yih D. Lee, Yi-Wen Tsai, Ken N. Kuo. Methodology and Validation of Health Literacy Scale Development in Taiwan. *Journal of Health Communication* 2011, 16: 50-61.

Weiss BD, Mays MZ, Martz W, Casto KM, DeWalt DA, Pignone MP, et al. Quick assessment of literacy in primary care: the Newest Vital Sign. *Ann Fam Med* 2005; 3: 514e22.

Wolf MS, Knight SJ, Lyons EA, et al. Literacy, race, and PSA level among low-income men newly diagnosed with prostate cancer. *Urology*. 2006; 68(1): 89-93.

Wolf MS, Gazmararian JA, Baker DW. Health literacy and functional health status among older adults. *Arch Intern Med*. 2005; 165: 1946- 1952.

World Health Organization. Health Promotion Glossary (Geneva: 1998) p.10. Available at www.who.int/ healthpromotion/about.

Zamora, H., & Clingerman, E. M. (2011). Health Literacy among Older Adults: A Systematic Literature Review. *Journal of Gerontological Nursing*, 37, 41-51. http://dx.doi.org/10.3928/00989134-20110503-02

第十章　高齡友善活動設計——世代融合與多元智慧的再思

黃雅文

活動設計實例：王律凱、吳啓明、陳怡慈、黃麗娟

前言

行政院（2015）核定的高齡社會白皮書中為因應高齡社會問題人口老化速度快、家庭照顧壓力大、生活型態改變多、社會價值變遷大之挑戰，提出四大願景與行動策略如下：

一、健康生活——延長健康時間，提升生活品質

(一)健康促進保功能。

(二)醫療照護固健康。

二、幸福家庭——永續長照服務，促進世代共融

(一)完備長照減壓力。

(二)世代交流創天倫。

(三)生活無虞好安心。

三、活力社會——促進多元參與，提高自我價值

(一)銀髮動能貢獻大。

(二)多元社參促圓夢。

(三)青壯協力迎未來。

四、友善環境──普及支持網絡，消弭障礙歧視

(一)服務網絡眞便利。

(二)食衣住行無障礙。

(三)歧視障礙盡破除。

　　本文綜合健康促進、世代共融、促進多元參與，以世代融合與多元智慧爲架構，論述高齡友善活動設計的方法，並設計一個銀髮口腔保健的活動設計實例。

第一節　國內高齡政策與世代融合

　　敬老、世代融合是高齡友善的重要策略，行政院與各部會針對高齡政策紛紛提出因應對策。

一、世代融合

　　行政院（2015）高齡社會白皮書中與世代融合相關的內容整理如下：

　　(一) 幸福家庭，促進世代共融。世代交流創天倫。具體方向爲：促進家庭、社區（部落）代間連結與互助，規劃以家庭爲核心概念的政策措施，設計高齡者與家庭各世代成員互動連結的創新活動。

　　(二) 活力社會：提倡世代智慧共享。規劃青銀共創機制，結合銀髮長輩專長，鼓勵青年回鄉發展社區（部落）在地社會企業、在地特色產業、或觀光產業，推動社區（部落）特色學習體驗。

　　(三) 歧視障礙盡破除

1. 高齡社會議題融入生活教育：規劃世代交流創新服務方案，提升不同世代對高齡者的正向認知，增進世代凝聚力，促進社會融合。跨代學習融入中小學課程，規劃高齡社會議題納入十二年國民基本教育課程綱要。鼓勵大專校院開設高齡社會議題相關課程；各機關公務人員終身學習活動列入高齡素養課程。

2. 全面檢視法規，破除年齡歧視與障礙，對即將來臨的高齡社會有更多的正向認識和接納。

二、代間教育

每年8月的第四個星期日教育部自2011年起訂定為「祖父母節」，為倡導家庭世代互動共學，實施代間教育，喚起各界對於孝道、敬老尊賢、倫理道德、親情的重視，並建構教育部家庭教育網（2015）對象以祖孫關係鼓勵代間教育，提供代間方案，透過家庭中的不同世代之需求關懷與溝通，藉由促進家人關係之學習以達到代間和諧與了解。祖孫代間教育的目標如下：

(一) 鼓勵世代共同參與活動，增加祖孫互動。

(二) 鼓勵彼此相互分享，增進祖孫之間的情感與相互了解。

(三) 鼓勵「文化反哺」：孫代將科技新知分享給祖父母，祖父母傳授文化智慧與家族傳統給孫代。祖孫發揮並傳遞個人所長與不同世代的生活經驗互動過程中，滿足不同世代互惠需求。

教育部為促進高齡者身心健康，加強高齡者學習動機，2008年起推動高齡教育，開設「樂齡大學」，結合大學校院以55歲以上國民為族群對象實施高齡教育，結合學校、民間團體、各級機關，合力建置各鄉鎮市區「樂齡學習中心」。我國推動高齡教育取英文字「learning」諧音通稱「樂齡」，「樂齡」鼓勵長者終身學習活到老、學到老，意義是「快樂學

習、樂而忘齡」。

三、高齡友善城市

臺灣由衛生福利部國民健康署建置「高齡友善城市」專屬網站：http://afc.hpa.gov.tw/Mobile/default.aspx，介紹高齡友善相關活動與計畫，由中央地方攜手一起營造高齡友善城市。65歲以上老年人口在臺灣占總人口比率於2018年3月底達到14.05%，換句話說，七個人裡面就有一個是老年人，宣告臺灣已經正式邁入「高齡社會」，如何維護高齡者的尊嚴與生活品質，以及因應少子化高齡社會帶來加重青壯年的照顧及扶養負擔，是全民需持續努力的目標（內政部戶政司，2018）。如何營造高齡友善活躍老化大環境，讓每個長輩能活出健康快樂與活力，2010年國民健康署為因應世界衛生組織倡議之「活躍老化」及「高齡友善城市」，積極營造臺灣成為高齡友善社會，協助各縣市政府將現有老年人的生活環境加以檢視，以「敬老、親老、無礙、暢行、安居、連通、康健、不老」等八大面向為基礎，針對軟硬體不足之處，提出具體改善建議與方案，各縣市積極營造高齡友善的環境，2010年嘉義市為全臺第一個試辦縣市。目前各縣市成果展示歡迎參閱在此專屬網頁。

第二節　國際高齡政策與世代融合

WHO「老化與健康全球戰略和行動計畫2016-2020」強調高齡友善環境與世代融合。第六十九屆世界衛生會議於2016年5月26日通過「老化與健康全球戰略和行動計畫2016-2020」，強調策略執行基礎原則為：世代融合（團結）、人權、公平、品質、無差別待遇（尤其是年齡）、性別平等。聚焦於五個策略目標：

(一) 每個國家承諾健康老化行動。

(二) 發展高齡友善環境。

(三) 衛生系統對準老人的需要。

(四) 發展永續公平的系統以提供長期照護（家庭，社區，機構）。

(五) 改善評量、監測和研究健康老化。

有關(二)發展高齡友善環境，需要多機構、多利益相關者（包括老人）間的合作協調。高齡友善環境可促進健康，移除障礙，提供失能人們支持，保障老人安全居所，免於貧窮，當保有自主健康時便能繼續發展人格、能貢獻社區。因此，高齡友善行動三大重點如下：(1)促進老人自主；(2)促使老人能參與；(3)促進多機構行動。「老化與健康全球戰略和行動計畫2016-2020」的十六項目標中，目標四提供包容和公平的優質教育，讓全民終身享有學習機會。策略上強調身體障礙和認知障礙老人的技能和經驗，及其可能貢獻的重要性。健康和福祉之決定因素除了基因和個人特質，生活中的物理和社會環境也是重要的因素。主要環境包括家庭、社會關系、社區鄰里。環境決定各年齡階段之生命歷程，影響老年的心理與生理健康及適應失能與晚年逆境的能力。高齡者居住的環境是富變化的。彼此互動中高齡者的潛力將促使或限制健康老化（WHO, 2016）。

一、高齡友善城市

WHO（2007）揭示高齡友善城市的八大面向，也積極投入推動高齡友善城市計畫，這八大面向包括：

(一) 敬老：敬老與社會融入（respect and social inclusion）

增進跨代互動、提倡敬老文化，鼓勵業界發展銀髮產品與服務。

(二) 親老：社會參與（social participation）

舉辦各種便於長輩參與的活動與服務，包括收費合理、位置便利、容許親友陪伴參加。

(三) 無礙：無障礙與安全的公共空間（outdoor spaces and buildings）

持續改善符合無障礙標準安全的公共空間；如維持社區的良好治安；老人走路慢綠燈時間要夠長，要禮讓老人行走。

(四) 暢行：大眾運輸（transportation）

要有便利接送設計或大眾運輸；提供長輩搭車的優惠。

(五) 安居：住宅（housing）

於社區中，有適合不同失能程度的服務與住所；有協助長者住家裝修的方案；還有提供家事與送餐服務。

(六) 連通：通訊與資訊（communication and information）

爲確保長輩與社會的連結，主動提供各種重要資訊給長輩；提供資訊時，說話要配合長輩慣用的語言，速度要慢。配合老人的視力，字體和鍵盤要大。

(七) 康健：社區支持及健康服務（community support and health services）

提供各種健檢服務、運動保健活動、社會服務、休閒娛樂、講座等，鼓勵長輩多走走多出來參加。

(八) 不老：工作與志願服務（civic participation and employment）

支持長者勇敢追逐夢想，持續就業、參加志願服務。

早在2007年WHO公布高齡友善指引（Global age-friendly cities: a guide）中提出自主老化（active ageing）的決定因素有五：健康與社會服務、行爲因素、個人因素、物理環境、社會因素及經濟因素。由於老化受

以上各因素影響，本指引概念上強調對終身各年齡友善，而不只是對老人友善，因此其英文名稱是age friendly而不是elderly friendly。

二、高齡友善城市評量

根據WHO（2015）訂定的「衡量高齡友善城市（城市關愛老人）的程度」核心指標使用指南，將高齡友善城市評量指標說明如下：

(一) 以公平性為基礎的高齡友善城市指標框架

1. 投入：主要使成為可能（enable）要因的資源和架構

透過政治承諾、利害相關團體間之合作、老人共享擁有權、財力與人力資源。

2. 產出：開創高齡友善環境的措施

物理環境：透過計畫與土地使用，設計住宅設計、交通設計、公共空間與建築等。

社會環境：透過雇用與商業機會、文化與休閒計畫等。

3. 結果：創建高齡友善環境實現的短中程改變

物理環境：公共空間、建築與交通的可近性，方便走路、負擔得起的住宅、安全性。

社會環境：對中老年人正向的社會態度、資訊與服務的可近性、志工活動、參與決策。

4. 影響：因改善高齡友善環境而產生長期上健康與福祉的變化

(二) 高齡友善城市的主要評量指標

1. 公平性的測量：顯示可以或需要改進的程度。

(1) 總人口平均值與最高值之間的差：

PAR：稱為人口（可歸因）相關風險（population attributable risk）。

PAR%：將PAR除以總人口平均值稱為人口相關風險百分比（population attributable risk percentage）。

例如：全國65歲以上高齡者在五等量表的問卷中，填寫自覺健康狀態良好的比率為60%，受過高教育的65歲以上高齡者填寫自覺健康狀態良好的比率為70%，兩者相減結果：人口相關風險PAR = |60-70| = 10，PAR% = 16.7%(10/60)。

(2) 兩組參考人群之間的差（取絕對值）

以地理區域或社會經濟次群體（如：性別、年齡、收入、居住區）分解高齡友善城市核心指標。

例如：臺灣地區年收入60萬以上的全國65歲以上高齡者在五等量表的問卷中，填寫一年至少參加一次志願工作活動的比率為60%，年收入60萬以下65歲以上高齡者，填寫一年至少參加一次志願工作活動的比率為45%，兩者相減結果顯示：經濟條件好與經濟條件差的高齡者在參與志願工作活動方面，不平等程度為：參與志工活動的絕對差異=|60%-45%| = 15%，參與的相對比例 = 1.3% (60/45)。

2. 高齡友善環境的結果：

根據主管機關行政管理數據，及65歲以上高齡者居民調查老年人口述內容的比例。

(1) 無障礙物理環境

①居住區步行方便程度：稱居住區適合步行的老人比例（含輪椅、步行器）。

②對輪椅完全無障礙的公共場所空間和建築物之可近性。

③公共交通工具的可近性：具有老人或殘疾專用座位的公共交通車輛的比例。

④公共交通工具車站停車處的可近性（500公尺內的住宅比例及稱公

車站便於利用的老人比例）。

⑤住房可負擔程度（可支配收入之30%以下用於住宅之比例）。

(2) 包容性社會環境

①對高齡者的正向社會態度：報告虐待老人的案例數（占老年人口比例）。老人提到在社區中感覺被尊重及被社會性的包容之比例。

②參與志工活動：當地志工登記冊中老人比例。說到過去一個月中至少參加一次的志工老人比例。

③參與有償的雇用工作：勞工統計資料目前就業的老年人口比例。說到有機會獲得有償工作機會的老年人口比例。

④參與社會文化活動：當地文化設施與活動到訪者中，老人所占比例。提及過去一週內自行決定至少參加一次社會文化活動的老人比例。

⑤參與地方決策：有資格投票的老人中，在當地近期選舉或立法活動實際投票的老人比例。說到有參與社區重要經濟、社會、政治決策的老人比例。

⑥資訊的可獲性：當地關於健康問題與服務轉介的訊息來源可獲性。稱知道打電話給誰，以便了解自己的健康問題與社區中相關服務的老人比例。

⑦健康與社會服務的可獲性：具有個人照護或輔助需求，並正在接受正式的居家服務，或以社區為基礎的服務的老人比率。提到在家中或社區透過正式的公私立服務，滿足個人照顧或支持需求的老人比率。

⑧經濟安全保障：生活在可支配收入高於貧窮風險閾值的家戶中，說到有足夠收入在前十二個月中沒有公私立部門援助就可以滿足基本需求的老人比例。

3. 對福祉的影響：生活品質（quality of life）

指出生時的健康壽命。自覺生活品質為五等量表中的「好

（good）」和「非常好（very good）」。

三、WHO高齡友善城市對世代融合之期許

「社會參與」、「敬老與社會融入」是高齡友善城市八大面向中的兩大面向。WHO（2007）針對八大面向之每一個面向提出檢核表（check list）。衛生福利部國民健康署（2016年12月08日）公布中文版的檢核表，並同時公布WHO高齡友善城市指南摘要，其中與世代融合有關的項目有：

(一) 社會參與（social participation）評估因子「促進社區之融和」中的項目

提供符合不同年齡層與不同愛好的高齡者可共同使用的設施，以促進高齡者彼此之間之交流與互動。

(二) 敬老與社會融入評估因子中有以下項目

1. 跨代和家庭交流

(1) 以社區為範圍的活動與事件，可以吸引所有年齡階層並符合他們的需求與喜好。

(2) 高齡者具體參與為家庭舉辦的社區活動。

(3) 定期舉辦的活動促進世代交流，為彼此提供樂趣與充實。

2. 公眾教育

(1) 在小學和中學課程裡，設立有關高齡知識的健康教育課。

(2) 高齡者能定期、主動的參與當地學校的各種活動，和老師、學生進行交流。

(3) 高齡者可以和不同年齡的人分享他們的知識、經驗和專長。

四、國際代間聯盟

代間聯盟（Generations United）的任務在透過世代間的合作、公共政策、計畫，來改善兒童、青少年與高齡者間的生活。委員會組織成員主席、副主席涵蓋產官學界代表。代間團結聯盟提供服務如下：經濟機會、祖父母家庭輔導、多世代輔導、Seniors4Kids祖孫活動輔導、空間分享、各項計畫、公共政策、團結部落格、研討會。透過網站分享資源如：出版圖書、工具教材、代間中心輔導、研究、評價、文章、影音、訓練、學習活動。出版物有：新聞發布材料、媒體、故事、本週代間活動訊息。代間團結聯盟理念：相信世代間合作團結能促進社區共同體，促進經濟成長創造價值，使資源更有智慧的被運用。公共政策應該要滿足所有的世代需求。任何形式的差別待遇將限制個人對社區發展的貢獻。祖父母若一起養育兒童將使家庭更團結，為國家帶來經濟效益。許多公共政策、立法、組織、住宅與服務未考慮世代團結。世代在資源上採取對立與負面印象，若能世代團結將使資源更有智慧的運用。可以透過研究與正面態度的倡議改善正面的公共觀點，將負擔轉換成為利益，進一步提供技術上的支援、訓練、獎勵、認可，與國際分享為所有的世代創造機會。代間聯盟（Generations United, 2018）。

第三節　多元智慧與人類發展

一、多元智慧的內涵

多元智慧理論之父，美國哈佛大學教育研究所發展心理學教授Gardner（1990）以《Frames of mind：The theory of multiple intelligences》

一書著稱於世，同時也以多元智慧理論獲得麥克阿瑟基金會的天才獎（田耐青，1997）

二、多元智慧的特質

(一) 多元智慧的內容架構

Gardner（1983, 1993, 1995, 1997）提出的八種智力內容如下：

1. 語文／語言智慧

演說家、律師、作家、編輯、記者等，善於運用語文／語言智慧，具有有效運用文字或口語作為解決問題與思考工具的能力。語文／語言智慧強的人對歷史、語文感到興趣，喜歡玩文字遊戲，酷愛討論、閱讀寫作，在談話中喜歡引經據典。

2. 視覺／空間智慧

室內設計師、畫家、攝影師、嚮導、獵人、建築師等，善於運用視覺／空間能力，具有有效運用視覺心像及空間圖像作為解決問題與思考工具的能力。視覺／空間智慧強的人感覺敏銳於形狀、線條、色彩、空間、形式及它們之間的關係，酷愛走迷宮、玩拼圖之類的視覺遊戲，及在腦海中構思設計空間矩陣或視覺圖像。

3. 邏輯／數學智慧

稅務人員、數學家、統計學家、會計、電腦軟體研發者、科學家等，善於運用邏輯／數學能力，具有有效運用邏輯／數學智慧作為解決問題與思考工具的能力。邏輯／數學智慧強的人對數學或科學感到興趣，喜歡邏輯與尋找規律、測量、比較、歸類、分析，酷愛科學、數學，在談話中喜歡提出假設並尋求答案。

4. 音樂／節奏智慧

作曲家、音樂評論家、指揮家、歌手、樂隊成員、調琴師等，善於運用音樂／節奏智慧，具有有效運用音樂／節奏來作爲解決問題與表達思考的能力。喜愛欣賞歌曲、歌唱、演奏，對音色、音調、旋律、節奏敏感。

5. 身體／肢體動作智慧

機械師、運動員、舞者、演員、雕塑家等，善於運用身體／肢體動作智慧，具有有效運用肢體感覺與肢體語言來作爲解決問題與表達思考的能力。身體／肢體動作智慧強的人敏捷、協調、平衡、彈性能力傑出，喜歡觸摸物品、跑跳運動、雕刻、木工、編織、縫紉。

6. 人際關係智慧

心理輔導人員、公關人員、政治人物、推銷員等，善於運用人際關係能力，具有效運用人際互動所得的回饋訊息，作爲解決問題與思考工具的能力。善於領導、聯繫、組織、協調、察言觀色，能覺察並區分他人的感覺與情緒。

7. 自我反省智慧

神職工作、心理輔導員、哲學家、教師等，需要善於運用自我反省能力，具有有效運用自我反省、深入探尋自我認知、情緒方式來作爲解決問題與表達思考的能力。能自律自主、清楚意識到自己的動機、意向、內在情緒、脾氣和慾求。

8. 自然觀察智慧

天文學家、自然生態保育者、地質學家、生物學家、獸醫、農夫等，需要善於運用自然觀察的能力，具有效運用觀察、欣賞大自然事物來作爲解決問題與表達思考的能力。對天文、礦物、植物、動物等有敏銳的觀察辨認能力與濃厚的興趣。

(二) 智慧發展的時機

　　幼年時期即開始智慧的萌發，各種智慧發展的巔峰階段各有不同，語文／語言智慧的發展起始於年幼時期，老年階段仍可繼續發展；邏輯／數學智慧在青少年時期達到高峰；視覺／空間智慧在兒童時期就已經發展成熟，藝術部分到老年期仍繼續發展；身體／肢體動作智慧巔峰在青壯年時期；音樂智慧在兒童時期是關鍵期；自我反省智慧和人際關係智慧在幼兒時期是發展關鍵期（王為國，2000）。

(三) 智慧以統合方式運作

　　各項智慧無法獨立存在，智慧總是相互作用，除了腦部受傷或極少數專家除外（Brualdi, 1996）。例如舞蹈除了音樂／節奏智慧外需要身體／肢體動作智慧。

(四) 智慧可多面向呈現

　　每種智慧呈現方式是多面向的（Armstrong, 1994）。例如一位作文才子，卻可能木訥不善言辭。

三、學習可激發智慧的發展

(一) 照顧者支持與否將影響被照顧者智慧發展

　　高度支持的學習環境例如：良師指導、家庭高度肯定都有利於智慧發展。相對的，老師羞辱、家人反對等的負面經驗則不利於智慧發展；換言之，家長、老師、照顧者在智慧發展上扮演了重要的角色。

(二) 如何統合發展多元智慧，如何統整運用八大智慧是重點

　　透過適切的學習活動設計可激發大多數人的智慧。若能提供多元學習，建構學習鷹架環境，八項智慧都可望發展達到解決一般生活問題的水準以上。設計多元的學習活動時，學習者的個別差異需被關照。每個人都

具備八項智慧但強項各有不同，若某人某種智慧呈現不佳，有可能學習環境或資源不佳，無家人期望或指導不當，未必是缺乏天賦。（Armstrong, 1994）。

(三) 成人多元智慧

美國成人學習與素養國家研究中心（National Center for the Study of Adult Learning and Literacy, NCSALL）（2004），針對實務工作者編輯成人多元智慧訓練手冊（Study Circle Guide: Adult Multiple Intelligences, AMI）。接受過研習者表示，在AMI專業與個人受益良多，研習後實務工作者更了解自己在多元智慧上的優勢與弱點，也更知道如何輔導成人了解自己、促進自己的智慧發展，幫助學習者自覺與自信。

Branton Shearer根據Howard Gardner教授的多元智能理論發展出一套自陳式的「多元智能量表」問卷，臺灣則由吳武典（2008）與心理出版社的努力下，推出中文版本線上問卷「多元智能量表丙式」（CMIDAS-C），共有126題，適用於16歲（含）以上青年及成人。臺灣地區由周子敬（2006）根據Pérez、Beltramino及Cupani（2005）等人所建立的八大多元智慧量表，針對國內16～20歲1,449樣本（與Pérez等人所調查年齡相同），研究編製臺灣適用之八大智慧量表，其信度在0.9以上，總解釋變異達68.97%；有52個項目。方顥璇（2008）編製成人多元智能量表共80題，題目較為簡易。文檔庫（無日期）。成人多元智能自測量表與評分標準，共64題。詳細題目請自行參閱參考文獻附註之網址。

第四節　高齡友善口腔保健活動設計 —— 多元智慧的再思

　　健康促進是臺灣地區長照ABC的C級巷弄服務 —— 長照柑仔店的重點工作之一，日間照顧是A級旗艦店的重點工作。2018～2025年失智症防治照護政策綱領暨行動方案2.0之七大策略中，策略三、降低失智的風險，包含肥胖、糖尿病、高血壓降低、體能活動不足、吸菸、飲酒過量等；策略七、推動失智症之研究與創新發展。高齡者健康促進、日間照顧、失智預防等活動或課程整體規劃時，可以運用多元智慧中的八大智慧分項規劃設計。本文運用多元智慧設計銀髮口腔保健活動教案例，如下：

單元名稱： 啪他咖啦 潔牙按摩我最行	適用對象： 高齡者	教學活動時間： 70分鐘	設計者： 黃雅文、王律凱、吳啓明、陳怡慈、黃麗娟
單元目標	具體目標		生活技能
一、認知 1. 認識高齡者口腔保健問題的重要 2. 知道如何潔牙 3. 了解促進唾液分泌的三大腺體按摩方法 4. 了解啪他咖啦口腔運動	1-1能說出高齡者口腔健康問題至少三種 1-2能正確說出8020的意義 1-3能說出對口腔保健有益的飲食至少三種 2-1能正確說出選擇牙刷、牙線的方法 2-2能正確說出潔牙的方法步驟 3-1能正確說出促進唾液分泌的三大腺體按摩方法 4-1能正確說出啪他咖啦口腔運動的方法		1. 人際交流：倡導能力（自我主張的技能） 2. 自我監督管理

二、情意		
5. 能重視高齡者口腔保健	5-1 能主動每日潔牙	
	5-2 能主動每日按摩唾液分泌三腺體	
	5-3 能主動每日進行帕他咖啦口腔運動	
	5-4 能與他人分享彼此的意見	
	5-5 能虛心接受別人的建議	
	5-6 能思考出屬於自己的作法	
三、技能	5-7 能虛心接受別人的建議	
6. 能實踐高齡者口腔保健。	6-1 能正確作出每日潔牙步驟	
	6-2 能正確每日按摩唾液分泌三腺體	
	6-3 能正確每日進行帕他咖啦口腔運動	

教師百寶

1. 高齡者口腔健康問題：

牙周病、齲齒、缺牙、吞嚥困難、唾液減少、缺牙、口腔炎。

http://www.sfit.org.tw/health/protection8_b.htm

2. 8020

80代表日本人平均壽命，20指至少有20顆自然牙的老人，日本政府為落實口腔保健的扎根，以80、20為依據，於1989年提出「8020運動」，希望全民終生都有20顆以上自然牙，維持健全咀嚼能力，而有快樂的飲食生活。

https://www.youtube.com/watch?v=i4W5ad4An5M

3. 對高齡者口腔保健有益的飲食：

牙齒不佳的長者進餐應以流質、半流質、軟食為主。要合理烹調，宜軟而爛，多採用燉、煮、熬、燒、燴、燜、蒸等方法。菜切碎，肉製成肉糜，水果榨汁食用。粥是有益的選擇，因可加入多種營養物質，好吸收消化。

https://obesity.hpa.gov.tw/upload/e_docs/%E8%80%81%E5%B9%B4%E6%9C%9F%E7%87%9F%E9%A4%8A%E5%96%AE%E5%BC%B5.pdf

http://yh.loveshare.online/%E8%80%81%E4%BA%BA%E9%A3%B2%E9%A3%9F-%E8%80%81%E5%B9%B4%E4%BA%BA%E5%90%83%E4%BB%80%E9%BA%BC%E5%A5%BD%E5%9A%BC.html

4. 如何選擇牙刷、牙線？

牙刷：軟毛、小頭、刷毛勿太密且要直立。

選擇太大刷頭，刷後牙時，因角度問題，易卡到臉頰，或忽略一些地方，沒刷乾淨。小頭牙刷於牙弓轉角、上下前牙內側、後牙區較易刷洗。

牙線：建議用整捲牙線。

清潔較為確實，正確的使用牙線，且左右手指的捲動，使清潔下一個縫時，下一段牙線是乾淨的，不會將細菌帶到別的牙縫。初學者建議用無蠟牙線、微蠟牙線，在刮牙齒時有聲出來，表示已把牙菌斑清乾淨。若手指不靈活，可搭用牙線穿引器，其如同針，可把牙線穿到牙齒與牙齒間，讓人可用牙線清潔牙齒。

www.mohw.gov.tw/dl-2540-ce7e144d-99b3-43a1-a62d-8b124d8f7b11.html

http://www.gov.tw/elders/News_Content.aspx?n=D72EE4823364EF94&sms=9F57D308CAC5B581&s=E42EB02494E834B4

5. 潔牙的方法與步驟：

合適的牙刷：為小頭、軟毛牙刷，可減少牙齦及牙齒傷害，且尺寸可較深入口腔達到每顆牙清潔效果。

正確的刷牙步驟：採貝氏刷牙法。

配合牙線、藥品級漱口水於刷牙後使用，20cc.／次於口腔內停30秒即可吐出。清潔假牙用硬毛牙刷或專用刷，配合消毒錠效果更佳，勿用牙膏清潔假牙。

定期口腔健檢。

牙齒清潔的方法與步驟：

潔牙保健第一步為選擇適合的牙刷牙膏，刷毛若確實接觸牙齒表面，才能達到清除牙菌斑功效，故牙刷毛束以2-4直行為準，橫列視個人牙齒大小而選擇，以涵蓋2-3顆牙為佳。一般狀態牙齒用軟毛牙刷即可，過軟刷毛易彎曲而喪失清潔的效果，吸水性差，有易乾燥不生菌的效果。

www.mohw.gov.tw/dl-2540-ce7e144d-99b3-43a1-a62d-8b124d8f7b11.html

http://www.gov.tw/elders/News_Content.aspx?n=D72EE4823364EF94&sms=9F57D308CAC5B581&s=E42EB02494E834B4

6. 唾液分泌的三大腺體按摩方法：

耳下腺：用兩手拇指外四指指腹由後向前旋轉按摩10次。

顎下腺：用兩手大拇指指腹由耳下到顎下骨內側軟組織部分
　　　　依序按五處兩次，共10次。

舌下腺：兩手拇指在舌下正中心位置併攏，用兩拇指指腹輕輕按摩10次。

https://www.youtube.com/watch?v=uRQ3lwEk0go

7. Pa、Ta、Ka、La：口腔肌肉訓練運動，預防吞嚥困難。

用力發出聲音：Pa 10次，Ta 10次，Ka10次，La 10次，PaTaKaLa唸10次

http://www.happyold.net/20581214753963625805.html

8. 生活技能：人際交流──倡導能力（自我主張的技能）

倡導說服技巧「I- message」四步驟：(1)說出你想改變的行為或情境：「當你沒有潔牙時……」「我有個問題當你沒有潔牙時……」(2)說出你對上述情境的感覺：「我覺得……」(3)說出你的理由：「因為我……」(4)說出你希望怎麼做：「我希望你能……」（Popkin, M.H., 1993）。當你睡前不刷牙時，我覺得很難過，因為我擔心你蛀牙掉牙無法咀嚼食物，身體很快退化。我希望你能睡覺前刷牙（黃雅文，2017）。

9. 自我監督管理技巧

選擇一項待改進的習慣、訂定改變的目標、擬定執行計畫及獎勵方式、簽訂契約、確實執行並填寫紀錄卡。http://hpshome.hphe.ntnu.edu.tw/Download.aspx?ftarget=94%e5%b9%b4%e5%ba%a6Life+Skill-%e7%b0%a1%e4%bb%8b.doc&fdir1=DocTaiwanFiles&fdir2=28&fname=20110216163944242886.doc

10.空間智慧（spatial intelligence）：空間智慧意指視覺化的能力，空間智慧使人能夠將想法視覺化／圖像化。視覺藝術、航空、建築、西洋棋、桌遊一類的遊戲都需要運用到空間智慧來進行。畫畫和工藝都是空間智慧的呈現。有許多不同的活動有助於空間智慧的發展，包括利用積木建造城市和創作壁畫，素描、畫畫和拼圖可以被安排在每天的活動當中。參考網址：http://blog.xuite.net/arvin66/icsc/6703246-%E5%85%AB%E5%A4%A7%E6%99%BA%E8%83%BD%E4%B9%8B%E5%9B%9B%EF%BC%9A%E7%A9%BA%E9%96%93%E6%99%BA%E6%85%A7

具體目標	活動流程	教學資源	時間分鐘	評量
	一、引起動機 　劇本：80歲的老李從來不刷牙，牙齒爛到無法咀嚼，兒孫帶往看診牙科，經醫師檢查後告知原因，便開始治療，過程中不斷向老李解釋前因後果，老李恢復健康的牙齒後，便乖乖遵循醫師指導刷牙。 二、發展活動 (一)語言智能	真人演出	3	
1-1	活動1：看一看、聽一聽 　高齡者口腔健康問題：吞嚥困難、唾液分泌減少、缺牙之影片、缺牙的後果。網址：https://www.youtube.com/watchv=J2Bht67pSiY 講師用圖卡或PPT說明。	影片	3	認真聽講
1-2	(1)高齡者口腔健康問題：吞嚥困難、唾液分泌減少、缺牙的後果 http://ntuh.mc.ntu.edu.tw/bh/%E9%99%A2%E8%A8%8A/79.pdf (2)8020的意義 口腔衛生健康不容忽視，推廣「8020」，希望人在80歲或60歲還能擁有20顆健康牙齒。	圖卡 PPT	3	
	活動2：說一說 請學員中50歲、60歲、70歲、80歲、90歲高齡者分別說一說自己現在的口腔問題。		3	能踴躍發言

具體目標	活動流程	教學資源	時間分鐘	評量
1-1	(二)數學邏輯智能 活動3：算一算 (1)教師拿牙齒模型與高齡者學員一起從1開始計算模型中牙齒有幾顆。 1顆、2顆、3顆…… (3)發小鏡子當獎品，每位學員自己看著鏡子算一算自己有幾顆牙齒。	牙齒模型 鏡子	2 3	正確計算
2-1 2-2	(三)肢體動覺智能 活動4：動一動（你來跟我這樣做） 教師播放牙刷刷牙與牙線潔牙方法的影片。 網址：https://www.youtube.com/watch?v=Xc-85WX32b0 高齡者學員邊看影片，邊用牙刷刷牙與牙線潔牙（準備衛生紙擦口水）（準備鏡子看著鏡子做）。 （或教師自己示範，學員一步一步跟著做）	影片 牙刷 牙線 衛生紙	 10	認真參與 認真參與
4-1	活動5：帕他咖啦口腔體操 教師說明並示範高齡者預防吞嚥困難的口腔體操。用力且速度平穩地說出Pa Ta Ka La（不可快速無力）方法：Pa 10次、Ta 10次、Ka 10次、La 10次、PaTaKaLa 10次。			
3-1	活動6：按一按 教師示範幫助唾液分泌的三大腺體按摩方法。 學員跟著老師動作邊做邊數1、2、3、4……10。 每一個腺體按照教師百寶箱方法按10次。		2	認真練習

具體 目標	活動流程	教學資源	時間 分鐘	評量
5-4 5-5	(四)人際智能 活動7：練一練（角色扮演） 教師準備PPT或海報紙卡寫教師百寶箱中，倡導說服技巧「I- message」四步驟練習。 請學員兩人一組，一個人甲當作睡前不刷牙的人。另一人乙要說服甲睡前要刷牙，如何說服溝通？演完後角色互換。再練一次。	紙卡 PPT	3	認真練習
1-3	(五)自然觀察智能 營養均衡鈣質補充負重運動可以幫助鈣質吸收，有助於牙齒口腔健康。 活動8：走一走 教師播放健走方法之影片。 網址： https://www.youtube.com/watch?v=gCL4L_zTiSc 或親自示範健走給學員照樣做。 教師事先於自然健走區域中放置芝麻、綠色蔬菜、魚……等具豐富鈣質且對高齡者口腔保健有益的飲食食物卡片。 學員至戶外活動健走（負重運動）自然尋寶：誰先找到芝麻、綠色蔬菜、魚等有豐富鈣質之食物圖形，該食物先自放置冰箱取出，贈送給找到寶的人。	戶外藏匿 芝麻綠色蔬菜魚圖片	5	正確健走 認真參與
1-1	(六)空間智能 活動9：拼一拼 教師影印牙齒口腔圖形一人一張，每一張事先剪成七份，留一張不剪成拼圖。用有夾鏈塑膠袋裝好剪成七份的拼圖。一張影印的七個拼圖裝成一個夾鏈塑膠袋，發給每一位高齡學習者，大家一起玩拼圖，完成拼圖者人人都可以領獎。	牙齒口腔拼圖獎品一人一份	8	完成拼圖 認真帶動唱

具體目標	活動流程	教學資源	時間分鐘	評量
6-1 6-2 6-3	(七)音樂智能（總複習） 活動10：帶動唱 選一首高齡者熟悉的音樂（例如：流浪到淡水），網址：https://www.youtube.com/watch?v=9plPMDcD4dU 配合節奏，老師帶著學員按一按唾液三大腺體。作作啪他咖啦口腔體操、刷牙步驟。	音樂 單槍螢幕 喇叭	8	
6-1	(八)內省智能（自我覺察） 活動11：測一測（潔牙後牙菌斑殘留率） 黃色的牙齒塗抹牙菌斑顯示劑之後，牙齒表面會轉變紅色，此即為牙菌斑之所在，也就是細菌存在的位置，表示這些地方沒有刷乾淨，要特別注意。 網址https://www.youtube.com/watch?v=ol9uYxZgWxo	牙菌斑試劑	6	牙菌斑殘留率
5-6	三、綜合活動 想一想，說一說 教師show出字卡問： 為了達到8020的目標，我的生活要怎麼改變？ 學員自由發表，凡有發表者有獎。	字卡 獎品	6	踴躍發表
5-6	四、延伸活動 教師發下圖文並茂的每日潔牙、口腔體操、唾液腺體按摩評量紀錄表，讓長者每天自己記錄自主管理口腔保健，打V或寫次數。 紀錄表（含潔牙、口腔體操、唾液腺體按摩三項）	紀錄表每人一份	5	每天確實記錄 1.潔牙、 2.口腔體操 3.唾液腺體

潔牙紀錄表　　　　　　　　　　　　　　　　　　　　　　　姓名：

項目		星期一	星期二	星期三	星期四	星期五	星期六	星期日
潔牙三餐	早							
	午							
	晚							
口腔體操（以正字記錄次數）								
唾液腺按摩（以正字記錄次數）								
牙菌斑試液殘留率檢測（將牙齒充分染色後漱完口，要是牙齒表面出現粉紅色的區塊，就代表該處有牙菌斑，第一次及每週一次）。 　測驗日期：　　　　　　　　　是否有牙菌斑殘留：								

耳下腺按摩

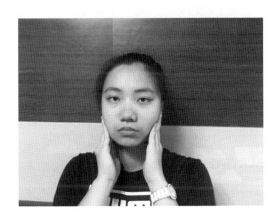

顎下腺按摩

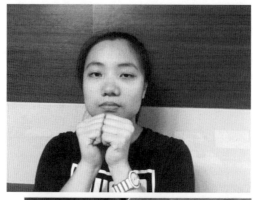

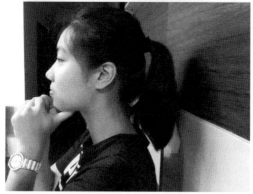

舌下腺按摩

http://www.happyold.net/20581214753963625805.html

發音體操：PAPAPATATATAKAKAKALALALA

PA（帕）：訓練口唇緊閉的動作。

TA（他）：訓練把食物壓碎時，一連串相關的動作。

KA（咖）：有關於關閉氣管，不讓食物誤入到氣管的一連串動作。

LA（啦）：把食物聚集到舌頭上一連串的相關動作。

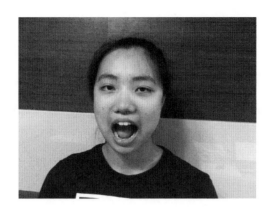

http://www.happyold.net/20581214753963625805.html

https://www.youtube.com/watch?v=OT0MV72rwVU

討論問題

一、試述高齡友善城市計畫八大面向。

答：1. 敬老：敬老與社會融入（respect and social inclusion）

　　提倡敬老文化、增進跨代互動，鼓勵業界發展銀髮服務和產品。

　　2. 親老：社會參與（social participation）

　　舉辦各種便於長輩參與的服務與活動，包括位置便利、收費合理、容許親友陪伴參加。

　　3. 無礙：無障礙與安全的公共空間（outdoor spaces and buildings）

　　持續改善公共空間，符合無障礙標準；如綠燈時間要夠長，要禮讓行人；維持社區的良好治安。

　　4. 暢行：大眾運輸（transportation）

　　提供長輩搭車的優惠、要有便利的大眾運輸或接送設計。

　　5. 安居：住宅（housing）

社區有適合不同失能程度的住所與服務；有協助長者住家裝修的方案；還可結合志工，提供送餐和家事服務。

6. 連通：通訊與資訊（communication and information）

主動提供各種重要資訊給長輩，確保長輩與社會的連結；提供資訊時，字體和鍵盤要大，說話速度要慢，要配合長輩慣用的語言。

7. 康健：社區及健康服務（community support and health services）

提供各種社會服務、休閒娛樂、運動保健活動、講座或健檢服務等，鼓勵長輩多多走出來參加。

8. 不老：工作與志願服務（civic participation and employment）

支持長者持續就業、參加志願服務或勇敢追逐夢想。

二、高齡友善城市公平性如何測量？

答：總人口平均值與最高值之間的差：

PAR：稱爲人口（可歸因）相關風險。

PAR%：將PAR除以總人口平均值稱爲人口相關風險百分比。

例如：全國65歲以上高齡者在五等量表的問卷中，填寫自覺健康狀態良好的比率爲60%，受過高教育的65歲以上高齡者填寫自覺健康狀態良好的比率爲70%，兩者相減結果：人口相關風險PAR = |60-70| = 10，PAR% = 16.7%（10/60）。

②兩組參考人群之間的差（取絕對值）

以地理區域或社會經濟次群體（如：性別、年齡、收入、居住區）分解高齡友善城市核心指標。

例如：臺灣地區年收入60萬以上的全國65歲以上高齡者，在五等量表的問卷中，填寫一年至少參加一次志願工作活動的比率爲60%，年收入60萬以下65歲以上高齡者，填寫一年至少參加一次志願工作活動的

比率的比率爲45%，兩者相減結果顯示：經濟條件好與經濟條件差的高齡者在參與志願工作活動方面不平等程度爲：參與志工活動的絕對差異= |60%-45%| = 15%，參與的相對比例 = 1.3%（60/45）。

三、試述Gardner多元智慧的內容架構。

答：1.語文／語言智慧；2.視覺／空間智慧；3.邏輯／數學智慧；4.音樂／節奏智慧；5.身體／肢體動作智慧；6.人際關係智慧；7.自我反省智慧；8.自然觀察智慧。

四、試用多元智慧設計高齡者某項健康主題之健康促進活動。

答：請參考第四節的多元智慧口腔保健活動設計。

參考文獻

中文文獻

內政部戶政司（2018）。老年人口突破14%內政部：臺灣正式邁入高齡社會。2018年4月1日，取自https://www.moi.gov.tw/chi/chi_news/news_detail.aspx?type_code=02&sn=13723

教育部（無日期）。關於樂齡政策計畫。取自http://moe.senioredu.moe.gov.tw/Home/About

方顯璇（2008）。成人多元智能量表。取自http://www.documentsky.com/5104673801/

文檔庫（無日期）。成人多元智能自測量表與評分標準。取自取自http://www.wendangku.net/doc/eb326340b307e87101f6961c.html

周子敬（2006）。八大多元智慧問卷的信、效度分析。*教育心理學報，37*（3），215-229。

行政院（2015）。高齡社會白皮書。2017年5月29日。取自http://moe.
　　senioredu.moe.gov.tw/Home/About

衛生福利部國民健康署（2016）。WHO高齡友善城市指南八大面向
　　Checklist。2017年5月29日。取自https://www.hpa.gov.tw/Pages/Detail.
　　aspx?nodeid=531&pid=564

衛生福利部國民健康署（2016）。*WHO高齡友善城市指南摘*
　　要。2017年5月29日。取自https://www.hpa.gov.tw/Pages/Detail.
　　aspx?nodeid=531&pid=564

教育部家庭教育網（2015）。代間教育簡介。2017年5月29日。取自
　　https://moe.familyedu.moe.gov.tw/Pages/Detail.aspx?nodeid= 676&pid
　　=1508

英文文獻

WHO (2016). Global strategy and action plan on ageing and health (2016-2020).
　　2017/05/27 Retrieved from http://www.who.int/ageing/global-strategy/en/

Generations United (2018). From: http://www.gu.org/HOME.aspx.

Generations United (2017). Generations United. Because we are stronger
　　together. 2017/05/29 retrieved from http://www.gu.org/HOME.aspx

National Center for the Study of Adult Learning and Literacy (NCSALL) (2004).
　　Study Circle Guide: Adult Multiple Intelligences. 2017/06/01 retrieved from
　　http://www.ncsall.net/fileadmin/resources/teach/ami.pdf
　　http://www.ncsall.net/index.php@id=753.html

WHO (2015). Measuring the age-friendliness of cities. A guide to using
　　core indicators. 2017/05/29 retrieved from http://apps.who.int/iris/bitstre
　　am/10665/203830/1/9789241509695_eng.pdf

WHO (2007). Global age-friendly cities: a guide. 2017/05/29 retrieved from http://apps.who.int/iris/bitstream/10665/43755/1/9789241547307_eng.pdf

第十一章　靈性健康照護共有體驗活動設計

黃雅文

活動設計實例：明勇、賴英傑、張家瑜、楊雅惠

前言

　　根據國家發展委員會（2016）2016～2061年中華民國人口推估報告指出，臺灣地區高齡化速度將超過歐美日等先進國家，而我國已於1993年邁入高齡化社會（老年人口占總人口比率超過7%），並於2018年3月成為高齡社會（超過14%），2026年將成為超高齡社會（超過20%）；由高齡社會轉為超高齡社會之時間僅8年，預估將較日本（11年）、美國（14年）、法國（29年）及英國（51年）為快，而與韓國（8年）及新加坡（7年）等國之預估時程相當。然而高齡化程度將持續增加，65歲以上老年人口所占比率將由13.2%增加為38.9%；老化指數將由98.8增加為406.9。依據衛生福利部統計處（2017），十大死亡原因統計分析結果，臺灣地區十大死因以慢性疾病為主，惡性腫瘤續居首位。惡性腫瘤自1982年起已連續34年高居國人死因首位。2016年自殺人數中男性占6成8，女性占3成2，居男性死因第十一位、女性之第十二位，男性自殺死亡率約為女性的2.1倍，2016年各齡層自殺死亡率，隨年齡增加而升高，65歲以上的死亡率為每十萬人口32.3人，0～24歲為每十萬人口3.4人。12～17歲少年的前三大死因依序為：(1)事故傷害；(2)惡性腫瘤；(3)自殺，合占該年齡層死亡人數之六成以上。2016年70歲以下人口自殺平均生命年數損失為24.3年。快

速高齡化、癌症及自殺等問題，促使我們重視銀髮族的靈性健康。

第一節　靈性健康

　　有關健康的定義是世界衛生組織於1946年通過國際衛生會議簽署並於1948年4月7日生效的。世界健康（衛生）日訂爲每年的4月7日。根據世界衛生組織定義：「健康是身體的、心理的與社會的完全安寧狀態，不只是沒有疾病或羸弱而已（Health is a state of complete physical, mental and social well-being and not merely the absence of disease or infirmity.）（WHO, 1948）。」由於高齡化疾病變遷，許多學者如James S. Larson（1996）、Francesco Chirico（2016），紛紛建議世界衛生組織應該將靈性健康納入健康的定義。1984年5月，世界衛生大會第三十七屆通過WHA37.13號決議，世界衛生組織成員國將「靈性層面」作爲健康戰略的一部分（WHO, 1984/5/17）。1998年，世界衛生組織執行委員會提出將憲法序言修改爲：「健康是身體，心理，靈性和社會福祉充滿活力的狀態，而不僅僅是缺乏疾病或虛弱（Health is a dynamic state of complete physical, mental, spiritual and social well-being and not merely the absence of disease or infirmity）」。1998年1月執行局通過EB10號決議，建議世界衛生大會修改憲法序言（WHO, 1998）。世界衛生組織（2002）提出健康影響評估（health impact appraisal, HIA）的內容範疇可包括靈性健康。

　　然而，到底什麼是靈性健康？健康的四大面向：身、心、社會與靈性中，靈性健康是健康的核心。靈性能確認人生方向與目的，統合身、心、社會健康，能確認生命意義與生命目的，能與自我、他人與外在環境建立互動關係；可以不斷超越個體發揮實踐生命意義的力量（Banks et al., 1984; Ellison, 1983; Hawks, Hull, Thalman & Richins, 1995; Hungelmann,

Kenkel-Rossi, Klassen & Stollenwerk, 1996；陳慧姿，2013）。

John Fisher（2011）提出靈性健康四大面向（four domains of spiritual well-being）：

(一) 個人層次

1. 知識世界觀以意義（meaning）、目的（purpose）、價值（value）爲核心。

2. 信念上透過人類的心靈創造自我覺察（awareness）、自我意識（self-consciousness）。

3. 表現出：喜樂、和平、忍耐、自由、謙虛、實現、自我認同、正義、創造力、直覺、自我價值。

(二) 社區層次

1. 知識世界觀以道德、文化、宗教爲核心。

2. 信念上透過深度人際關係、觸動慈愛的心。

3. 表現出：愛、寬恕、公平、希望、相信、信賴。

(三) 環境層次

1. 知識世界觀以照顧、培育、管理身體，生態政治和社會環境爲核心。

2. 信念連結自然與創造。

3. 表現出：敬畏、驚嘆、珍重自然／創造。

(四) 超自然層次

1. 知識世界觀以超宇宙的終極的關懷、存在的勇氣爲核心。

2. 信念上相信神、宇宙力量。

3. 表現出敬拜。

根據洪櫻純（2012）「老人靈性健康的阻力與助力分析：成功老化

觀點」研究中指出，老人靈性健康的阻力有：(1)無所事事，生命沒有方向；(2)生病恐慌，心靈空虛孤獨；(3)憂慮牽掛，身心靈難調和。而老人靈性健康的助力有：(1)樂觀進取，靈性健康良藥；(2)多元興趣，促進心靈愉；(3)服務利他，感恩知足惜福；(4)縮小自己，隨緣活在當下。

第二節　靈性健康之評量

靈性健康評量表甚多，國外如：靈性安適量表（spiritual well-being scale, SWB）由Paloutzian與Ellison（1982）發展。此量表有兩個層面，一為宗教安適（religious well-being, RWB），探討與神的關係；一為存在安適（existential well-being, EWB），是個人對存在目的與生命意義的看法。

靈性評估量表（spirituality assessment scale, SAS）是由Howden（1992）發展的，共分成：(1)內心的應變力；(2)生命的目的和意義；(3)超越性；(4)天地萬物的一體感等四個層面。多向度宗教／靈性安適量表（multidimensional inventory for religious/spiritual well-being, MI-RSWB）是由Unterrainer, Schoeggl, Fink, Neuper與Kapfhammer（2012）發展的。內涵分成：(1)內在希望；(2)寬恕；(3)意義感；(4)超越希望；(5)一般虔誠性及(6)締結。

國內學者也對靈性健康量表之建置作了很多努力，以護理學生為對象建置的靈性健康量表（蕭雅竹、黃松元，2005）分成：(1)與人締結；(2)活出意義；(3)超越逆境；(4)宗教寄託；(5)明己心性等五個向度，共47題。陳慧姿、張淑美（2013）發展出高中教師靈性健康量表，包括：(1)活出意義、(2)人際締結、(3)感懷自然及(4)超越自我等四個分構面，共33題。陳妍安與黃孔良（2013）以中高齡者為對象所作的靈性健康量表：

(1)活出意義；(2)與人締結；(3)超越逆境；(4)宗教寄託；(5)感懷自然等五大面向共33題。許玉容、戴嘉南和吳明隆（2013）老人身心靈健康量表編製及應用之研究，就Erickson的觀點試探研究結果，老人靈性健康共八項指標：(1)智慧；(2)關懷；(3)愛；(4)忠誠；(5)效能；(6)目標；(7)意志；(8)希望，共15題。字句簡短、易懂，機構及關懷據點可以使用本量表來進行團體施測。

擔任世界衛生組織WHO Fellow IEC 之KusumLata Gaur & Mahesh Sharma（2014）以質性訪談方式，建構了評量靈性健康（spiritual health assessment scale, SHAS）三向度各7題、共21題之量表：

一、自我發展（self-development）

(一) 審慎。例如：辨別的智慧。

(二) 感恩。例如：敬重別人。

(三) 慷慨寬大為懷。例如：公正感。

(四) 慈善。例如：助人。

(五) 忍耐。例如：逆境時鎮靜。

(六) 自我控制。例如：可以控制情緒。

(七) 道德行動。例如：依道德價值行事。

二、自我實現（self-actulization）

(一) 反思：你反思過自己嗎？

(二) 生命的目的：你知道自己生命的目的嗎？

(三) 生活方式：你知道你想要的生活方式嗎？

(四) 優點：你知道自己的優點嗎？

(五) 缺點：你知道自己的缺點嗎？

(六) 因應解決方法：針對自己的缺點你知道如何因應解決嗎？

(七) 生命末期：你想過你自己的生命末期嗎？

三、自我認識（self-realization）

(一) 不偏不倚（不負面也不過度正面思考）：中庸心理零狀態。

(二) 做自己。

(三) 滿足感。

(四) 自由。

(五) 了解外面的事實。

(六) 快樂：不以物喜。

(七) 六感：發自內心的鼓舞。

第三節　生活技能融入共有體驗靈性健康活動設計

一、以生活技能（life skills）為基礎的靈性健康教育

　　靈性是健康四向度身心靈社會之一。世界衛生組織提供指導教育和健康工作者透過以生活技能（life skills）為基礎的健康教育，來改善健康狀況，此文件鼓勵採取以生活技能為基礎的健康教育，作為促進健康的方法。生活技能是有效地處理日常生活中的各項需求和挑戰的能力，個體具有適應的、積極的行為。生活技能內容範疇包括三大面向（WHO, 2003）：

(一) 交流與人際交往能力

　　主動傾聽、表達感受、人際交流能力、語言／非語言交流、提供反饋

（並非責備）以及接收反饋、商榷／拒絕能力、討論和衝突處理、堅定自信的技能、拒絕技能、同理心、傾聽、理解他人需求和處境的能力以及表達那種理解、表達對他人貢獻和不同行為方式的尊重、合作與團隊作業、評估個人能力並為團隊作出貢獻、影響和勸導技能、倡導能力、多部門協作和動員技能。

(二) 制定決策／解決問題能力

確定解決問題的其他方法、分析價值與態度對自身及他人動機的影響、收集信息能力、評估現時行為將要為自身及他人所帶來的後果、確認相關信息及信息來源、決策和批判性思維能力分析影響他們的態度、價值、社會規範、信任以及其他因素、批判性思維能力、分析同齡人和媒體所施加的影響。

(三) 因應和自我管理能力

建立自尊／自信、設立目標、自我評估／自我評定／自律能力、控制情緒能力、提升個人信心的技能以及實行控制、承擔責任、施加影響或促進轉變的能力、創建自知能力，包括權利、影響、價值、態度、優點和缺點的認知、控制壓力能力、時間管理、積極思考、放鬆技巧、控制憤怒情緒、處理悲傷和焦慮情緒、應付失落、辱罵和精神創傷。

主動的、參與式的學習方式是健康教育最有效的方法。主動的、參與式的教授和學習方法包括以下幾點：腦力激盪、課堂討論、演示和有指導的練習、小組活動、角色扮演、有教育意義的遊戲和模擬、個案研究、辯論、故事講述、制定決定的過程圖和問題的樹狀圖、與他人共同練習適用於某一具體背景的生活技能、具有聲畫特徵的活動，例如藝術、音樂、戲劇、舞蹈（WHO, 2003）。

最早將生活技能引進健康教育的是美國康乃爾醫科大學Botvin, GJ的

life skills training, LST (nd)，應用於吸菸喝酒與藥物濫用計畫中。Botvin, G. J., Eng, A., and Williams, C. L.（1980）。臺灣地區針對生活技能有深入探討的是健康促進學校。教育部於健康促進學校發展之初，將生活技能範疇設為十四項：作決定、解決問題、創造性思考、批判思考、人際關係技能、自我覺察、同理心、情緒調適、抗壓能力、協商技巧、拒絕技巧、自我主張技能、自我管理監督技巧、設立目標（教育部，2005）。生活技能原文為life skills，於臺灣譯為生活技能，於日本則譯為「心的能力」，配合日本國家教育政策「生命力」，由life skills研究會會長自1988年開始，發展了「心的能力」教材與教法在各校推動，期能提升學生的自尊心與生命價值感。為提升自尊（self-esteem），在日本將生活技能教育之內容重點設定為：設定目標、下決定、壓力處理、人際關係（川畑徹朗，2017）。

國立臺灣師範大學教授林如萍（2005）在鄉村生活促進以生活技能為導向之整合策略研究結果主張，具體的策略是對象與內容的整合，對象上可由「生命全程」（life span）的概念，涵括不同性別、不同發展階段的個體，包括：青少年、成人及老人等；內容上內涵則可以生活技能為中心統整相關之領域，並綜合國外文獻將生活技能定義為「個人適應及正向行為的能力，該能力使個人能有效處理及面對每日生活挑戰。生活技能必須突顯不同年齡與性別的個體發展任務，包含：心理、生理、職業、認知、道德、自我意識以及情緒等各個層面」。本文作者黃雅文綜合上述文獻探討，定義高齡者生活技能教育為協助高齡者個人適應及健康行為的能力學習的總和，該能力使高齡者能有效處理及面對每日生活挑戰，突顯高齡者不同階段、不同性別的個體發展任務，包括身體、心理、社會、靈性各層面。

二、生活技能共有體驗靈性健康活動設計（黃雅文，**2006**）

　　靈性健康活動如何設計？本文試圖綜合靈性治療與體驗學習、生命的意義感、生活技能、靈性治療與體驗學習、五官距離與共有體驗、情意教學與儒家思想，建構「生活技能共有體驗靈性健康活動設計模式」。

(一) 靈性治療與體驗學習（spiritual therapy and experiential learning circle）

　　把靈性治療學術建立完整論述體系者不多，美國心理學之父威廉詹姆斯（William James, 1842-1910）和榮格（Carl Jung, 1875-1961）與意義治療學創始人弗蘭克（Viktor Frankl, 1905-1997）對靈性治療的研究，心理學家威廉‧詹姆斯（William James, 1987）主張宗教經驗論，在《宗教經驗之種種》（The Varieties of Religious Experience）一書中論述宗教信仰如何產生巨大的靈性精神力量，真正的宗教力量來自於透過祈禱，信仰者個人體驗到他與神之間的連結。詹姆斯認為宗教經驗可使分裂的內在生命重歸和諧與完整。榮格（1933）主張集體無意識及原型學說，先天上人類的心靈具有追求個人與存在來源（source of being，指上帝）。兩人體認「宗教經驗的實現」（reality of religious experience），即個人宗教經驗能帶來靈性療癒與人格整合的效果。

　　弗蘭克（Viktor Frankl, 1984）主張人無意義的命定存在，可以透過自覺和自由意志的努力，實踐上帝仁愛的德性與神建立親密聯繫，才能找到生命的意義。其對生命意義的追尋，最後都歸結到宗教經驗。（陳玉璽，2008）

　　David Kolb（1976, 2005）主張體驗學習圈有四大要素形成循環：(1)具體的經驗；(2)觀察與省思；(3)形成抽象概念；(4)新情境中的試驗。

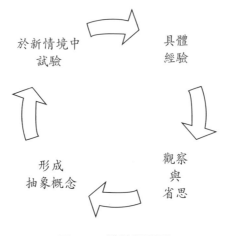

圖11.1　體驗學習圈

Kolb和Fry（1975）主張體驗學習圈要確保此連續螺旋，通常始於具體體驗行動，但可始於四要素的任何一個。Javis（1987, 1995）對體驗學習提出修正意見，主張具體經驗後應有推理（reasoning）、反思（reflecting）、生活實踐後應予以評價。

(二) 共有體驗與五官心靈距離

近藤卓（2005）主張與人分享共同經驗之「共有體驗、共視論」對人靈性健康的重要，例如經歷親友或自己死亡、絕望、不安、喜怒哀樂時，不宜由一人孤獨的經驗，能與某人分享共有感情經驗，就感覺我並不孤獨，而能接受「我就是現在的樣子也可以」則更能接納自己。

近藤卓亦主張「五官與心靈距離」論，主張五官距離愈靠近愈能感覺，這是五官能觸動心靈的秘密。五官距離以味覺最近、其他依次為觸覺、嗅覺、聽覺、視覺。例如：在媽媽的背上的小女孩說：「媽媽，我有聞到妳的味道。」，媽媽問：「是汗臭或香水味？什麼味道？」小女孩回答：「柔柔的軟軟的味道，聞起來令人放心好舒服。」

(三) 情意教學活動設計（鍾聖校，2000，2015）

強調感性體驗的情意教學是靈性健康活動設計的基礎，靈性健康活動設計之本質在於理性感性協調統整，理性感性協調統整活動設計模式如下：

步驟一：經歷事件

可透過實作（如戶外活動、角色扮演、社區服務、愛的關懷）。

步驟二：感性體驗

可透過視聽媒體（如演戲劇、看影片、聽故事、案例）。

步驟三：情感表達與覺察

說出情緒內容，發現自己與他人意見價值觀不同、情緒不同。

步驟四：理性溝通反省

適當表達情緒、同理不一樣的價值觀與情緒背後不同的價值判斷。

步驟五：理性感性統整

正向積極的情意導向。

步驟六：邁向美感與倫理的人生

美感人生展現寬容與欣賞的行動。倫理人生展現尊重與關懷的行動。

(四) 儒家思想（黃俊傑，1996）

教育之目標在使人為真善美完全之人物，「全人教育」包括：身心一如、成己成物不二、天人合一。

「大體」是「心」具有「思」的能力，「小體」是「耳目之官」則欠缺「思」的能力。孟子曰：「從其大體為大人，從其小體為小人。」又說「君子所性，仁義禮智根於心」（《孟子·盡心上》）。由「心」支配「身」，儒家重視培育「心」之價值判斷能力之教育觀。

　　「全人教育」的第二個面向：成己成物不二。孔子指出「己立而立人，己達而達人」，孟子說人生而具有「不忍人之心」，列舉「四端」道德心表現為「惻隱之心」、「羞惡之心」、「辭讓之心」與「是非之心」。「惻隱之心，仁也。善惡之心，義也。恭敬之心，禮也。是非之心，智也」。

　　「全人教育」的第三個面向：「尊重自然與人性的尊嚴、敬畏神」。

　　「全人教育」的根本在於心之覺醒（黃俊傑，1996）。

(五) 生命的意義感（弗蘭克著／趙可式、沈錦惠譯，2012）（Victor E. Frankl, 1984）

　　尼采言：「參透『為何』，才能迎接『任何』。（He who has a "why" to live for can beer almost any "how"）」

　　意義治療（logotherapy）「求意義的意志」（a will to meaning）是精神醫學家意義大師弗蘭克 （1984） 在現代存在分析上的創見。弗蘭克訪談癌末劇痛病患「為什麼你不會自殺呢？」病人的答案，有的是因為某項才能尚待發揮，有的是為了子女，這些細思，為一個失落病危的人編織出意義和責任。人真正需要的是喚醒那等待他去實現的潛在意義，而不是不惜任何代價地解除緊張。此為「心靈動力學」——心靈動力在緊張的兩極之中，一極代表必須實現此意義的「人」，另一極代表需實現的「意義」。

　　靈性健康活動設計的任務就是幫助學習者「找到」自己的生命意義。一九二九年弗蘭克發展出三類價值來找到生命的意義：(1)藉著體認價值：一種經驗，例如愛情；(2)藉著創造、工作：做一件事，成就一種創造；(3)藉著受苦：面對無法改變的命運，譬如即使得了絕症，仍能賦予生命意義，將苦難轉化成成就的能力。也就是幫助學習者釐清：(1)重

要的人是誰？(2)想達成重要的事是什麼？

三、生活技能共有體驗靈性健康活動設計模式

靈性健康活動設計在幫助人喚醒生命的意義，培養理性感性協調的人。綜合上述，體驗學習圈、情意活動設計、生命意義之理論基礎，作者黃雅文試提生活技能共有體驗靈性健康活動設計模式如下圖：

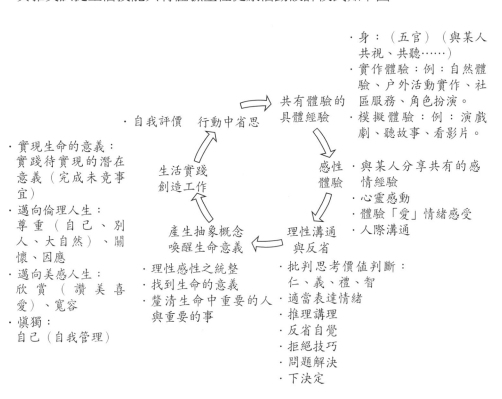

圖11.2　生活技能共有體驗靈性健康活動設計模式（黃雅文設計，2018）

第四節　靈性健康活動設計實例

一、洗手教學模組：溼搓沖捧擦，保護你我他

單元名稱： 溼搓沖捧擦， 保護你我他	適用對象： 高齡者、需長照者	教學時間： 30分鐘	設計者： 賴英傑、張家瑜、楊雅惠、明勇、黃雅文
單元目標		**具體目標**	**生活技能**
1. 認知 (1)認識洗手的重要性 (2)了解洗手的時機 (3)了解洗手的步驟 2. 情意 (1)重視你我他的健康， 　樂於在適當時機洗手 3. 技能 (1)能熟練洗手步驟 (2)養成洗手的習慣		1-1能說出洗手的重要性 2-1能說出洗手的時機 3-1能說出洗手的步驟 4-1主動於適當時機洗手 5-1能正確作出洗手步驟 6-1能每日記錄洗手習慣	自省自我管理

教師百寶箱：
1. 洗手的重要性：
   洗手可以預防傳染病，也可以提高個人衛生。（衛生福利部疾病管制署，2017）
2. 洗手時機：
   (1)吃東西前；(2)上廁所後；(3)擤鼻涕後；(4)跟小寶寶玩前；(5)看病前後。（臺中市政府衛生局，無日期）
3. 洗手步驟：
   溼、搓、沖、捧、擦。（臺中市政府衛生局，無日期）
4. 應該要求學員遵守規則：
   (1)保持禮貌；(2)相互禮讓；(3)保持友善；(4)不要弄溼地板。
5. 自我管理、監督的技巧：
   (1)一個待改進的習慣；(2)訂定改變的目標；(3)擬定執行計畫及獎勵方式；(4)簽訂契約；(5)確實執行並填寫紀錄卡。（健康促進學校，無日期）
文獻出處：
臺中市政府衛生局（無日期）。我愛洗手腸病毒不找我。臺中市政府衛生局。
取自：http://www.health.taichung.gov.tw/public/Attachment/1001D/661418511267.jpg

周修音（無日期）。正確洗手的重要性。【線上論壇】。取自：https://www.
chimei.org.tw/main/cmh_department/55399/communityedu/2011/20110921-edu.html
臺灣促進學校（無日期）。取自：http://hpshome.hphe.ntnu.edu.tw/Document/
Document.aspx?mtype=1&type=43

具體目標	活動流程	教學資源	時間分鐘	多元評量
4-1	一、引起動機——洗手操帶動唱 https://www.youtube.com/watch?v=2cLANHcgmfg（衛生福利部疾病管制局，2010）	平板電腦、網址1	5	一起歡唱
1-1、4-1	二、發展活動——講述教學 (1)洗手的重要性 活動1：看一看 講者運用偶劇說明因沒洗手造成的後果案例。（偶劇內容如附件3） （感性體驗）	偶劇	20	認真聽講
1-1、4-1	活動2：想一想 問與答，有獎徵答活動： 問題：為什麼故事中的主角會發生這樣的疾病呢？（如偶劇示範） （理性溝通與反省）	問題條、獎品		踴躍發言正確回答
2-1	(2)洗手時機 www.cdc.gov.tw/professional/downloadfile.aspx?fid=83171DA10552E072（衛生福利部疾病管制局，2010）			認真聽講
3-1 4-1	(3)洗手步驟 如附件1：正確洗手方式學習單 活動3：看一看 正確洗手影片https://www.youtube.com/watch?v=0izFYSGrdHE（衛生福利部疾病管制署，2015）	學習單 影片		專心看影片

具體目標	活動流程	教學資源	時間分鐘	多元評量
5-1	活動4：做一做 師生弄髒雙手（用麵粉），練習洗手。 1. 老師一步一步示範洗手步驟。 2. 請同學按圖卡及老師示範的動作，一步一步跟著正確的步驟洗掉手上的麵粉。 3. 檢查雙手是否洗乾淨。 （共有體驗的具體經驗） 活動5：說一說 發學習單或用問題條分組討論後發表或問答 1. 對你來說重要的人是誰？如何用洗手保護他們？ 2. 對你來說最重要最想完成的事情是什麼？如何用洗手保護自己的健康才能完成這件事？ （喚醒生命意義）	洗手設備肥皂 學習單		正確洗手 正確回答
	三、綜合活動——有獎徵答 問題1：說出為什麼要洗手？ 問題2：說出什麼時候要洗手？ 問題3：我的洗手步驟對不對？ 　　　　示範洗手 問題4：洗手後的感覺？ （行動中省思）	獎品、問題條、PPT	5	正確回答
6-1	四、延伸活動——請在家或在機構中每天於紀錄表中記錄自己洗手的習慣。 （主動生活實踐）	紀錄表		翔實記錄

附件1　正確洗手方式學習單

正確洗手方式學習單

想一想，洗手五步驟：請長輩們想一想，洗手的步驟有哪些呢？
請按照洗手五步驟的順序，在圖片下方格子內填入數字1、2、3、4、5。

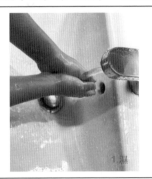 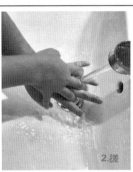

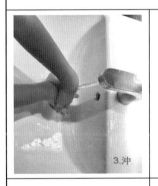 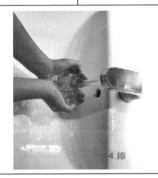 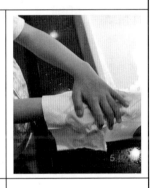

姓名：　　　　　　　　　日期：

附件2　洗手紀錄表

洗手紀錄表							
請您記錄自己在何時洗手，如果有請在空格打√。							
情境 ＼ 星期	星期一 月　日	星期二 月　日	星期三 月　日	星期四 月　日	星期五 月　日	星期六 月　日	星期日 月　日
吃東西前							
上廁所後							
擤鼻涕後							
和小寶寶玩前							
看病前後							

附件3　偶劇——洗手的重要性及沒洗手的後果

「洗手的重要性及沒洗手的後果」（偶劇）

場　景：鳥來嬸聽鄰居說：阿嬌姨最近感冒，且變成肺炎住院治療，鳥來
　　　　嬸前來醫院探視關心。

鳥來嬸：阿嬌姨，妳是怎麼了？怎會來住院呢？

阿嬌姨：鳥來嬸，謝謝妳來看我。我也不知道為什麼這次這麼嚴重到住
　　　　院。前一陣子是小孫子感冒，我負責照顧他，他鼻涕一直流，我
　　　　都用衛生紙幫他擦鼻涕，怎麼知道，還是被傳染了。

鳥來嬸：阿嬌姨，妳幫金孫擦完鼻涕，有沒有用肥皂洗手？

阿嬌姨：沒有呀！因為我是用衛生紙幫金孫擦鼻涕的。

鳥來嬸：是喔！問題就出在這裡啦！我告訴妳，上次我到衛生所參加健康
　　　　講座，護理師就提醒大家，洗手有五個時機點：(1)吃東西前；
　　　　(2)上廁所後；(3)擤鼻涕後；(4)跟小寶寶玩前；(5)看病前後。妳

雖然用衛生紙幫金孫擦鼻涕，也是要用肥皂洗手，這樣才能讓病
菌無所遁形。

阿嬌姨：可是，我以前也是這樣幫孫子擦鼻涕後沒有洗手，也沒被傳染
啊！

鳥來嬤：阿嬌姨，我們現在都是有年紀的人了，抵抗力及體力都不如年輕
時，所以要養成健康的生活習慣，不要鐵齒啦！

阿嬌姨：經妳這麼提醒，我想起來了，我孫子還告訴我說：「老師教他們
洗手五步驟：溼、搓、沖、捧、擦」。

鳥來嬤：對呀！溼、搓、沖、捧、擦，而且雙手至少要搓20秒喔！勤洗
手，保健康！祝您早日康復！健康呷百二！

討論問題

一、試述John Fisher靈性健康四大面向

答：(一) 個人層次：

1. 知識世界觀以意義（meaning）、目的（purpose）、價值（value）
   為核心。

2. 信念上透過人類的心靈創造自我覺察（awareness）、自我意識
   （self - consciousness）。

3. 表現出：喜樂、和平、忍耐、自由、謙虛、實現、自我認同、正
   義、創造力、直覺、自我價值。

(二) 社區層次：

1. 知識世界觀以道德、文化、宗教為核心。

2. 信念上透過深度人際關係、觸動慈愛的心。

3. 表現出：愛、寬恕、公平、希望、相信、信賴。

(三) 環境層次：

1. 知識世界觀以照顧、培育、管理身體，生態政治和社會環境為核心。

2. 信念連結自然與創造。

3. 表現出：敬畏、驚嘆、珍重自然／創造。

(四) 超自然層次：

1. 知識世界觀以超宇宙的終極的關懷、存在的勇氣為核心。

2. 信念上相信神、宇宙力量。

3. 表現出敬拜。

二、何謂生活技能？

答：(1)交流與人際交往能力；(2)制定決策／解決問題能力；(3)因應和自我管理能力。教育部將生活技能範疇設為十四項：作決定、解決問題、創造性思考、批判思考、人際關係技能、自我覺察、同理心、情緒調適、抗壓能力、協商技巧、拒絕技巧、自我主張技能、自我管理監督技巧、設立目標。

三、試述如何用弗蘭克三類價值來找到生命的意義？

答：(1)藉著體認價值：一種經驗，例如愛情；(2)藉著創造、工作：做一件事，成就一種創造；(3)藉著受苦：面對無法改變的命運，譬如即使得了絕症，仍能賦予生命意義，將苦難轉化成成就的能力。也就是幫助學習者釐清：(1)重要的人是誰？(2)想達成重要的事是什麼？

四、試以生活技能共有體驗靈性健康活動設計模式設計靈性健康活動。

參考文獻

中文文獻

王國維（1906）。論教育之宗旨。*王國維哲學美學論文輯佚*。上海：華東出版社。

弗蘭克（2004）。*活出意義來──從集中營說到存在主義*。臺北：光啓文化。

行政院衛生署。（2006）。中華民國九十四年死因統計結果摘要。2007年7月19日。取自http://www.doh.gov.tw/statistic/data/死因摘要/94年/94.htm

孟子（372BC～289BC）。公孫丑，萬章。*孟子*。

林如萍（2005）。鄉村生活促進──以生活技能爲導向之整合策略。（研究論文）。*行政院農業委員補助之科技研究計畫*【93農科－1.6.4－輔－#1(11)】。取自http://rportal.lib.ntnu.edu.tw/bitstream/77345300/41570/1/ntnulib_tp_A0309_01_011.pdf

洪櫻純（2012）。老人靈性健康的阻力與助力分析：成功老化觀點。*生命教育研究*。4（1），83-108。

孫效智（2000）。*生命教育的內涵與哲學基礎*。論文發表於生命教育與教育革新學術研討會，臺北：輔仁大學。

許玉容、戴嘉南、吳明隆（2013）。*老人身心靈健康量表編製及應用之研究──就Erickson的觀點試探研究*。（博士論文）。高雄：國立高雄師範大學諮商心理與復健諮商研究所。

陳玉璽（2008）。西方心理學的靈性治療研究──以詹姆斯、榮格與弗蘭克爲例。*新世紀宗教研究*，7（1）。取自https://chenyuhsi.wordpress.com/2014/07/20/spiritual-therapy-as-studied-in-western-psychology/

陳妍安、黃孔良（2013）。*探索教育方案對中高齡者靈性健康影響之研究*。（碩士論文）。宜蘭：佛光大學樂活生命文化學系生命學組。

教育部（2005）。健康促進學校。生活技巧。取自http://hpshome.hphe. ntnu.edu.tw/Document/Document.aspx?mtype=1&type=43

國家發展委員會（2016）。中華民國人口推估（105至150年）。取自 file:///C:/Users/user/Downloads/105%E7%89%88%E4%BA%BA%E5%8F %A3%E6%8E%A8%E4%BC%B0%E5%A0%B1%E5%91%8A0810final. pdf

陳慧姿（2013）。*高中教師靈性健康、寬恕與主觀幸福感量表的編製及其預測模式之研究*。（博士論文）。高雄：國立高雄師範大學教育學系。

張利中（2001）。第一屆全國通識教育情意教學研討會。彰化：大葉大學。

黃俊傑（1996）。從古代儒家觀點論全人教育的含意。載於林治平主編，*全人教育國際研討會論文集*。臺北：宇宙光出版社。

張美蘭（2000）。國民中學生命教育課程目標之發展。（碩士論文）。彰化：國立彰化師範大學。

張淑美（2000）。論生死教育在我國實施的需要性與可行性。*高雄師範大學教育系：教育學刊*，16，281-302。

黃雅文（2006）。日本活出「生命力」的教育政策。*國民教育月刊。46*（5），4-10。

黃雅文（2006）。共有體驗生命教育教學模式——自殺預防的基礎教育。*教育部國立教育研究院研習資訊雙月刊，23*（4）。取自http://www. naer.edu.tw/3

黃雅文與姜逸群（2005）。*生命教育核心概念、系統架構及發展策略研究*

報告。臺北：教育部。2006年7月25日。取自http://www.edu.tw/EDU_
　　WEB/Web/publicFun/dynamic_default.php?UNITID=99&CATEGORYID=
　　721&TYPE=2#

黃德祥（2000）。小學生命教育的內涵予實施。載於林思伶主編，*生命教育的理論與實務*。臺北：寰宇出版社。

維克多‧法蘭可（2001）。*意義的呼喚——意義治療大師法蘭可自傳*。臺北：心靈工坊。

趙可式、沈錦惠譯（2012）。弗蘭克 Viktor E. Frankl著。*活出意義來：從集中營說到存在主義*。*Man's Search for Meaning*。臺北：光啓文化事業。

衛生福利部統計處（2017）。104年主要死因統計結果分析。2017年5月5日。取自http://dep.mohw.gov.tw/DOS/lp-1777-113.html

歐秀慧（2006）。情意感受之喚醒——以家長回函與詩歌欣賞之情意活動設計為例。2006年7月20日。取自http://www.dyu.edu.tw/~cd9000/new/c04.doc

鍾聖校（2000）。*情意溝通教學理論：從建構到實踐*。臺北：五南。

鍾聖校（2015）。*正向心理情意：教與學*（2版）。臺北：五南。

日文文獻

川畑徹朗（2017）。ライフスキル教育。JKYB。Japan Know Your Bodyライフスキル教育研究。取自http://jkyblifeskills.com/lifeskills/

近藤卓（2005）。「いのち」の大切さがわかる子に。京都：PHP研究所。

島森哲男（1976）。原始儒教における自己と倫理。*集刊東洋學*，36，46。

英文文獻

Botvin, G. J., Eng, A., and Williams, C. L. (1980). Preventing the onset of cigarette smoking through life skills training. *Preventive Medicine*, 9, 135-143.

Botvin Life Skills Training (nd.). Program overview. http://www.lifeskillstraining.com/overview.php

David Kolb (2005). David A. Kolb on experiential learning. Retrieved from http://www.infed.org/biblio/b-explrn.htm#learning%20style

Francesco Chirico (2016). Spiritual well-being in the 21st century: it's time to review the current WHO's health definition? *Journal of Health and Social Sciences*, *1*(1), 11-16.

Frankl, Viktor (1984). *Man's Search for Meaning*, NY: Simon & Schuster.

Hayslip, Bert, Jr; And Others (1994). Effects of Death Education on Conscious and Unconscious Death Anxiety. *Omega: Journal of Death and Dying*, *28*(2), 101-11. (ERIC Document Reproduction Service No. EJ480744)

Heuser, Linda (1995). Death Education: A Model of Student-Participatory Learning. *Death Studies*, *19*(6), 583-90. (ERIC Document Reproduction Service No. EJ524149)

James S. Larson (1996). The World Health Organization's definition of health: Social versus spiritual health. *Social Indicators Research*, *38*(2), 181-192.

Jarvis, P. (1987). *Adult Learning in the Social Context*. London: Croom Helm.

Jarvis, P. (1995). *Adult and Continuing Education*. Theory and practice 2e. London: Routledge.

John Fisher (2011). The Four Domains Model: Connecting Spirituality, Health and Well-Being. *Religions*, 2, 17-28; doi:10.3390/rel2010017\

M.H. Khayat (nd). Spirituality in the Definition of Health: The World Health Organization's Point of View. Retrieved from http://www.medizin-ethik.ch/publik/spirituality_definition_health.htm

Jung, Carl (1933). *Modern Man in Search of a Soul*. NY: Harcourt, Brace & Co.

Kolb. D. A. and Fry, R. (1975). Toward an applied theory of experiential learning; in C. Cooper (ed.) *Theories of Group Process*. London: John Wiley.

Kolb, D. A. (1976). *The Learning Style Inventory: Technical Manual*. Boston, Ma.: McBer.

Kolb, D. A. (1984). *Experiential Learning*. Englewood Cliffs, NJ.: Prentice Hall.

Kusum Lata Gaur & Mahesh Sharma (2014). Measuring Spiritual Health: Spiritual Health Assessment Scale (SHAS). *International Journal of Innovative Research & Development*, 3(3). www.ijird.com

WHO (1948). Preamble to the Constitution of WHO as adopted by the International Health Conference, New York, 19 June - 22 July 1946; signed on 22 July 1946 by the representatives of 61 States (Official Records of WHO, no. 2, p. 100) and entered into force on 7 April 1948. The definition has not been amended since 1948. Retrived from http://www.who.int/suggestions/faq/en/

WHO (1984/5/17). Thirty-Seventh World Health Assemgly. http://apps.who.int/iris/bitstream/handle/10665/160873/WHA37_Div-5_eng.pdf; jsessionid=4131598ADDBE894EB77BE86DF198A3FA?sequence=1

WHO (1998/1/22). Review of the Constitution of the. World Health Organization: Executive Board special group. http://apps.who.int/gb/archive/

pdf_files/EB101/pdfangl/angr2.pdf

WHO (2001). Information series on school health document 9. Skills for Health Skills-based health education including life skills: An important component of a Child-Friendly/Health-Promoting School. Retrieved from http://www.who.int/school_youth_health/media/en/sch_skills4health_03.pdf

WHO (2003). Skillsfor Health: Skills-based health education including life kills:An important component of a Child-Friendly/Health-Promoting School. http://www.who.int/school_youth_health/media/en/sch_skills4health_03.pdf

WHO (2017). Health Impact Assessment (HIA): Scoping. Adopted from http://www.who.int/hia/tools/process/en/index1.html

William, James (1987). *The Varieties of Religious Experience*. NY: Modern Library.

第十二章　銀髮族口腔照護

黃純德

前言

　　口腔組織的領域最主要是以牙齒能發揮的三大功能：「咀嚼、語言發音及美觀」為主的組織構造，以及協助牙齒來完成咀嚼與語言發音功能的周邊軟組織構造，包括頰舌黏膜、上下顎骨骼組織、顳顎關節、上顎口蓋與咽喉組織、唾液腺、口腔顏面相關神經肌肉及血管淋巴組織等。口腔組織的功能包含咀嚼、吞嚥、分泌唾液、味覺、免疫抵抗、感覺、吸引、感情表達、語言發音、美觀、嘔吐、口呼吸等。在本章節主要是介紹與進食、咀嚼吞嚥功能有關的口腔組織。

第一節　高齡、衰弱到失能時口腔組織與功能變化　　　　與影響

一、口腔主要組織

(一) 牙齒

　　牙齒是由牙釉質（enamel）、牙本質（dentin）、牙骨質（cement）三種硬組織，及牙髓腔軟組織構成。牙齒的牙根周遭是由牙周膜所包覆，在外面則有牙齦組織與牙周組織覆蓋。牙齒的牙根及牙周膜是存在齒槽骨窩裡面（圖12.1）。

牙齒結構

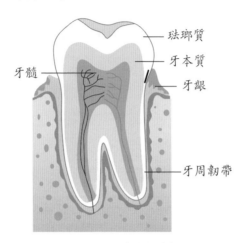

琺瑯質

牙本質

牙髓

牙齦

牙周韌帶

圖12.1　牙齒的解剖圖

1. 牙釉質本身是由非常堅硬且高度鈣化的組織，由牙釉質小柱及牙釉質基質所組成，覆蓋在牙冠部牙本質的外側面，顏色呈半透明色。年紀越高，牙釉質的通透性會減弱成白濁色。牙釉質厚度在咬合面較厚，越靠近齒頸部就越薄。

2. 牙本質是由鈣化的組織與有機質共同組成，包覆在牙髓腔的外面。牙本質是由球間牙本質、二次性牙本質等所構成的牙本質基質及牙本質小管構成，這些牙本質小管中包含許多神經纖維的末端，負責感應外界的刺激、疼痛感覺。齲齒進行到牙本質時，會感覺到酸痛就是因牙本質小管中間的神經纖維的感應而測知的。

3. 牙骨質是覆蓋在牙根牙本質外側，固定牙齒的牙周纖維就是錨錠在牙骨質內。

(二) 牙周膜

是由一群稱為「Sharpey's fiber」來構成的，它一方固定在齒槽骨

內，另一方固定在牙骨質內。

(三) 牙齦組織

是由重層扁平上皮及緻密性結締組織所構成，圍繞著牙齒齒頸部的軟組織，覆蓋在齒槽骨上面。牙齦組織與齒頸部牙釉質之間會有牙齦溝空隙存在，刷牙時若沒刷乾淨，牙齦溝裡容易堆積牙菌斑、使細菌及食物殘渣，細菌大量繁殖而產生毒素，刺激牙齦導致牙齦炎；使牙齦組織發炎腫大，牙齦溝深度越深，堆積更多的細菌與分泌毒素，嚴重時甚至會破壞底下的牙周組織，造成牙周炎、牙齒動搖、甚至牙齒脫落。

(四) 舌頭

擔任感覺的接受體、擔任咀嚼及吞嚥時的運動器官、協助發音的功能，以及藉味覺跟舌頭本身的感覺刺激，來刺激唾液的分泌。舌背的黏膜上有無數的小乳頭，稱之為舌乳頭，擔任味覺的感覺。

(五) 頰黏膜

是形成口腔的外壁，其外面有皮膚，內面有黏膜組織，裡面包含肌肉跟脂肪組織。頰部的運動主要是靠頰肌的活動，除了維持頰壁外，還協助維持齒列弓的形狀。

(六) 硬軟口蓋

是隔開口腔與鼻腔的介面。前方部位有上顎口蓋骨來支持的是硬口蓋，在後方部位沒骨頭支持的是軟口蓋。軟口蓋的功能是在吞嚥食物時，軟口蓋會向後上方拉抬起，閉鎖住鼻咽腔，避免食物進入鼻腔中；硬口蓋的功能是協助食團的形成，藉舌頭及硬口蓋把軟質食物壓碎，使形成容易吞嚥的食團，此外也可幫助發音。

(七) 唾液腺

分為大唾液腺及小唾液腺。大唾液腺為耳下腺、顎下腺及舌下腺；

分別位在耳朵下方的皮下，顎下三角地帶，及舌下黏膜下方、顎舌骨肌上方、下顎骨內面。小唾液腺分布在嘴唇、頰黏膜、硬口蓋及舌頭等口腔組織內。

唾液可分為漿液腺、黏液腺及混合腺。漿液腺分泌的唾液為清澈的液體，黏液腺分泌的唾液為較具黏稠性，混合腺為兩者具備者稱之。大部分的唾液腺為混合腺，漿液腺為耳下腺與外側舌腺；黏液腺為口蓋腺與後舌腺。

(八) 口腔黏膜

起自口唇部到咽喉部，覆蓋在口腔內面軟組織表面的黏膜全包括在內。

口腔黏膜負責保護底下的軟組織，抵抗外界的細菌、病毒、黴菌的侵入；同時負責感覺（溫度、觸覺、壓覺、痛覺、味覺及渴感等）。

(九) 咽部

位在口腔舌後根、軟口蓋與壅垂的後面，在其上為鼻腔，其下為食道，前面是喉部，後面是脊椎。

咽部又分為上咽頭（鼻咽頭；nasopharynx）是鼻腔後面到軟口蓋緣及壅垂緣處，上咽頭在吞嚥時軟口蓋向後上方抬起閉鎖住鼻腔，防止食團或液體向上逆流到鼻腔；中咽頭（口部咽頭；oropharynx）為軟口蓋緣及壅垂緣到會厭軟骨緣處，位在舌後根後緣，食團或液體經過此處時，會觸動吞嚥反射，誘發吞嚥反射的機制；下咽頭（喉頭咽頭；laryngopharynx）為會厭軟骨緣處以下的咽部，食團經過此處時，會厭軟骨必須迅速地蓋住氣管，避免食團誤入氣管，食團才會進入食道。

(十) 喉部

位在咽部的前方，前方為皮膚，下方為氣管，上方有會厭軟骨蓋住氣

管。喉部包含了喉頭前庭（laryngeal vestibule）、聲門（glottis）、聲帶（vocal cord）及會厭軟骨（epiglottis）。

二、口腔主要功能

(一) 咀嚼

咀嚼的目的是：(1)攝取、撕裂、咬碎及磨碎食物；(2)感覺食物的大小、軟硬、黏稠度與味覺；(3)刺激唾液腺分泌唾液；(4)混合食物與唾液。(5)藉由唾液來潤溼、分解食物；(6)使味覺感觸到食物分解後的味道；(7)促進胃腸道的蠕動與消化液的分泌；(8)口腔自淨作用；(9)腦部組織的活化刺激作用。

咀嚼的終極目標是使各種不同性質的食物形成均質性較高、軟質、略帶黏稠性、不會分散，且易於吞嚥的食團，因此我們咀嚼時必須「細嚼慢嚥」才行。

(二) 吞嚥

在口腔器官中經咀嚼作用所形成的食團，會經由牙周膜、舌頭、口腔黏膜的感覺受體（sensory receptor）的感覺下，將感覺到的訊息傳導到大腦皮質分析，再將「要吞嚥」的訊息傳導給吞嚥反射，在精細的神經肌肉的協調反射運作下，經由嘴唇、舌頭、硬軟口蓋組織，將此食團經由吞嚥機制送入咽喉部、送經咽喉部，進入食道的過程。

食團吞嚥經過咽喉部時，會厭軟骨會把氣管暫時蓋住，呼吸要暫停，因此若管控食團的通過與空氣的通過無法協調好，就很容易發生食團誤入氣管，那就是侵入。有食團進入氣管時會引起嗆咳反射，若因種種疾病或咳嗽反射太弱，無法引發嗆咳，就會造成食團吸入到氣管。若是大的食團無法咳出就會造成窒息，若小的食團雖可經由肺部的纖毛運動把小食

團排出，但若口腔清潔工作沒做好，大量細菌隨著嗆咳物吸入到氣管，就很容易引起吸入性肺炎。

吞嚥的目的是將經過咀嚼好的食團迅速的通過咽喉部，安全的送進食道，而非氣管內。目的雖只有一個，但卻需動用腦部所有組織及腦神經的精細協調運作，因為這運送過程若沒做好，導致誤入氣道將導致窒息，對生命造成極大的威脅。

咀嚼與吞嚥的過程是連續性的，猶如河流的上游與下游，上游的森林保育沒做好，下游就容易氾濫成災。

(三) 分泌唾液

唾液是用來潤溼食物，利用唾液的黏性保持食團的完整性，不會鬆散；同時幫助食物的分解作用，使食團更易形成，更易於吞嚥與吸收。

唾液的功能包含消化作用、潤滑作用、保護黏膜作用、緩衝作用、促使牙齒鈣化及再鈣化作用、清潔作用、抗菌作用、排泄作用、調整體液量作用及內分泌作用。

三、高齡時牙齒組織的變化

牙釉質的通透性減少，顏色會變暗、變深，同時牙釉質也因使用時間長久、過度使用，或使用方法不當，而產生咬耗、磨耗，使牙釉質變薄，容易產生酸痛。

牙本質受牙釉質的刺激，由牙髓腔的造齒原細胞（odontoblast）向牙本質方向產生二次性牙本質，使牙本質變厚、牙本質小管變小或消失，牙髓腔因鈣化而變窄、甚至消失。

顳顎關節會因長年使用或不當使用，關節窩變形，顳顎關節鬆脫，容易脫臼。

四、高齡者口腔軟組織的變化

黏膜厚度隨著高齡化而變薄，同時結締組織的彈性會降低。牙齦組織也因高齡關係角化程度降低，牙齦變得較薄，容易萎縮、受傷，容易發炎及感覺疼痛。

唾液腺：唾液腺分泌量減少，易有乾口症（dry mouth），失去自我清潔的功能，因此容易產生大量齲齒或牙周病，同時也會影響到吞嚥功能的順暢。

五、高齡時口腔功能的變化

整體及口腔感覺神經傳導系統變慢、變鈍化，而不易感覺冷熱或刺激，有時反而會變得更敏感。

口腔顏面肌肉弱化，咀嚼能力降低，尤其是口腔中有大量牙齒齲齒或缺牙時、或有嚴重牙周病時、或甚至因此產生牙齒動搖時，因不利於咀嚼食物，逐漸喪失咬合功能，也使咀嚼效力降低，影響食團的形成，造成吞嚥相關肌群及功能的負擔加重。

口腔顏面神經肌肉系統的協調能力降低，咀嚼吞嚥的協調機制低下，易使高齡者在進食時發生嗆咳、誤嚥或吸入到肺部。

高齡者常因老化或疾病使口腔黏膜感覺神經失調，無法感覺食物堆積在口腔中，食物被細菌代謝而形成牙菌斑，容易產生齲齒或牙周病。

第二節 高齡、衰弱到失能時常見的口腔疾病與問題

一、口腔疾病的特質

首先我們必須先了解口腔疾病的特質是：(1)口腔疾病的演變通常是緩慢的、漸進的過程，不是馬上就會發生的，但高齡者的系統性疾病會使口腔疾病惡化的過程加速，在短時間內就會造成很大的衝擊；(2)硬組織如牙齒的齲齒，一旦形成窩洞，就無法自行修復；(3)它跟不良的生活習慣息息相關，如沒有定時的刷牙行為、經常攝取甜食習慣等不良的生活習慣常使齲齒與牙周病發生；(4)預防工作是低成本且成效很大的，只要定時、正確的進行潔牙及管理攝取甜食行為，就可以預防齲齒及牙周病的發生；(5)口腔照護行為是具多功能的，如有適當的刷牙行為，除去牙菌斑，可以預防齲齒及牙周病的發生；對上肢肢體輕度障礙者教導刷牙訓練；可以協助達成病人眼、口、手的協調訓練；對重度失能者的刷牙也可以按摩口腔顏面肌肉，刺激唾液腺的分泌，促使口腔功能活化。

二、口腔疾病的背景因素

人生從年輕時到高齡，從健康到衰老、衰弱，甚至到失能時，不只是全身的組織構造及生理功能會有所變化，口腔組織構造及功能也會隨之而有極大的變化，甚至罹患系統性疾病的後遺症等，也會影響到口腔組織及功能的變化。而口腔疾病種類很複雜且具有多樣的變化，它常會影響到全身組織與臟器的功能。

為何高齡者及長照者會忽略口腔照護而導致口腔健康惡化？這可分下列因素來探討：

(一) 外在環境因素

　　高齡者在年幼時是國際社會動盪不安的時代，那時牙醫學的發展尚未成熟，潔牙概念、教育與相關工具都闕如；再加上一般社會上認爲「老人就是髮蒼蒼、視茫茫、齒牙動搖」，把齲齒、缺牙當作自然現象，普遍缺乏潔牙及口腔照護的觀念。

(二) 本身健康與生活習慣因素

　　1. 多種慢性、系統性疾病的發生：這些系統性疾病常會互相影響，且會互相加重。

　　2. 用藥問題：因多種慢性系統性疾病的併發，併用多種不同藥物，造成藥物互相作用。

　　3. 肢體障礙及就醫障礙的問題：因中風等疾病造成肢體麻痺、癱瘓導致行動障礙、移動困難、失去生活自理的能力。

　　4. 本身的認知問題：有些失智病人會忘記刷牙、忘記佩戴假牙。

　　5. 中風、失智等神經性疾病所造成的後遺症如咀嚼吞嚥障礙，也會造成嗆咳、吸入、流口水等問題。

　　6. 語言溝通問題：因中風、失智等疾病以致失去語言溝通能力、不會表達自己的疼痛或部位。

　　因以上種種關係使口腔衛生不良（圖12.2），而使齲齒、牙周病、牙結石、牙齦流血嚴重化，更導致缺牙、殘根的問題。

(三) 周遭照護人員的相關認知、執行能力及人力問題

　　高齡者的家屬或周遭照護人員本身：

　　1. 對口腔健康及衛生的認知不夠，認爲嘴巴很髒、很臭、刷牙很費時；若高齡者使用鼻胃管餵食時，常以爲不經口進食就可以不必刷牙，或者使用牙刷時怕會被咬到、緊咬著不開口，甚至會咬牙刷或咬照護員的手指，或擔心一刷牙就會流血。

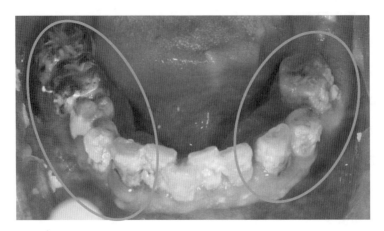

圖12.2　口腔衛生不良，牙齒表面沾滿食物殘渣及堆滿牙菌斑

　　2. 錯誤的照護方法及時機點：機構裡常會以海棉棒來刷牙。

　　3. 照護機構裡照護人力的問題：因人少事多，常會有力不從心的感覺。

(四) 醫療環境因素

　　治療時無法溝通、難配合開口。此外也常因情緒起伏不定，增加牙科治療的困難度，甚至因此影響病人的生理徵候如血壓、脈搏、血氧濃度或呼吸。

三、口腔疾病成因的種類及分類

　　人的口腔疾病的種類極為繁多，到高齡時再加上多年口腔組織構造及生理功能的變化，所衍生出來的疾病更為繁多，本章節只針對下列最常造成口腔疾病的種類，依照其成因來予以分類及說明。

(一) 因口腔衛生習慣不良所引起者

　　1. 齒頸部齲齒：因潔牙行為方法錯誤、不澈底，導致齒頸部堆積大量牙菌斑而衍生（圖12.3）。

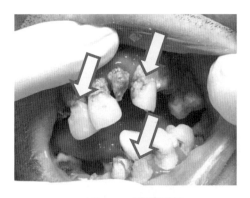

圖12.3　嚴重齲齒

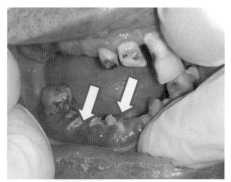

圖12.4　殘根

　　(1)殘根：齒頸部嚴重齲齒，導致牙齒從齒頸部斷裂，而造成殘根（圖12.4）。

　　(2)牙周病：因牙菌斑的堆積，造成牙齦炎或牙周膜的破壞，嚴重化後演變成牙周病（圖12.5、12.6）。

　　(3)牙齒動搖、補綴物動搖：牙齒或補綴物所覆蓋的牙齒因嚴重牙周病，而產生牙齒、補綴物的動搖，嚴重化後會因此而脫落，導致缺牙。

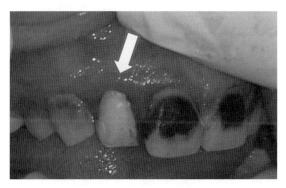

圖12.5　牙周病（發炎）

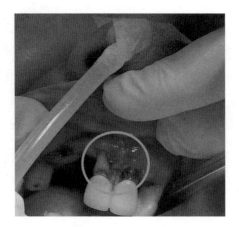

圖12.6　牙周組織萎縮（造成牙根暴露）

(4)牙結石堆積：常因牙菌斑長期沒清除掉，久而久之鈣化成牙結石，堆積在牙齒的齒頸部上面或下面，常是破壞牙周膜組織的主因（圖12.7）。

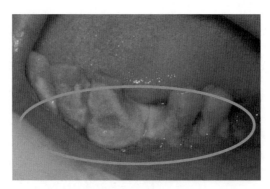

圖12.7　牙結石

(5)假牙未清洗：因本身認知或失智關係，誤認假牙不需拿下來清洗。

(6)其他尚有口臭、口腔潰瘍、自傷如咬傷嘴唇、舌頭等問題（圖12.8）。

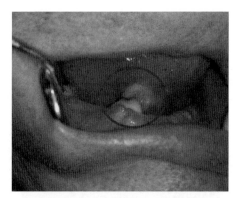

圖12.8　咬傷舌頭（因銳利的殘根而咬傷舌頭）

2. 口腔功能萎縮所引起：因中風等腦中樞神經組織的病變；或因長期置放鼻胃管，未經口進食；或因長期臥床等原因，導致口腔顏面咽喉相關肌群的麻痺、癱瘓，失去應有的張力，導致口腔功能廢退，因而衍生出下列問題：

(1)口咽分泌物的汙染：因缺乏口腔頰肌及舌肌的自主清潔作用（圖12.9）。

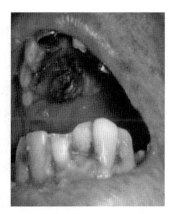

圖12.9　口咽部分泌汙染物（因口腔頰肌、舌肌因種種關係而退化，喪失口腔功能，無法進行自淨作用，導致許多口腔中的汙染物都堆積在上顎硬顎區）

(2)下顎後縮：無法將下顎骨維持在應有的咬合位置。

(3)齒列弓萎縮：下顎齒列弓向舌側塌陷（圖12.10）。

(4)牙齒排列擁擠：牙齒的排列因口腔功能的廢退而退化，使得齒列弓變得擁擠（圖12.11）。

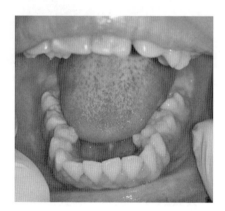

圖12.10　齒列弓萎縮（齒列弓馬鞍型）

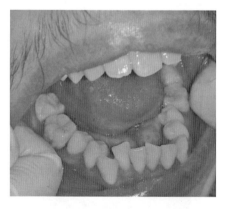

圖12.11　牙齒排列擁擠（齒列弓狹窄內陷）

(5)咀嚼障礙：因牙齒大量缺牙，造成咀嚼能力降低、咀嚼障礙，不易形成容易吞嚥的食團，使得吞嚥時必須更為用力，且容易發生吞嚥障礙。

3. 老化或系統性疾病、用藥引起：因老化或系統性疾病如失智症病人常會將食物含在口中，忘記吞下，而使得牙菌斑容易形成，造成齲齒或牙周病。而高齡者的長期用藥所引起的藥劑作用及交互作用等問題也會造成：(1) 咀嚼障礙；(2) 吞嚥障礙；(3) 嗆咳、吸入；(4) 流涎；(5) 乾口症。

第三節　高齡、衰弱到失能時的牙科醫療

一、背景因素

從高齡、衰弱到失能時的牙科醫療與口腔照護需求，會受到他們的系統性疾病或生活習慣疾病，如中風、失智症、糖尿病、心臟病等的影響，而導致不同程度的失能時，他們日常生活及口腔照顧的必要性，會隨著高度使用輪椅、或完全臥床不起的情況而有所增加。例如因中風而導致顏面感覺神經麻痺時，食物殘留與牙菌斑堆積會增加；同時因中風而運動神經麻痺，所支配的肢體肌肉萎縮，導致行動障礙，衍生出刷牙動作障礙，無法完全清除口腔中的牙菌斑；而口腔顏面神經傳導障礙也使得口腔功能發生障礙，除了產生咀嚼障礙及吞嚥障礙以外，唾液腺的分泌、口腔的自淨作用都受到影響，造成齲齒或牙周病蔓延，自然他們的口腔醫療與照護需求就大量增加。

二、高齡、衰弱到失能時的牙科就醫與醫療

(一) 注意事項

1. 咀嚼吞嚥障礙

一般人在進行咀嚼活動、吞嚥活動及呼吸活動時，是需要互相協調

的，如進行咀嚼活動時，呼吸活動是可以同步進行，但就無法同步吞嚥；而要吞嚥活動時，咀嚼活動及呼吸活動就必須暫停才可以，這是爲了要維護生命安全所必須的反射程序。在進行這些活動時都需要消耗掉一些能量，而高齡者在老化、衰弱到失能的過程中，他們的神經肌肉協調能力越來越弱，身體儲備的能量也越來越少，長期開口很容易疲勞；因此咀嚼、吞嚥與呼吸時的協調功能，很容易失調而產生咀嚼吞嚥障礙，導致食物、水分、液體等異物的侵入、掉入，而引發嗆咳、吸入，產生呼吸困難、窒息等危害生命安全的情況發生。在牙科醫療時常採取水平臥位，這姿勢很容易引起嗆咳、吸入的發生，因此必須特別注意。

2. 長期放置鼻胃管

許多失能或衰弱的高齡者常因伴有嚴重的咀嚼吞嚥障礙，爲了克服這障礙而給他們放置鼻胃管，以便餵食或給水、給藥。但長期放置鼻胃管後常反而因此導致許多問題，其主要原因是長期臥床又沒經口進食，很容易導致口腔功能退化，使得下顎後退，導致上排牙齒咬到下嘴唇，造成咬傷；口腔顏面肌肉萎縮厲害，使得上下顎齒列中段的第一、第二小臼齒向舌側傾斜，下排前牙也倒向舌側面，造成咀嚼功能失能。長期沒刷牙及缺乏口腔照護，導致齲齒及牙周炎嚴重，發炎而造成疼痛、腫脹。此外長期置放鼻胃管也會有胃食道逆流所造成的隱性嗆咳，產生吸入性肺炎及牙齒酸蝕現象（圖12.12）。

3. 生理耐受性低、生理閾值容易變動

血壓、脈搏、呼吸與血糖值等生命徵象容易因情緒起伏、治療的緊張、麻醉藥的施打、長期的牙科治療時間、體位的變動等因素，而造成大幅變動、衝擊生命。

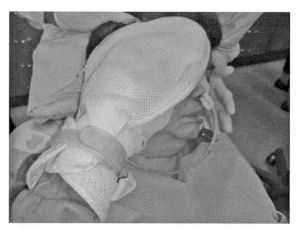

圖12.12　長期放置鼻胃管照片（因長期放置鼻胃管導致極端不舒服，常會用手拉出來，因此將手上套上手套，以避免去拉扯鼻胃管）

(二) 牙科就醫及醫療前評估

1. 了解全身系統性疾病病史：如中風、失智症、糖尿病、心血管疾病或血液性疾病史等。

2. 測量血壓、脈搏、血糖值等必要的數值，注意呼吸的頻率是否急促或平順、有無慢性呼吸道阻塞疾病（chronic obstructive pulmonary disease, COPD）。

3. 了解以往用藥的種類及期間：了解使用藥物對口腔或生理可能會有的影響，不明白時可諮詢其主治醫師。如骨質疏鬆症病人長期服用的藥物，可能造成骨壞死的問題。

4. 病人的咀嚼吞嚥障礙的情況：了解嗆咳的發生率、可能引起嗆咳的東西、造成嗆咳的食物或液體，特別是液體水分。

(三) 牙科醫療時基本原則

要充分了解病人的需求、尊重病人，以建立信賴關係。

1. 醫護人員的應對態度與行為：營造放鬆、快樂的氣氛。我們放

鬆、家屬放鬆、病人也會跟著放鬆。

(1)允許家屬或照顧者坐在病人視線可及的地方。

(2)允許家屬輕握病人的手，我們的手從下面輕輕勾住病人的手，以支持撫慰病人。不要用醫護人員的手去抓住病人的手。

(3)即使要使用約束，觀念上必須是「保護」。

(4)醫護人員需保持微笑及快樂宏亮的的聲音，及使用簡單、緩慢的詞句。

(5)給予適度的關懷、鼓勵與支持。

(6)使用告訴、明示及執行（tell, show and do; TSD）的技巧來說明及教導。

(7)作任何治療前都必須預先告訴病人與家屬，並取得手術同意書。

(8)治療期間放慢治療速度，讓病人適度的休息。

2. 牙科治療椅背角度與病人姿勢體位

(1)病人水平位、張口時最易嗆咳，若有咀嚼吞嚥障礙、嗆咳時，依嗆咳程度調整椅背部角度，可仰起椅背至30、45、60度仰角。

(2)頭部的位置：有些病人有頸椎僵直的問題，頭部無法完全躺在頭座上，可使用頭墊、枕頭墊在頭頸部下面（圖12.13）。

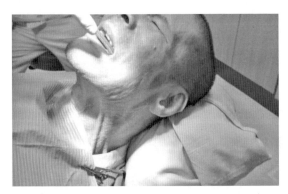

圖12.13　頭部用枕頭（為避免嗆咳發生，可在頭部下方墊一個枕頭）

3. 張口器的使用與否：張口器的功能是協助撐開口腔，保持足夠的開口度，以利診察及治療。

但張口器也有缺點，諸如：(1)易被認為是虐待；(2)導致呼吸困難；(3)易夾傷嘴唇；(4)易傷害動搖牙齒；(5)無法排除舌頭的干擾；(6)對病人不舒服。

4. 治療或口腔照護時如刷牙、洗牙、高速磨牙機、沖洗等，儘可能減少或調整用水量；治療時注水的動作不要長，間歇性點放式注水。

5. 使用強力吸引機，加強吸引（suction）水或口中汙染物，必要時可以兩支吸引機雙管齊下（圖12.14）。

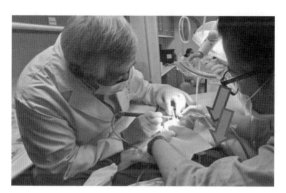

圖12.14　雙管式吸口水（因洗牙或牙科治療時常會用很多水來幫助清洗口腔，因此即使用一隻吸唾機也不夠時，就需同時使用兩隻來幫忙吸唾吸水）

6. 牙醫團隊需四手配合、甚至六手密切協同配合。

7. 治療流程時間要短；診斷與治療速度要快速、準確。

(四) 製作病人會想戴的活動假牙，恢復咬合功能

同時要訓練如何使用及清潔活動假牙，因失能、衰弱的高齡者口腔黏膜薄、敏感、易疼痛，且多半固執、沒耐心、怕疼痛，所以要給他們多一點關懷與同理心。

第四節　高齡、衰弱到失能時的口腔照護

一、口腔照護的定義

口腔照護是以口腔組織（包含牙齒、牙齦牙周組織、舌頭及嘴唇、口腔頰、舌側黏膜、口腔底部、唾液腺及口腔顏面肌肉）為照護的對象，進行口腔內清潔的動作，以去除口腔中的代謝物或汙染物，排除牙菌斑，並藉由感覺刺激來恢復或維持應有的口腔功能。

二、口腔照護的目的

長期的促進或維護口腔組織的健康。

(一) 減少口腔硬、軟組織疾病的發生：減少齲齒、牙周病等口腔疾病的發生或嚴重化。

(二) 恢復或維持口腔功能：如咀嚼、吞嚥、說話、自信、語言、溝通、容貌。以及維持營養、享受飲食樂趣。

(三) 清潔假牙：延長假牙使用的壽命，恢復牙齒咀嚼功能。

(四) 提高生活品質、對生存的意願。

三、口腔衛生狀況的評估

(一) 是否由住民自我清潔，或由需有照護者的協助或全面介入，依下列因素而定：

1. 住民本身意識的清醒度。

2. 住民本身生活功能自理能力及程度（巴氏量表）。

3. 住民本身口腔健康狀況：

(1)有牙或無牙。

(2)有無假牙及假牙的種類。

四、口腔照護的工具

口腔照護工具的選擇有牙刷、牙線、牙間刷、沖牙機、電動牙刷、牙膏、漱口水、紗布、棉棒。

(一) 牙刷

1. 牙刷的功用：刷洗牙齒、移除牙菌斑、按摩牙齦及去除舌苔。

2. 牙刷的選擇：高齡者牙齦組織薄弱，易疼痛，或牙周組織有萎縮時，較適合使用軟毛牙刷。

3. 牙刷大小：建議使用刷頭較窄、較小號的牙刷，較易伸到口腔頰側面的後面，以便刷到後方臼齒的遠心面（圖12.15）。

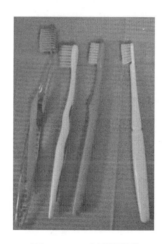

圖12.15　小頭牙刷

4. 牙刷刷柄：宜較大，粗的刷柄對肢體運動能力不好的高齡者較好握。

(二) 牙線：可清除兩顆牙齒間牙縫的食物殘渣。

(三) 牙間刷：牙齒間隙較大時，可用牙間刷來清潔牙縫隙間死角。牙

間刷的大小或使用方法的選擇，最好諮詢牙醫師，以獲得最適當的照護（圖12.16）。

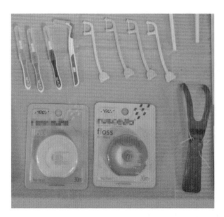

圖12.16　牙線與牙間刷（左上為牙間刷，其餘為各種牙線）

(四) 沖牙機：只能沖洗大塊的食物殘渣，有吞嚥障礙的病人較不適合使用，以免嗆咳發生。

(五) 電動牙刷：刷掃牙面效果佳，牙齦按摩效果差。使用時需注意轉速勿過快或過強。

(六) 海綿棒：可清潔口腔黏膜和舌頭；口腔有潰瘍、傷口的黏膜或牙齦處（圖12.17）。

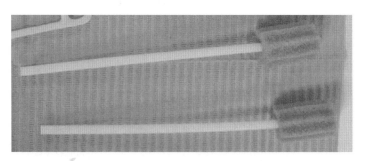

圖12.17　海棉棒（用來清潔軟組織用的）

(七) 紗布：可幫助清潔口腔黏膜。

五、口腔照護的時機

一般是飯後3分鐘內及睡前，但臥床者可飯後30分鐘後再刷。

六、口腔照護的原則

(一) 口腔照護包含潔牙（刷牙及用牙線、牙間刷）、軟組織的清潔及口腔肌肉的運動。

(二) 牙齒硬組織就必須用牙刷、牙間刷、牙線。即使是只剩孤立牙，也可以用嬰兒牙刷刷。

(三) 牙齦、黏膜、舌頭可用海綿棒、紗布等。

(四) 不用怕刷牙時牙齦流血，剛開始刷時可能因以前牙齦發炎，很容易流血，但持續用正確方法刷牙，牙齦炎改善後，流血的情形就會慢慢改善。

(五) 即使使用鼻胃管、胃造口餵食者，還是要定時刷牙。

七、口腔照護的一般方法

(一) 可將刷毛以45度角斜向牙齦部，輕輕前後移動並按摩牙齦。

(二) 將刷毛橫放在兩顆牙齒間，將刷毛向牙冠部旋轉，以清潔牙齒鄰接面隙縫間的部分食物殘渣。

(三) 依照上顎右側、上顎正中、上顎左側、下顎左側、下顎正中、下顎右側的順序，依序刷十次，頰側面刷完後再刷舌側面及咬合面。

(四) 定期口腔檢查：一般人的定期口腔檢查是每六個月一次較為適合，但衰弱或失能的高齡者可以每三個月到牙科診所定期檢查一次，以便早期發現齲齒、牙周病及其他口腔疾病；有牙結石時，可除去牙齦上及下

的牙結石，以預防牙周炎的發生。

八、失能狀況與口腔照護的分級對應關係（黃純德教授分類）

		第一級	第二級	第三級
障礙程度	中風、失智、帕金森氏症等	正常或輕度障礙	中度障礙	重度或極重度障礙
照護層級	照護機構	日照關懷	養護機構	護理之家
日常自我照護能力評估	全身照護（走路、洗澡、如廁……等）	正常，可以獨立自主	不佳，需要部分協助	需要完全協助
	口腔功能	正常	式微	不良
	口腔清潔照護	獨力完成	需部分協助	需完全協助
口腔照護	牙齒清潔	潔牙（牙刷、牙線、牙膏、漱口水）	潔牙（牙刷、牙線、齒間刷、漱口水）	潔牙（牙刷、牙線、齒間刷、漱口水）、吸唾器（避免嗆咳）、姿勢調整
	口腔軟組織清潔	自淨作用	口腔內及牙齒的頰側及舌側黏膜	口腔內及牙齒的頰側及舌側黏膜、上顎硬口蓋
	口腔功能促進			口腔頰面肌肉按摩、唾液腺按摩

九、特殊口腔照護方法與流程

(一) 牙關緊閉不開口者

因長期沒刷牙、清潔及運動口腔，就容易造成牙關緊閉不開口，常刷牙就不會牙關緊閉。

1. 確認病人生理狀況及其系統性疾病。

2. 確認有無下列的異常：因心理因素或手術、放射線療法造成顳顎關節異常。

3. 口腔狀況評估。

4. 減敏感：藉臉頰肌的按摩、顳顎關節的活化運動、唾液腺的刺激來恢復口腔功能。戴手套，用慣用手食指從病人口腔任何一側嘴角處伸入口腔中，按照左側上顎、中央上顎、右側上顎、再右側下顎、中央下顎、左側下顎的順序，每處都用食指反覆磨擦牙齦頰側移行部軟組織十次。

5. 使用小頭軟毛牙刷，刷毛略沾清水或豌豆大的含氟牙膏。

6. 以下刷牙潔牙方法參照前述口腔照護方法執行。

7. 視牙齒間隙大小，可使用牙間刷、牙線刷牙齒鄰接面。

8. 需注意口腔各部位有無殘留食物。

9. 牙齒排列擁擠時，可用單束牙刷或牙間刷深入隙縫中刷掃。

(二) 有吞嚥障礙時的口腔照護

1. 先了解全身系統性疾病病史。

2. 了解易造成嗆咳的食物或液體。

3. 臥床者將床背依嗆咳程度略略上抬。

4. 清潔牙齒及口腔時，隨時吸走口中唾液及殘汙物。

5. 需注意口腔各部位的殘留食物、舌苔、口蓋處的汙染物。

6. 可在飯後半小時後再進行口腔清潔，以免嘔吐或嗆咳。

7. 口腔照護方法遵照前述方法進行。

十、活動式假牙的清潔方法

活動式假牙表面的牙菌斑是唾液、食物殘渣及口腔微生物所形成一層很薄的蛋白質薄膜（salivary pellicle）。

(一) 自然牙齒的清潔：使用軟毛牙刷刷洗牙齒，要注意活動式假牙的牙鉤所鉤到的牙齒處，牙齒與牙齦連接處、牙齒間接縫處是最容易藏汙納垢的地方，很易造成高齡者的齒頸部齲齒。

(二) 活動式假牙的清潔：餐後及睡前將活動假牙取下，使用假牙專用牙刷刷洗假牙（機械性清潔）（圖12.18），洗掉大片的食物殘渣及牙垢，再以軟毛牙刷、清潔液及冷水清洗假牙每一個角落。刷牙動作勿過於用力，避免磨損活動假牙。

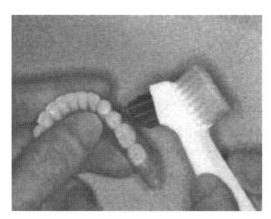 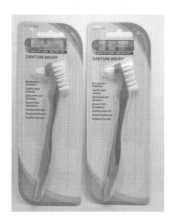

圖12.18　活動假牙牙刷（硬短毛的部分是刷假牙牙齒的，白色軟長毛的部分是刷假牙床）

清潔活動式假牙時，不必使用牙膏，因研磨劑會磨耗活動式假牙的樹脂。也不要用熱水，以免樹脂變質。

(三) 使用假牙清潔錠浸泡（化學性清潔／具滲透力）：浸泡5分鐘，來達到+99.9%殺菌的效果。

(四) 晚上休息時取下假牙，放在清水或假牙清潔液內浸泡，因暴露在空氣中，容易使樹脂變性易脆。同時讓牙床黏膜休息（圖12.19）。

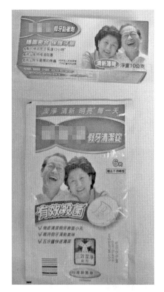

圖12.19 假牙清潔錠

十一、結論

　　高齡者、衰弱或失能者的口腔疾病非常複雜、多樣性，多因潔牙習慣不良所造成。口腔衛生不好會影響到口腔健康及口腔功能失衡，造成咀嚼吞嚥障礙、乾口症等問題，更因飲食營養攝取不足而導致低營養、低免疫力，使系統性疾病惡化，並病促使老化過程加劇。

　　高齡者、衰弱或失能者的口腔照護需要遵守下列要領：

　　(一) 保持口腔清潔：減少牙齒的蛀牙、牙周炎及口臭。

　　(二) 使用小頭軟毛牙刷，勿用海棉棒刷牙。

　　(三) 每天至少刷牙兩次，可以在早晚、飯後或睡前刷牙，晚飯後或睡前刷牙遠比早晨刷牙更重要。

討論問題

一、口腔具備各式各樣之功能,請列舉口腔的主要功能?

答:1.攝取、撕裂、咬碎及磨碎食物;2.感覺食物的大小、軟硬、黏稠度
與味覺;3.刺激唾液腺分泌唾液;4.混合食物與唾液;5.藉由唾液來
潤濕、分解食物;6.使味覺感觸到食物分解後的味道;7.促進胃腸道
的蠕動與消化液的分泌;8.口腔自淨作用;9.腦部組織的活化刺激作
用。

二、高齡者因為口腔衛生習慣不良,易引起哪些口腔問題?

答:齒頸部齲齒、殘根、牙周病、缺牙、牙結石堆積、假牙未清洗、口
臭、口腔潰瘍、自傷等問題。

**三、針對有咀嚼吞嚥障礙、易嗆咳之患者進行牙科治療時,診療椅之椅背
應如何調整?如何固定頭部?**

答:依患者嗆咳程度調整椅背部角度,可仰起椅背至30、45、60度仰角。
若患者有頸椎僵直的問題,可使用頭墊、枕頭墊在頭頸部下面,來固
定頭部。

**四、依據口腔照護的原則,口腔中硬組織及軟組織,應分別使用何種口腔
清潔工具?**

答:硬組織(牙齒):必須使用牙刷、牙間刷、牙線。

軟組織(牙齦、黏膜、舌頭):可使用海綿棒、棉棒、紗布等。

參考文獻

中文文獻

蔡秀霞（2004）。長期照護機構住民口腔健康狀況之研究。（碩士論文）。高雄：高雄醫學大學口腔衛生學系碩士在職專班。

江典澄（2010）。高雄縣市長期照護機構45歲以上中老年人口腔健康狀況調查。（碩士論文）。高雄：高雄醫學大學口腔衛生學系碩士班。

王曉平（2010）。高雄地區長期照護機構之中老年人咀嚼吞嚥障礙與營養相關探討。（碩士論文）。高雄：高雄醫學大學口腔衛生學系碩士在職專班。

邱婍榛（2016）。居家鼻胃管留置個案肺炎與照顧者口腔照護能力相關性之探討。（碩士論文）。高雄：高雄醫學大學口腔衛生學系碩士在職專班。

英文文獻

T. Yoneyama et al. (2002). Comparisons Between Oral Care and No Oral Care Groups in Dentate and Edentate Patients. *The American Geriatrics Society.*

Ortega O, Parra C, Zarcero S, Nart J, Sakwinska O, Clavé P. (2014). Oral health in older patients with oropharyngeal dysphagia. *Age Ageing, 43*, 132-137.

Taylor GW, Loesche WJ, Terpenning MS. (2000). Impact of oral diseases on systemic health in the elderly: diabetes mellitus and aspiration pneumonia. *J Public Health Dent, 60*, 313-320.

Pace CC, McCullough GH. (2010). The association between oral microorgansims and aspiration pneumonia in the institutionalized elderly: review and recommendations. *Dysphagia, 25*, 307-322.

Okabe Y, Takeuchi K, Izumi M, Furuta M, Takeshita T, Shibata Y, Kageyama S, Ganaha S, Yamashita Y. (2017). Posterior teeth occlusion and dysphagia risk in older nursing home residents: a cross-sectional observational study. *J Oral Rehabil, 44*, 89-95.

Preston AJ, Punekar S, Gosney MA. (2000). Oral care of elderly patients: nurses' knowledge and views. *Postgrad Med J, 76*, 89-91.

Talbot A, Brady M, Furlanetto DL, Frenkel H, Williams BO. (2005). Oral care and stroke units. *Gerodontology, 22*, 77-83.

Brady MC, Stott DJ, Norrie J, Chalmers C, St George B, Sweeney PM, Langhorne P. Trials. (2011). Developing and evaluating the implementation of a complex intervention: using mixed methods to inform the design of a randomised controlled trial of an oral healthcare intervention after stroke. *BioMed Central, 12*, 168.

ElSolh, AALung. (2011). Association between pneumonia and oral care in nursing home residents. 189, 173-180. doi:10.1007/s00408-011-9297-0

Terpenning MS, Taylor GW, Lopatin DE, Kerr CK, Dominguez BL, Loesche WJ. (2001). Aspiration pneumonia: dental and oral risk factors in an older veteran population. *J Am GeriatrSoc, 49*, 557-563.

Ajwani S, Jayanti S, Burkolter N, Anderson C, Bhole S, Itaoui R, George A. (2017). Integrated oral health care for stroke patients - a scoping review. *J ClinNurs, 26(7-8)*, 891-901.

Shun-Te Huang.(Ed.). (2012). Oral Health Care for Elderly (Chapter), *Health Promotion for Elderly.* 1st *edition.* Taiwan: Hua-Shien Co.

第十三章　銀髮族餐飲設計與營養

陳玉楚

前言

依據內政部（2017）2016年簡易生命表，國人的平均餘命為80.0歲，其中男性76.8歲、女性83.4歲。然而，根據衛福部2014年統計的「健康平均餘命」僅71歲，其中男性68.7歲、女性73.4歲，老年人生命最後的8～9年時間，需仰賴醫療或他人照護，透過對營養支持與照顧的了解，才能提升老人照護之品質與專業。

第一節　銀髮族之生理變化與營養攝取

食物中的營養素經由消化、吸收，進入人體維持體能與健康，然而高齡者因為生理逐漸老化，其中包括：心血管變化、腎臟變性、神經系統退化及腸胃神經肌肉系統的改變，在飲食營養方面更需要調整與注意。高齡者飲食，與各生命期的需要是一樣的，必須攝取六大類食物以提供足夠營養素，只是老年期因為基礎代謝率下降，熱量需求會因生理功能改變而有所調整，但是其營養需要量或種類則與其他生命期相同。

一、銀髮族的生理變化

(一) 口腔方面：味蕾萎縮導致味覺遲鈍，其唾液成分因mucin成分增高而變得較黏稠，或因服藥等其他原因造成老人唾液量減少，及牙齒疾病

等，都造成咀嚼與味覺上的變化。

（二）腸胃方面：口咽及食道因為老化導致神經肌肉的退化，造成吞嚥異常；除此之外，胃排空時間增加，胃酸及消化酵素分泌量減少；小腸對養分的吸收下降。

（三）其他功能：膽汁及胰解脂酶分泌減少，對脂肪的消化能力降低，肝臟代謝降低，腎絲球過濾率及腎小管分泌降低，體內廢物排除率降低。

二、營養攝取

銀髮族的生理變化是無可避免的自然現象，但是，健康老化需要奠基於良好的飲食及生活習慣。衛生福利部國民健康署（2018年3月9日）新公告老年期營養單張與老年期營養手冊。並以容易記的拳頭歌與掛圖，提供民眾日常生活與社區活動時使用。每天早晚一杯奶、每餐水果拳頭大、菜比水果多一點、飯跟蔬菜一樣多、豆魚蛋肉一掌心、堅果種子一茶匙。

銀髮族的營養需求如下：

(一) 熱量

依據衛生福利部每日營養建議攝取量（dietary reference intakees; DRIs）對於51～71歲男性平均每日所需總熱量為1,750～2,550大卡，71歲以上男性則需650～2,150大卡／天；51～71歲女性需1,500～2,300大卡，71歲以上女性約需1,300～1,700大卡／天。而個人一天所需要熱量等於BMR、活動量和攝食產熱效應的總合。

$$總熱量＝基礎代謝率＋活動量＋攝食產熱效應$$

1. 基礎代謝率（base metabolic rate, BMR），約占人體總熱量消耗的

60～70%，我們在安靜狀態下（通常爲靜臥狀態）消耗的最低熱量主要用在維持基本生理功能，如：呼吸、心跳。

2. 活動量（physical activity energy expenditure, PATT）約占人體總熱量消耗的15%～30%。

3. 攝食產熱效應（thermic effect of food, TEF），約占人體總熱量消耗的10%，此類熱量消耗主要用於消化、代謝、貯存養分。

(二) 營養素

營養素分爲五大類，飲食中可以提供熱量的營養素有醣類（又稱碳水化合物）每公克4大卡、蛋白質每公克4大卡，脂肪每公克9大卡；另有維生素與礦物質，其需要量雖少，但卻是維持生命所不能或缺之營養素，銀髮族每天所需之營養素占熱量比率如下：

1. 蛋白質：占每日總熱量12%（範圍在10～14%），建議每公斤體重0.8～1公克，或者女性每天50公克，男性每天63公克。蛋白質的功能可調節生理機能，具有修補作用；血液中的蛋白質，如白蛋白、球蛋白等構成要素也需蛋白質，可維持身體中的酸鹼平衡及水的平衡、幫助營養素運輸，或構成酵素、激素和抗體等，維持人體充分的免疫力。

2. 醣類：占每日熱量60%（範圍在56～68%）

醣類的攝取量隨個人熱量的需要而定，銀髮族宜攝食多醣類的食物，少吃精製含糖食物。若醣類攝取不足，體內無法獲得足夠的熱量，因而缺乏活力；但醣類若攝取過多，熱量增加，當超過身體所需，會轉換成脂肪儲存在身體中，這就是造成肥胖的原因之一。

3. 脂肪：脂質的攝取量建議不超過總熱量的30%（範圍在56～68%），主要的功能在提供必須脂肪酸；脂溶性維生素必須溶於脂肪中才能被吸收利用，若油脂攝取不足會影響其吸收；銀髮族宜攝取飽和脂肪酸

含量較低的植物油。

4. 維生素：是人體必需之微量營養素，體內無法製造，卻是調節蛋白質、脂質、醣類代謝所必須的營養素。依其溶解度分為兩大類：脂溶性維生素A、D、E、K與水溶性維生素B群（B_1、B_2、B_6、B_{12}、菸鹼酸、葉酸、泛酸、生物素）及維生素C。其中水溶性維生素B_1、B_2、泛酸、生物素、菸鹼酸是與熱量利用有關，而銀髮族因為生理老化，若熱量攝取減少，其建議攝取量也會減少。

5. 礦物質：包括鈣、鎂、磷、鈉、鉀……及微量元素鐵、鋅、銅、碘、硒等，皆是維持體內酸鹼平衡、構成人體組織成分及發揮體內酵素功能之重要元素。

三、長照與營養狀況評估

銀髮族因為疾病或老化導致營養不良的機率是偏高的，為預防長照個案營養不良，藉由早期篩檢與評估，提供營養支持與介入，以維持或改善長照個案的營養狀況。以下介紹長期照護常用之快速且有效的迷你營養評估量表。

迷你營養評估量表（mini nutritional assessment, MNA）之敏感性（96%）及特異性（98%）與營養不良的預測性（97%）皆高（Vellas and others, 1999; Guigoz and Vellas, 1999）。其評估項目包括：身體質量指數（BMI）、臂中圍、小腿圍、近三個月體重變化、是否獨立生活、神經精神問題、蛋白質攝取量及水分攝取情形等等。

(一) 餐飲設計與營養

1. 體位測量方式簡述如下：

(1) 直接測量

① 站立測量：適用於無脊椎彎曲、可以站立之老年人。

患者需脫鞋、抬頭挺胸，指示桿務必在垂直角度，觀測時視線儘量在水平線上。

② 平躺測量：適用於無法站立、無脊椎彎曲之老年人。

測量的肩膀及臀部需在同一直線上，頭部垂直線處作一記號，接著注意患者膝蓋需伸直，再將其腳背垂直於床面，在垂直線處作另一記號，測量兩點的距離。

(2) 間接測量

① 手臂估測：適用於手部無攣縮之老人。

老人單手水平伸直，由胸骨中央線，至單手食指的距離，乘以2，即身高。手臂估測之誤差約2～5公分。

② 膝長估測：

若臂長不可得者，採用鄭、史、謝（2001）以膝高及年齡推估身高的方式，即在平躺姿勢下，使膝部及足踝各保持90度，以量尺測量足跟底至膝蓋上緣之距離；膝高之測量以左側肢體為先，若有骨折或癱瘓等健康問題，則測量健側肢體。膝高單位以公分表示，代入下列公式求得身高。

男性身高：85.1 +（1.73×膝長）－（0.11×年齡）

女性身高：91.45 +（1.53×膝長）－（0.16×年齡）

2. 體重測量

老年人如有截肢，在評估體重時，需以實際秤得之體重，除以截肢外之體重百分比，如糖尿病患因小腿壞疽，右膝蓋以下截肢，測得的體重需再除以截肢部分外94.1%（小腿占全身4.4%，腳占1.5%，共5.9%），得出原始體重總重後才評估體重標準。

3. 身體質量指數（BMI）：BMI = 體重 / 身高（公尺）^{2}

4. 臂中圍（MAC）

測量方法：取受試者上臂中點處，以水平線測量上臂周長。如受試

者臥床,則取中點後,測量臂圍時需在手軸下方墊一小枕頭,以保持手臂與軀幹成水平再將皮尺繞過中點測量上臂圍,測量時請注意勿過度壓迫皮膚。

5. 小腿圍

將左足平置膝蓋彎曲,測量左小腿最粗的部位,通常約爲膝下4公分,用軟尺測其小腿圍。

迷你營養評估量表(MNA)共18個項目,分數由0～30分,大於或等於24分代表營養良好,分數介於17～23.5分則代表有營養不良的危險性,少於17分則爲營養不良,此量表可簡單且快速的偵測老人族群營養不良的危險性(Vellas and others, 2000; Vellas and others, 2001a)。

第二節　銀髮族營養需求與建議

一、銀髮族的營養需求與建議

爲維持和增進健康,預防營養素缺乏並側重於營養素與慢性疾病預防之關係,故銀髮族的營養需求建議如下:

國人膳食營養素參考攝取量
(dietary reference intake, DRIs)　　　　　　　　(2011年修訂)

年齡 營養素	中年期 男／女(51～70)	老年期 男／女(71～)
熱量(Kcal) 低 稍低 適度 高	 1,700/1,400 1,950/1,600 2,250/1,800 2,500/2,000	 1,650/1,300 1,900/1,500 2,150/1,700

年齡 營養素	中年期 男／女（51～70）	老年期 男／女（71～）
蛋白質（g）	55/50	60/50
鈣（mg）	1,000	
磷（mg）	800	
鎂（mg）	360/310	350/300
鐵（mg）	10	
鋅（mg）	15/12	
碘（μg）	140	
硒（μg）	55	
氟（mg）	3	
維生素A（μgRE）	600/500	
維生素D（μg）	10	
維生素E（mg）	12	
維生素K（μg）	120/90	
維生素B1（mg）	1.2/0.9	
維生素B2（mg）	1.3/1.0	
菸鹼酸（mg NE）	16/14	
泛酸（mg）	5	
生物素（μg）	30	
維生素B6（mg）	1.6	
葉酸（μg）	400	
維生素B12（μg）	2.4	
膽素（mg）	450/390	
維生素C（mg）	100	

註：1. 年齡以足歲計算

2. 1大卡（Cal: kcal）＝4.184仟焦耳（kj）

3. 「低、稍低、適度、高」表示生活活動強度之程度

二、每日飲食指南

2018年新版「每日飲食指南」以實證營養學的原則，試算多種飲食組成，提出適合多數國人的飲食建議。不但以預防營養素缺乏為目標（70% DRIs），同時也參考最新的流行病學研究成果，將降低心臟血管代謝疾病及癌症風險的飲食原則列入考量，建議以合宜的三大營養素比例（蛋白質10～20%、脂質20～30%、醣類（碳水化合物）50～60%）來攝食。強調攝取均衡營養之原態食物，並注意攝取含植化素的蔬果類，可參見衛福部國民健康署「每日飲食指南」（https://www.hpa.gov.tw/Pages/EBook.aspx?nodeid=1208）。

(一) 六大類食物攝取份量與種類如下（每日飲食指南呈扇形，扇葉從左到右依序）：

1. 水果類2～4份。

2. 蔬菜類3～5碟。

3. 全穀雜糧類1.5～4碗。

4. 豆、魚、蛋、肉類3～8份。

5. 乳品類1.5～2杯。

6. 油脂與堅果種子類，油脂3～7茶匙，加上堅果種子類1份。

(二) 適量運動提升生活活動強度

透過規律性運動及增加身體活動量、結合運動頻率（frequency）、強度（intensity）、持續時間（duration）可以提升老年人的心肺耐力、肌力、避免骨質流失、增加柔軟度、平衡感，強化健康的生活型態，提升生命品質。

(三) 營養素攝取需達70% DRI（國人膳食營養攝取量）以上。

(四) 動物性蛋白質：植物性蛋白質＝1：1。

(五) 建議避免使用高脂肪家畜肉，並減少烹調用油的使用。但減少後維生素E的攝取量會大幅減少，故可以富含維生素E來源的食物，例如堅果種子、深色蔬菜等來取代。

三、銀髮族常見的疾病與飲食

依據國民健康署（2013）「國民健康訪問調查」65歲以上長者罹患慢性病的情形如下：

性別	一項以上	二項以上	三項以上
全	86.3%	68.6%	47.3%
男性	84.3%	64.1%	40.7%
女性	88.1%	72.5%	53.1%

備註：
1. 樣本數：3,204人（男性1,526人、女性1,678人）
2. 慢性病包括：高血壓、糖尿病、心臟病、中風、肺或呼吸道疾病（慢性阻塞性肺疾病、氣喘）、關節炎、胃潰瘍或十二指腸潰瘍、肝膽疾病（不包括肝癌、膽囊癌）、髖骨骨折、白內障、腎臟疾病、痛風、脊椎骨骨刺、骨質疏鬆、癌症、高血脂、貧血等十七項。
3. 百分比經加權處理。
　銀髮族與慢性病的關係除了不可改變（改善）的原因（年齡、性別、家族史）之外，主要罹病原因還是來自於不良的生活習慣，包括：運動量太少、抽菸、喝酒及不健康的飲食習慣（太油、太鹹、太甜），慢性病除了需遵照醫師指示服藥外，以下介紹三種高齡者常見的慢性病飲食，同時也是心血管疾病危險因子在日常飲食上應選擇的種類。

(一) 糖尿病飲食

控制血糖是糖尿病人首要的認知，使血糖儘量接近正常值，並維持理想體重，以達到預防或延緩併發症的發生。糖尿病患的飲食照顧係以正常飲食為基礎，是均衡而且健康的飲食。

1. 適量攝取影響血糖的食物：五穀根莖澱粉類、水果和牛奶等，因它們都含有醣類，會影響血糖高低。

2. 高纖（每天需20～30公克）蔬菜類：富含膳食纖維，並具飽足感、熱量低，糖尿病患可多加食用，水果類由於富含糖分，故需按飲食計畫量食用。

3. 烹調方法：少油、少鹽、少糖以植物油為烹調用油，且以適量為原則。

(二) 高血壓飲食

一般人認為高血壓不要吃太鹹即可，其實要注意均衡飲食攝取，強調足夠的纖維素（建議每天的膳食纖維攝取量為25～35克），才能從根本改善。1997年美國大型高血壓防治計畫發展出DASH飲食（dietary approaches to stop hypertension），可以有效控制血壓，DASH飲食原則是多蔬果、多乳品與堅果、少油脂。落實這些原則的方法，是增加蔬菜、水果和低脂乳製品的攝取，以及魚肉等白肉、堅果、乾豆、全穀類的份量，減少攝取紅肉類、甜食的次數。

1. 低脂、低飽和脂肪、低膽固醇：減少動物性脂肪與膽固醇的攝取，有助於血壓控制。

2. 多攝取含高鈣、高鎂、高鉀食物：因飲食精緻化與不均衡，常有缺乏鈣、鎂、鉀現象，容易造成血壓升高，當這些缺乏的元素補足與鈉競爭，在體內達到平衡，就有降低血壓的效果。

(三) 高血脂

1. 血脂異常是動脈硬化的主因（高脂血症包括：高膽固醇血症、高三酸甘油酯血症或二者合併）。當血液中的總膽固醇濃度或低密度脂蛋白濃度高於正常值時，即為高膽固醇血症。

(1)高膽固醇血症之飲食原則如下：

維持理想體重，控制油脂攝取量，少吃油炸、油煎或油酥的食物。

(2)少吃膽固醇含量高的食物，如：內臟（腦、肝、腰子等）、蟹黃、蝦卵、魚卵、蛋黃等，以及豬皮、雞皮、鴨皮。

(3)炒菜選用單元不飽和脂肪酸高者（如：花生油、橄欖油、芥花油等）；少用飽和脂肪酸高者（如：豬油、牛油、肥肉、奶油等。）

(4)部分肉類由黃豆製品取代（如：豆腐、豆干、豆漿等）。

(5)選用富含纖維質的食物，如：未加工的豆類、蔬菜、水果及全穀類，尤其是富含水溶性纖維的食物。如：燕麥。

(6)適當調整生活型態，避免過量飲酒。例如：戒菸、運動，以及壓力調適。

2. 高三酸甘油脂血症飲食原則：

(1)控制體重可明顯降低血液中三酸甘油脂的濃度。

(2)避免攝取精製糖類、含有蔗糖或果糖的飲料、各式糖果或糕餅、水果罐頭等加糖製品，並以多醣類取代，例如：全穀根莖類。

(3)避免飲酒。

(4)適量攝取富含ω-3脂肪酸的魚類，例如：秋刀魚、鮭魚、鯖魚、鰻魚（糯鰻、白鰻）、白鯧魚、牡蠣等。

四、臺灣銀髮族常見膳食補充品

依據1999～2000年〈臺灣地區老人營養健康狀況調查〉顯示，銀髮族的維生素B_6、E、攝取不夠，礦物質鈣和鎂也未達建議攝取量。研究顯示，維生素B_6缺乏與同半胱胺酸偏高相關，維生素E缺乏與老年人的癌症發生及冠心症相關，而鈣質缺乏則與骨質疏鬆症息息相關。具有保健功能訴求的食品（稱之為膳食補充品）中，銀髮族服用的膳食補充品以綜合維

他命與礦物質居多，而補充品的使用有其「專業性」必須依標示服用，搭配均衡飲食才有效，像是維生素B群、魚油、鈣片等，名稱不同，仔細分析會發現有不少功能是重複的，吃過量會增加身體負擔。

65歲以上老人服用的前十大膳食補充品及服用比率

排名	合計（%）	男性（%）	女性（%）
1	綜合維生素與礦物質（32.2%）	綜合維生素與礦物質（32.7%）	綜合維生素與礦物質（31.6%）
2	鈣（20.9%）	維生素E（20.1%）	鈣（28.7%）
3	維生素E（19.4%）	鈣（13.0%）	維生素E（18.8%）
4	維生素C（9.74%）	魚油（10.7%）	維生素C（9.3%）
5	魚油（9.1%）	維生素C（10.1%）	魚油（7.4%）
6	維生素B-complex（5.5%）	維生素B-complex（6.2%）	蔘類（5.1%）
7	蔘類（5.3%）	蔘類（5.6%）	維生素B-complex（4.7%）
8	合利他命A_{25}+（3.0%）	維生素B_{12}（3.4%）	維生素D+鈣（4.1%）
9	n-3脂肪酸、雞精（2.9%）	n-3脂肪酸（3.3%）	雞精（3.3%）
10	配方食品（2.8%）	配方食品、卵磷脂（3.1%）	靈芝（3.2%）

+合利他命A_{25} contains fursultiamine,vitamin B1,vitamin B6 and vitamin B_{12}.

市面上販售的營養補充品很多，合格的保健食品安全性較高，但保健食品不是藥品，購買時可先諮詢醫師或營養師，考量飲食健康狀況後再補充，例如純素者，光是吃綜合維他命C是不夠的，應補充維他命B_{12}；銀髮婦女則可以考慮吃鈣片、維他命D等，減少骨質流失。

第三節　高齡飲食製備

　　高齡飲食建議以軟質、溫和、均衡營養為重點，以每日飲食指南建議量為基礎飲食設計，可採五分法（早：1/5，午：2/5，晚：2/5）分配其餐食量，若銀髮族有食慾不佳狀況則採少量多餐方式，一天分成5～6餐進食，在三次正餐之間另外準備一些簡便的點心。其飲食製備原則如下：

　　1. 選擇富含纖維的全穀根莖類：未精製的穀類如：糙米和小麥胚芽或番薯、芋頭等，一起加入白米飯可以提供豐富的維生素B群及纖維。

　　2. 少量多餐：三正餐之外可以加上簡易點心，如：低脂牛奶燕麥片、豆漿加蛋等。

　　3. 烹調方法多以蒸、煮、滷、炒，油脂使用不逾二湯匙。

　　4. 避免動物油脂及肥肉，此外，甜點糕餅類的油脂含量也很高，避免吃此類高脂肪零食。

　　5. 每天食用五份以上天然的蔬菜與水果（色彩要繽紛，如紅、黃、綠、白、紫等；質地軟的水果，如香蕉、西瓜、水蜜桃、木瓜、芒果、奇異果等都很適合銀髮族食用），可提供抗氧化營養素且預防便秘。

　　6. 蔬菜選擇銀髮族易咀嚼、質地比較軟的絲瓜、冬瓜、茄子及嫩葉菜等。

　　7. 若以稀飯或湯麵作為主食者，建議可以在稀飯裡面加進一至二種蔬菜一起煮，以確保他們每天至少吃到三份的蔬菜。

　　8. 選擇低脂乳製品，若有乳糖不耐症者宜選用低脂優酪乳搭配於餐點或水果中。

　　9. 以豆製品取代部分動物蛋白質，如豆腐、豆漿、豆包是植物性蛋白質的來源，可避免攝取過量膽固醇。

　　10. 純素者，更要善用豆類搭配各種堅果類（花生、核桃、杏仁、腰

果等），從食物中獲取蛋白質。

11. 避免醃製食物（含有過量的鈉，會增加高血壓的風險。要增加食物的風味，可以運用白醋、檸檬汁或是鳳梨等果酸味，或使用較有風味的蔬菜，如：九層塔、香菇、洋蔥來提味。

12. 運用中藥材，如：肉桂、八角、枸杞和紅棗等，利用食物原有的味道來取代鹽或醬油的使用，以增進老年人的食慾。

討論問題

一、銀髮族之生理逐漸功能退化營養攝取量及種類是否應該減少？還有常說的抗老化營養素有哪些?請以營養觀點述說。

答：銀髮族每天的營養素要多元而且多樣化以符合身體所需，最好能攝取30種以上不同的食物，以提供不同營養素。維生素A、C、E在體內具有抗氧化效果會與自由基結合而有保護細胞的功能，且有抗老化之說，故含有維生素A、C的蔬菜及水果，是非常重要的營養素。至於含維生素E的食物有花生、芝麻與胚芽等。

二、我國國民飲食指標扇形圖，建議銀髮族應攝取哪幾類食物?攝取最高比率的是那一大類食物?

答：依據每日飲食指南，我們每天的營養與熱量來自六大類食物，但是依生活形態不同與年齡不同，熱量需求也不相同，銀髮族每天要以全穀類為主食，攝取量應佔總熱量的1/3，隨著活動量不同其份量約1.5～4碗不等，為增加維生素B群及防止便秘可選擇富含纖維的糙米、甘藷、薏仁…等加入白米飯，但是，烹調方法則應溫合而質軟。

三、三高(高血醣、高血壓、高血脂)是銀髮族常見的慢性疾病，它的烹調和正常飲食是否一樣？請敘述銀髮族飲食的特色。

答：銀髮族常伴隨有高血醣,高血壓,高血脂等三高症狀，其每日飲食與一般人一樣，應以均衡營養為重點也就是依據每日飲食指南的建議量設計一天飲食，但是，要注重食材衛生與安全，烹調原則須注意質軟與適口性，其刀工宜細、短，多以蒸、煮、滷、炒方法烹調，重視食物顏色之巧搭，避免醃製類食物，以降低鈉的攝取。多喝水，每天每公斤體重約需30～35CC水分（包括：湯，飲料）可避免便秘與泌尿道保健，但晚上則要避免喝太多飲料以免頻尿影響睡眠。

參考文獻

中文文獻

內政部（2017）。去年國人平均壽命達80歲。取自http://www.moi.gov/tw/stat/news_detail.aspx?type_code=02&sn=12772

衛生福利部國民健康署（2011）。國人膳食營養素參考攝取量。取自http://www.hpa.gov.tw/File/Attach/725/File_1674.pdf

衛生福利部國民健康署（2013）。2013年「國民健康訪問調查」結果報告。取自http://nhis.nhri.org.tw/files/2013NHIS_report.pdf

衛生福利部國民健康署（2018）。老年期營養單張。取自https://www.hpa.gov.tw/Pages/Detail.aspx?nodeid=485&pid=8357

衛生福利部國民健康署（2018）。老年期營養手冊。取自https://www.hpa.gov.tw/Pages/Detail.aspx?nodeid=485&pid=8358

第十四章　飲食療癒：透過飲食的自立支援——日本長照機構「貢獻之家」為例

田中綾

譯者：黃雅文

一、何謂飲食

飲食是營養補給與維持健康、豐富生活不可或缺的要素。日本社會福祉法人GK社會貢獻會美食杵屋社會貢獻之家（以下簡稱貢獻之家）理事長常言「飲食可以療癒」。食這個字是由人良構成，對貢獻之家而言，飲食的意義是一種享受的樂趣，在日本的飲食文化中尊重個別性的飲食生活，因此，貢獻之家追求品質、品味、視覺觀感良好、提升職員對飲食的知識技術。以下針對機構中設置的「食事基準檢討委員会」與透過飲食的自立支援行動來說明之。

目前他們在料理的過程中考慮了食物的大小、軟硬度、形狀、容易吃（喝）的程度，設計出五種飲食型態，而且為了從這五種飲食型態中幫被照顧者選擇適當的飲食型態，也開發了飲食型態評量表。

二、五種飲食型態

(一) 美：美味飲食

對象：無咀嚼、嚥下機能問題，自己可以適量的切割來吃者。

形態特徵：一般的飲食。

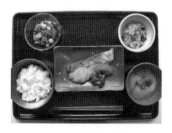

(二) 心：用心料理

為了讓被照顧者容易用筷子和湯匙飲食，貼心將食物切成適當的大小。

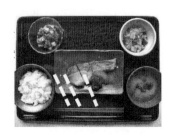

對象：雖然沒有咀嚼吞嚥的機能問題，但因為肢體麻痺，無法自己切開來吃者。

形態特徵：與「美」相同形態但稍稍切成大塊。

(三) 樂：輕鬆快樂飲食

咀嚼吞嚥機能雖稍稍下降，但飲食大小程度要顧慮到被照顧者能輕鬆快樂的飲食。

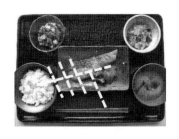

對象：咀嚼吞嚥機能稍稍下降者；咀嚼次數少、未充分咀嚼前就已經吞下去者；有噎食危險者；可以咀嚼但無牙齒者。

形態特徵：肉切1公分，魚身切4～6等分，蔬菜切1.5公分左右。

(四) 極：極致精神

以貢獻之家的特色：沒有比這更好的「極致」精神，製作出極致飲食。

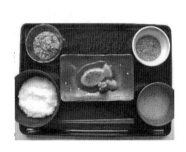

對象：咀嚼吞嚥機能很弱，硬的食物無法咀嚼只能在口腔內大口吞入。

形態：主菜：將「美」的食材用果汁機打過，作成食物原來形狀。

副菜：切成2～3mm（毫米）。

特色：軟食材用增黏劑再成型，並且在食材上淋上醬汁。

為彌補吞嚥機能，不用牙齒，用舌頭或牙齦（肉）也可以壓碎的硬度。

(五) 優：容易吞嚥

即便吞嚥功能降低，也能很容易地攝取營養，形狀像果凍的飲食。

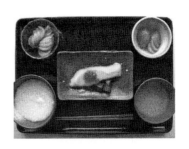

對象：咀嚼吞嚥機能顯著下降，容易造成「誤嚥」（喝的反射機能障礙時，食道無法吞下，喉嚨動作發生問題，容易造成誤嚥性肺炎、水分噎到嗆到）。

形態：考慮均質的黏著性、凝固性、軟硬度、離水性。

特色：在口腔之外，就已經作成適切的食塊狀，去除纖維。

特別製作成容易食用的狀態，也注意到顏色的搭配。

從這五種飲食型態，如何讓被照顧者本人選擇適合的飲食型態極為重要。飲食困難的因素相當多元，如：因認知機能下降而無法辨識食物、不知如何吃、身體不適或牙齒不好、口腔狀態惡化、憂鬱狀態、情緒不穩、咀嚼吞嚥機能降低、藥物影響等，這些因素都有個別差異，需要個別評估。以往貢獻之家為了確認個別狀態，由有多年經驗的專業人員評估，其結果卻有所不同，因此開發了評價基準，使得無論誰來評價結果都一樣。為了開發這個評價工具，由管理營養師、調理師、介護士、護理師、牙醫師、齒科衛生師、介護支援專門員、大學研究者、法人運營者一起花了十二個月，共十一次開會討論。確立問卷在現場的運用可以選擇適合被照顧者之飲食型態。

首先，第一項工具為「飲食型態分類流程」（樣式①）。受照顧者在住進機構之前，為了選擇適合個人的飲食型態所使用。用樣式①的圖導出的飲食型態，先試吃一個星期。在這時段客觀觀察用的評估工具是「飲食機能評估表」（樣式②），這個表用飲食吞嚥五期模式：先行期→準備期→口腔送入期→咽頭期→食道期等五階段來作評價，十八個項目獨自設定。

樣式①

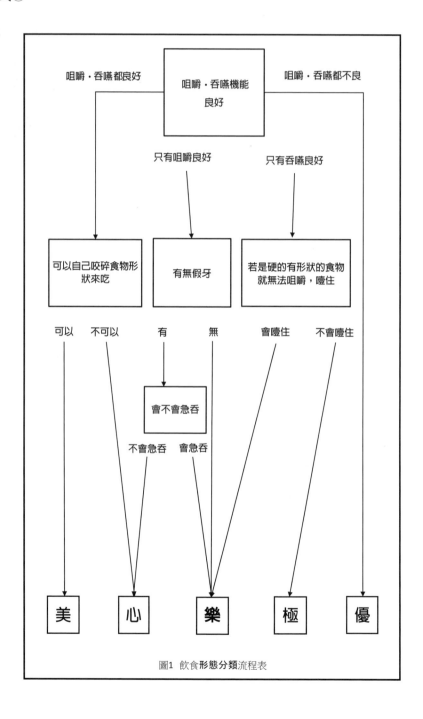

圖1 飲食形態分類流程表

樣式②

姓名：		觀察期間			
現在的飲食型態（ 美 ・ 心 ・ 楽 ・ 極 ・ 優 ）		月	日～	月	日
項目			備註		
1	意識清楚嗎? ※飲食時意識清楚嗎?	是	否		
2	看到食物會知道是食物嗎?	是	否		
3	會大口急吞食物嗎? ※一口的量適量嗎?	是	否		
4	口腔內會痛嗎?	是	否		
5	口腔可以上下打開，會咬嗎? ※確認麻痺等運動機能 ※即便會「咬」這個動作，也不盡然會咀嚼。 　實際上是否真的會咀嚼，不必在此時檢查。	是	否		
6	嘴角可以關閉嗎? ※確認麻痺等運動機能	是	否		
7	口會乾乾的嗎? 唾液能正常出來嗎?	是	否		
8	舌頭可以確實動作嗎? 舌頭有無太瘦或太胖	是	否		
9	可以順暢的吞下食物嗎? 吞下食物是否很花時間? ※失智症的症狀有時候會忘了吞食物。	是	否		
10	口裡會殘留食物嗎?	是	否		
11	吃了食物以後有無變聲或聲音沙啞?	是	否		
12	食物曾噎在喉嚨過嗎?	是	否		
13	可以發音「Ta・Sa・Na」嗎?	是	否		
14	臉上揚吞食物嗎?	是	否		
15	吃東西會噎住嗎? ※因胃食道逆流曾經噎住嗎? ※如勾選無，將噎住的原因與次數填入。	是	否		
16	吃東西後會咳嗎?	是	否		
17	有沒有感覺喉嚨有殘留食物?	是	否		
18	吞下的食物會在喉嚨逆流嗎?	是	否		
牙齒（含假牙） 剩下的牙齒在哪裡? 　　8 7 6 5 4 3 2 1　　　　1 2 3 4 5 6 7 8 　　8 7 6 5 4 3 2 1　　　　1 2 3 4 5 6 7 8					
表1　飲食機能檢查表					

利用評量表所作出的評價結果，將舉辦多職種會議，一起決定飲食型態，此時必須考量受照顧者本人及家屬的意向。此評價定期每六個月一次再評價，以及身體狀態有變化時隨時再評價。

三、透過飲食的自立支援實例

．93歲，女性，杏子（假名），要介護度3，病症：阿茲海默型認知症。

．201X年4～6月誤嚥性肺炎急性期醫院入院。6～9月因食慾不振進入療養醫院，之後入住貢獻之家。

入住時身體狀況需要介助才能飲食。飲食攝取量不足，需要點滴及營養劑補充。

排泄、入浴、更衣、移動、保持坐姿、口腔照顧等生活全部都需要介助。雖可發音，但回答常雞同鴨講很難懂她的意思，溝通困難。

入居前，面談時用樣式①流程表、被評斷飲食型態是「優」；入居後一星期提供「優」之飲食後，發現她有拿筷子或湯匙，有想要自己吃的動作，而且，有想要從輪椅上站起來，也說了肚子餓。為了使這些由本人生活動機及做得到的機能靈活運用，展開多職種會議。

飲食機能評量表（樣式②）都在「是」打V，確認了適合她的飲食型態。分享她的生活狀況後，可以辨識飲食、沒有嗆到或飲食後咳出等症狀，咀嚼吞嚥狀況良好。看到她想要站起來走路的動作，與入所時相比活動動機有增加了。目前的飲食型態本人雖然喜歡用筷子吃，但是有困難，為靈活運用本人能力與動機，試著提供「極」的飲食型態，讓她用筷子夾取。幾天後，護理師再次用評量表進行評價。

一週後舉行再評價會議，個案已經自己可以拿著筷子夾取食物，也可以咀嚼吞嚥。已經沒有噎到、嗆到、咳出或口腔含住食物留有殘渣的

現象。本人自己有明確發音說「好吃」的反應，不再用營養補充劑或點滴了。經過多職種會議客觀評估本人的興趣與吞嚥狀態，將飲食型態由「優」改為「極」。

經過了數週食事形態「極」的飲食生活，生活記錄上寫著：「由於用筷子夾的食物量很少，吃到一半就停止」、「慶生會中毫無問題的吃蛋糕及吃切好的水果」，因此召開了會議。個案既然有食慾，大家評估難道不能改用筷子容易夾取的飲食型態嗎？家人也期待改變飲食型態。

用評估表進行評估，獲得家人同意，由牙醫師進行飲食型態「樂」的測試。結果，有咀嚼動作，吃東西並不會噎到很平順的吃下去。吃了以後也不會咳出來，吞嚥咀嚼狀態良好，但是，如果依照原來大小給她吃的話，有噎到的危險。因此，食物要切更小，也要在旁看守著。飲食型態改為「樂」。吃飯時，一定要有職員在旁看守。適當調整食物的大小後，噎到的危險降低了。為能安全地攝取一口量，統一使用容量2ml的湯匙。

飲食型態變更一週後，對飲食有慾望，且能集中注意於飲食，但是有可能將食物整塊直接吞下去噎到，必須看守著。食量每餐能吃8～10成。與醫院出院時相比，體重增加了2.3公斤（BMI=14.7）。表情變得開朗，白天可以在平地走路，日常生活活動（activities of daily living; ADL）也改善了。本人身心健康狀態變化讓家人很開心。飲食型態如果是「樂」，在家裡也可以照顧得來，因此有了外宿的機會。

入所之初生活全面要介助、營養狀態不良的高齡者為何能夠有如此大的改變？

首先，我們的結論是照護的基本方針在於「自立支援」。

個案入所之初，幾近於「全躺」之狀態，幾乎無法站立，跌倒風險高。但是，由於飲食型態的改變，本人食慾提高，自己想動的慾望出來了因此一直反覆與家人、多職種職員開會，不去壓抑本人自發性的行動及能

自主活動的生活。此時，不要一味的只有想「讓她做○○」，飲食客觀指標表之應用，必須多職種意見交換，而且，要連續性的進行評價，正確掌握受照顧者本人的狀況，因應需求修正照顧計畫。此過程，以受照顧者本人爲中心，其關係人之意見與想法互相分享統整後，能執行一貫的照顧，對受照顧者本人的意念將可成爲助力，幫助ADL與生活品質（quality of life, QOL）改善。增強本人動機、提升ADL對家人也會有所影響，如：享受飲食、用心規劃與家人生活的時間、提升家人可以照顧的可能性、提升家人的QOL。

現在，杏子以貢獻之家作爲生活據點，將長年以來的居家掃除工作作爲每日功課、出席步行機能維持會議、說明自己的想法，並且常常回家享受與家人一起生活。

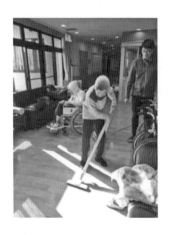
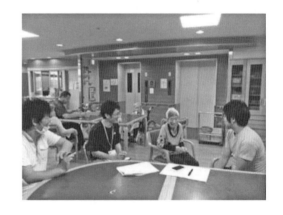

討論問題

一、銀髮族之生理功能逐漸退化時，營養攝取量及種類是否應該減少？還有常說的抗老化營養素有哪些？請以營養觀點述說。

答：銀髮族每天的營養素要多元且多樣化，以符合身體所需，最好能攝取三十種以上不同的食物，以提供不同營養素。維生素A、C、E在體內具有抗氧化效果，會與自由基結合而有保護細胞的功能，且有抗老化之說，故含有維生素A、C的蔬菜及水果，是非常重要的營養素。至於含維生素E的食物有花生、芝麻與胚芽等。

二、我國國民飲食指標扇形圖，建議銀髮族應攝取哪幾類食物？攝取最高比率的是哪一大類食物？

答：依據每日飲食指南，我們每天的營養與熱量來自六大類食物，但是依生活型態與年齡不同，其熱量需求也不盡相同。銀髮族每天要以全穀雜糧類為主食，攝取量應占總熱量的1/3，隨著活動量不同，其份量約1.5～4碗不等。為增加維生素B群及防止便秘可選擇富含纖維的糙米、甘薯、薏仁……等加入白米飯，但是，烹調方法則應溫和而質軟。

三、三高（高血糖，高血壓，高血脂）是銀髮族常見的慢性疾病，它的烹調和正常飲食是否一樣，請敘述銀髮族飲食的特色？

答：銀髮族常伴隨有高血糖、高血壓、高血脂等三高症狀，其每日飲食與一般人一樣，應以均衡營養為重點，也就是依據每日飲食指南的建議量設計一天飲食，但是，要注重食材衛生與安全，烹調原則需注意質軟與適口性，其刀工宜細、短，多以蒸、煮、滷、炒及適度勾芡（年長者較易吞嚥），重視食物顏色之巧搭，避免醃製類食物，以降低鈉的攝取。多喝水，每天每公斤體重約需30～35CC水分（包括：湯、

飲料），可避免便秘與泌尿道保健，但晚上則要避免喝太多飲料，以免頻尿影響睡眠。

參考文獻

山川みやえ（2014）。*食べることから考える身体の役割*。食事形態の見直し・形態選びのアセスメント表つくり会議資料。

放送大學（2007）リハビリテーション。放送大學教育振興会。

みんなの歯學〜歯學総合研究所。http://minna-shigaku.com/category23/entry17.html

介護保険法（平成九年十二月十七日法律第百二十三号）第一章総則　第一条（目的）。

介護保険法（平成九年十二月十七日法律第百二十三号）第一章総則　第二条（介護保険）。

第十五章 高齡者視力保健與照護

溫小娟、鄭玠峰

前言

　　台灣自民國107年起邁入高齡社會。老年人之視覺及視力問題比一般成年人嚴重許多，尤以中年過後情況愈是嚴峻。視覺及視力的不良會影響生活的起居外、也涉及代謝性及全身性之病況。故眼睛的健康也可當身體健康的一個指標，例如眼中風可視為腦中風的前兆，糖眼病即是糖尿病患者最常發生的眼疾，甚至近來西方文獻均報導眼底血管的病變甚至是未來失智的指標預測因子。

　　中老年期時，眼睛周圍的組織逐漸退化，眼窩周圍之脂肪喪失，眼球會略向下凹陷；保護及潤滑眼睛的眼瞼會愈來愈鬆弛，上眼瞼下垂，而影響視線。眼瞼不易關閉而導致角膜易乾燥而發炎，也易發生眼瞼內翻、外翻之現象，時間一久易併有睫毛倒置。鼻淚管開口會無法正常收集淚液而導致眼淚溢流（尤其冬天）；其他如：眼眶周圍之皮膚發炎、結膜下出血、乾眼症及顏面神經麻痺引起的後遺症等。另外眼球內前房的容積會變小，虹彩變硬，在虹彩的邊緣，因鈣質與膽固醇之沉著而出現一圈灰白色的環（寬0.5～1毫米），醫學稱之「老人環」，後來也證實此環確實與脂質沉積有關，可以當成腦動脈硬化的一個訊號。

　　老年人易有老花眼、白內障、青光眼與視網膜黃斑病變。神經系統的退化、視覺的老化與眼疾使老年人視力變差，容易造成跌倒等意外。所以老人的生活環境需考慮要有充分的照明，而色彩的搭配也要注意讓老人容

易分辨標的物與背景。老人也避免在夜間開車，以免物像景況的遠、近、深、淺程度與顏色的感覺拿捏不準，顏色對比敏感度與空間立體之感覺不正確，及突來之閃光因反應不及易發生意外。一旦罹患有白內障與青光眼更應定期追蹤檢視，以便及早介入處理。

一、老花眼

40歲以後，眼睛水晶體柔軟度和彈性變差，睫狀肌收縮力減弱，導致看近調節能力下降，故無法將物體影像準確聚焦在視網膜上，這就是「老花眼」。

如果有以下現象的項目愈多，就表示越有可能已有老花眼徵兆：

1. 年齡超過40歲。

2. 近距離閱讀需超過40公分才能看得清楚。

3. 如果是近視族，以前可以戴著眼鏡近距離工作，現在近距離工作時會想把眼鏡拿下來。

4. 愈來愈不喜歡閱讀或近距離工作，或工作時間越來越短。

5. 遠近交替用眼時，需要幾秒鐘才能聚焦。

6. 適當光線條件下，近距離用眼一段時間後較過去易感到疲勞或酸痛等。

配戴老花眼鏡是矯正老花眼的最好方式。如果老花眼又合併近視或遠視，可依個人需要配戴「雙光（雙焦）鏡片」，上半部看遠、下半部看近用；或是「多焦點鏡片」，是近、中、遠距離都可在一副，當然提早適應漸進多焦老花眼鏡，是越早適應日常生活需求。

老花眼度數會隨年齡而增加，應每隔3到5年更換一副老花眼鏡，大約到60歲以後，老花眼度數就不會有太大變化。

二、銀髮族的視力保健對策

配戴合適老花眼鏡以減輕眼睛負擔。

若近距離工作時，最好能30、40分鐘休息10分鐘，看電腦的距離最好是60～70公分，休息時多看看遠方，讓眼球轉動以肌肉放鬆，減少用眼過度。

閉眼時，按摩眼部（眼球、眼瞼及眼眶周圍）之作用更爲理想。

外出時，戴抗紫外線的太陽眼鏡（抗UV 400）或偏光鏡，除了可保護眼睛外，更可延後水晶體的氧化變性及白內障的發生。

定期檢查眼睛，如眼底鏡、眼內壓（正常人爲11～20 mmHg）；若眼內壓異常的增加，就需要積極性的治療。

補充適當的營養素也是需考量的。

一些與視覺相關的常見營養素介紹如下：

1. 花青素（Anthocyanosides）

花青素是一群紅色到藍色的植物色素，可穩定眼部微血管，增加眼部微血管循環，改善眼睛對黑暗與明亮的適應力及視覺的清晰度。花青素的食物來源主要來自歐越莓（Bilberry, Vaccinium myrtillus），其他食物如藍莓類果實、茄子、草莓、櫻桃、紫色高麗菜等。

2. 葉黃素（lutein）

葉黃素是唯一可存在水晶體的類胡蘿蔔素，除可增進水晶體的抗氧化能力、延緩或防止白內障的發生；葉黃素可保護視網膜免於受到脂肪氧化的傷害及保護眼睛的微細血管進而避免老年黃斑退化。金盞花（Marigold）是一種黃或橘紅色的花朵，富含葉黃素，其他食物如菠菜、花椰菜、荷蘭芹、羅蔓葉、洋蔥及蘆筍。

3. 二十碳六烯酸（Docosahexaenoic acid, DHA）

眼球中的視網膜及視神經含豐富的DHA，但我們人體卻無法合成這種脂肪酸故適當補充DHA以維持視力的敏銳度。且DHA參與胎兒與幼兒視網膜發育的重要物質。魚油含有Omega-3，是人體無法自行合成的多元不飽和脂肪酸，主要含有DHA及EPA（二十碳五烯酸，Eicosapntemacnioc Acid）兩大成分，其中DHA可滋補腦部、EPA可保護心血管，因為DHA能幫助神經傳導，加以補充可延緩退化，讓神經系統運作順利；EPA則是血管清道夫，能抑制血管中的發炎反應，讓脂肪不容易吸附在血管上，因此可代謝掉壞的膽固醇（LDL），促進血液循環來幫助抗血管硬化，達到保護心血管作用。富含DHA的食物如鮭魚、鮪魚；而素食者可吃亞麻仁籽、紫蘇籽或藻類。

4. 維生素A或β-胡蘿蔔素

β-胡蘿蔔素是兩分子的維生素A結合而成的，所以β-胡蘿蔔素經身體分解可以形成維生素A，因此含β-胡蘿蔔素是維生素A良好的來源。維生素A含有許多不同型態的化合物；通常是以醇類的方式存在，稱作視黃醇，活性也是最高；其他型態如視黃醛、視黃酸等。

維生素A可幫助淚液的製造，預防乾眼症，若長期缺乏，會令眼睛乾涸，眼角膜容易磨損以致感染及潰爛，視力會受損甚至失明，這就是我們常見的乾眼症或是角膜軟化症。除此外亦可幫助眼睛適應光線的改變，預防夜盲症。

胡蘿蔔、豬肝、魚肝油、番薯、南瓜、蕃茄、玉米、雞蛋、紅柿、牛奶及奶酪均是維生素A或β-胡蘿蔔素很好的來源。

其他可預防視覺老化的營養素如鋅、維生素C及維生素E。

第一節　眼睛的構造

　　眼睛為靈魂之窗，為五官中最為敏銳，也是日常生活或工作中最不能損傷的知覺之一，若因眼部疾患而導致失明是非常可怕的，高齡者若因此而失明，生活將嚴重無法自理，進而造成照護上的一大負擔。

　　眼部退化性的疾病在高齡患者中十分常見，高齡者視力的保健與疾病照護，是個非常重要的課題。隨著高齡化社會的來臨，此族群的人口數將會愈來愈多，若不能加以防治及篩檢，對於國家社會將產生非常嚴重的影響。

　　根據世界衛生組織（WHO）的統計，全球人口中至少有2億8千5百萬人失明或有視力障礙的，其中至少3千9百萬人是完全失明，而另外的2億4千6百萬人是視力嚴重障礙的低視能，而這其中絕大部分是高齡患者。造成此結果的三大主要病因，就是白內障、青光眼以及黃斑部病變。

　　下圖為正常人體眼球的構造，由外而內、由前而後，大致可分為角膜（cornea）、眼前房（anterior chamber）、虹膜（iris）及睫狀體（ciliary body）、水晶體（crystalline lens）、玻璃體（vitreous body）、視網膜（retina）、脈絡膜（choroid）、視神經（optic nerve）等構造。

　　人體眼球與照相機的結構極為相似，角膜與水晶體相當於鏡頭鏡片，負責大部分屈光對焦的功能。虹膜就像照相機的光圈，藉由肌肉收縮改變瞳孔大小，進而控制進入眼球內的光線量。視網膜就相當於底片，外界的影像就是在此對焦呈現。而視神經就相當於是眼球將訊號傳至大腦的連結電線，影像由此傳入大腦的視覺中樞，才能產生視覺，此時我們才真正「看」得到眼前的物體。

　　因此我們知道，上述的視覺傳導路徑只要任何一處受到阻礙，就可能會影響視力。故以下將針對造成高齡老視力喪失的三大疾病：白內障、青光眼、黃斑部病變，進行深入討論。

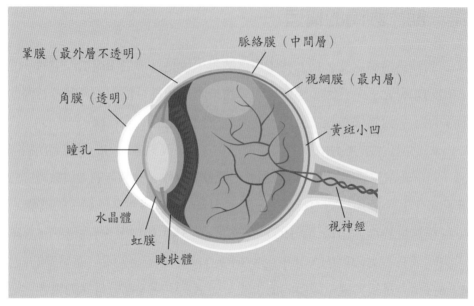

鞏膜（最外層不透明）

角膜（透明）

瞳孔

水晶體

虹膜

睫狀體

脈絡膜（中間層）

視網膜（最內層）

黃斑小凹

視神經

圖15.1　眼球構造

第二節　老年性白內障

一、簡介

　　白內障（cataract）是老年人常見的視力疾患，為造成視力模糊的主要原因之一。老年性白內障為自然退化的過程，每個人到了一定的年紀都產生程度不一的白內障。

　　白內障就是眼內水晶體混濁或形狀改變的統稱。水晶體是一片位於眼內的凸透鏡，就像是相機的鏡頭，負責將外界的光線及景物正確的對焦在視網膜上，以產生清晰的影像。所以水晶體若發生混濁，或是形狀改變時，對焦或調節的能力就會下降，自然影像就會不清楚，進而造成視力模糊。

二、疾病成因

老年性白內障的原因，目前的研究假說包括：氧化壓力（oxidative stress）、紫外線照射，以及因吸收輻射而產生自由基（free radicals），進而破壞水晶體清澈的結構。基本上無論是年輕人或高齡者，臨床上使用顯微鏡仔細觀察其水晶體時，或多或少都會有一些不清澈，而此時不會直接就稱之為白內障，只會說水晶體混濁。所謂的白內障，是指同時出現水晶體混濁（lens opacities），再加上造成視力模糊（visual disturbance）才稱之為白內障。

為什麼會水晶體會混濁呢？目前認為是因為水晶體內生化組成的改變，包括水晶體蛋白質被氧化自由基攻擊、醣類催化，及各種醣化或胺甲醯基化而造成水晶體蛋白變性。另外，還有水晶體內鈉鉀離子濃度的增加也會加重白內障的程度。

三、白內障的分類

根據白內障混濁位置不同，可分為核性（nucleus）、後囊下性（subcapsular）、皮質性（cortical）這三大類，再依嚴重程度可分為膨脹性（intumescent）、過熟性（hypermature）、成熟性（mature）、末熟性（premature）、初期性（incipient）五類。

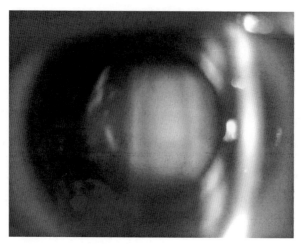

圖15.2　顯微細隙燈檢查：核硬化性白內障

四、白內障可能引起的併發症

少數白內障除了引發視力模糊之外，還可能引起其他的病症：

(一) 晶體溶解性青光眼（phacolytic glaucoma）：爲水晶體碎片堵塞前房隅角，而造成眼房水無法排出而眼壓升高的情況。

(二) 晶體結構性青光眼（phacogenic glaucoma）：大部分爲「過熟性白內障」，因水晶體體積膨脹擋住瞳孔邊緣，進而造成眼房水由後房生成後無法流到前房，使得房水無法排出的現象。

(三) 晶體溶解性虹彩炎（phacolytic uveitis）：爲水晶體碎片流出而造成的發炎反應。

(四) 晶體過敏性眼內發炎（phacoanaphylactic endophthalmitis）：亦爲水晶體的碎片或內容物流出，造成眼內免疫細胞攻擊眼內自身的組織，所產生的嚴重發炎反應。

五、白內障的治療

　　白內障的治療目前仍以手術治療爲主。目前臨床上並無特殊有效的藥物可以治療白內障，現有的藥水（例如：Quinax®, Kary Uni®……等）大多爲蛋白質安定劑。藥理學上是利用對蛋白質上的硫基具親和性而附著，避免可溶性蛋白變成不可溶性蛋白，來延緩水晶體的混濁。不過此類白內障藥水對於已經形成的白內障並不具有恢復的功能，所以充其量只能延緩白內障惡化的速度而已。故目前眞正有效的治療爲白內障手術，不過手術前需先仔細評估是否適合手術，可能的手術危險或併發症，權衡手術利弊，以維護病患接受手術之安全。

　　眼睛的評估部分，包括病患的白內障嚴重程度，包含視力障礙的程度、眼壓、眼底視網膜的功能、有無青光眼、虹彩炎、有無其他視網膜的病變、高度近視……等。全身性的評估則包含：是否有高血壓、控制不良的糖尿病、全身性免疫系統疾病（如紅斑性狼瘡SLE、乾燥症候群 Sicca syndrome）、代謝性結締組織疾病（如馬方氏症候群Marfan's syndrome）等。

　　現今主流的白內障手術方式，即微切口超音波晶體乳化手術（phacoemulsification for cataract extraction），爲經過2～3mm微細的角膜或鞏膜切口，伸入超音波探頭後，利用超音波震盪的原理將白內障震碎並吸出，並植入適當度數之人工水晶體，使病患的視力得以恢復。

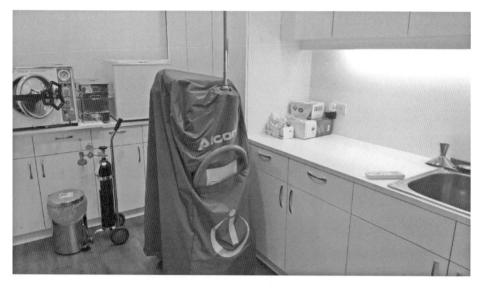

圖15.3　眼科手術室：Alcon infiniti微切口白內障超音波乳化儀

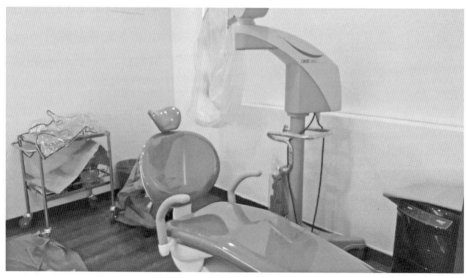

圖15.4　眼科手術室：全姿態調整手術床及Topcon手術用顯微鏡

相較於傳統的大切口囊外白內障摘除術（extracapsular cataract

extraction, ECCE），超音波晶體乳化手術的傷口極小，幾乎免縫線，病患的恢復時間很短。另外，由於傷口很小，手術後的度數亦更為精準，術後散光極低，患者術後視力品質亦較傳統手術為佳。

六、手術可能之併發症及風險

白內障手術為眼科最常施行之手術之一，以目前的醫療技術及機器精準度而言，風險已較從前降低許多，但手術仍有一定機率的風險，這是醫師與病患溝通時都需要充分了解的部分。

根據近幾年國內外的資料統計，目前較多或較常見的白內障手術或手術後所可能產生的風險如下：

(一) 手術週間眼內感染（infectious endophthalmitis）

(二) 水晶體脫位（lens dislocation or artificial intraocular lens dislocation）

(三) 眼球後出血（retrabulbar hemorrhage）

(四) 後囊破裂併玻璃體脫出（posterior capsular rupture and vitreous prolapse）

(五) 視網膜或脈絡膜猛爆性出血（suprachoroidal hemorrhage）

(六) 手術後眼壓升高（elevated intraocular pressure (including glaucoma)）

(七) 大泡性角膜病變（pseudophakic bullous keratopathy）

(八) 手術後虹彩炎（post-operative uveitis）

(九) 後發性白內障（after cataract）

(十) 手術後黃斑部囊狀水腫（cystoid macular edema）

其中以手術後感染為最危險，也是最常造成病患手術後失明的原因。根據臨床統計，大約有0.5%～1%的白內障術後感染機率。易感染的

因素包括手術前後的消毒是否澈底、病患身體的免疫力（尤其是血糖控制不佳的糖尿病患，會增加數倍之感染風險）、術後清潔照顧、醫囑遵從性等。

由於眼睛是一個非常精密的器官，經不起感染、也經不起發炎，任何手術後的感染都極有可能造成失明，故術後的照顧不可不慎。

七、白內障保養

其實白內障實為自然的眼部退化過程，每個人到了一定的年紀之後多少都會有白內障產生。目前研究顯示，水晶體蛋白對於紫外線的照射較為敏感，這種短波長的光線具高能量，容易產生自由基破壞離子及共價鍵結，進而產生蛋白的變性，因此平時對於紫外線的防護是很重要的。

臨床實務上，我們都鼓勵民眾記得至少於戶外活動時，都能戴個遮陽帽或墨鏡，以避免紫外線的過度照射，可有效的減少白內障加重的速度。另外，可鼓勵病患多攝食各類蔬果，或可服用葉黃素等保健食品，加強抗氧化的能力，這些都可以是無害的、簡單的白內障保養的方式。醫師所開立的白內障眼藥水亦有助於防止白內障的惡化。

如果真的進展到需要手術的地步，包括臨床醫師判斷白內障已嚴重影響視力或可能引發青光眼的程度，抑或病患自覺生活上因白內障之視力模糊有可能造成安全問題時，都可在醫病充分溝通討論後進行手術治療。

八、研究與展望

雖然目前無有效的藥物可使已生成的白內障回復，只能依嚴重程度最後進行手術治療，但其實白內障手術在技術上已是非常成熟的，目前的手術安全性高、感染率低、恢復期短、人工水晶體種類選擇多，為目前人類外科手術中，作得最為精緻，也是術後最像再回復自然狀態的手術。

目前多項更為先進的研究亦在進行中，包括注射藥劑溶解白內障，降低目前使用超音波的風險。另外也有科學家在研究是否有更有效的藥物能使變性的水晶體蛋白恢復清澈等，各式各樣的研究都在進行中，或許不久的將來，白內障只需靠點眼藥水就治癒呢。

第三節　青光眼

一、青光眼簡介

青光眼是一種視神經的病變，在臨床上不一定有症狀，但可能會因長期視神經受到壓迫而造成視野的缺損，嚴重者甚至可能會造成失明。青光眼為目前人類三大主要失明的原因之一，根據統計，全球人口中，大約有6千萬人有青光眼，其中更高達8百40萬人因此而失明。這是個無預警、無症狀，但是後果會很嚴重的疾病，需積極防治且是一個刻不容緩的議題。

青光眼又稱為綠內障，從遠古時代就有許多關於青光眼的描述，人們也知道這種疾病是會造成失明的，但其實目前對於青光眼並不是完全了解，許多研究尚在進行中，醫學上仍有許多努力的空間。目前一般對於青光眼的認識，大致為眼球內的眼房水分泌過多，或是排出管道不順，造成眼內壓力對視神經壓迫，進而造成神經的損傷。

二、眼內壓與眼房水的流動

眼球就像是一顆充滿液體的水球一樣，為了維持眼球的形狀及壓力，這顆球內的水量必須適當，分泌的水量不能太多，以免眼球變得太硬；另外分泌出來的房水也必須經由適當的管道排出，達到壓力的平衡，才能使眼壓的壓力恆定，保持在一個穩定的狀態，內部的結構才不會受

損。

　　眼球內的房水是由睫狀體（ciliary body）所分泌，分泌出來後，經由眼後房至瞳孔的邊緣，進到眼前房，然後再由前房的隅角構造排出。這個流通的路徑都必須保持正常的運作，才不會造成過大的阻力或甚至阻塞；反之，只要有任一處異常，就有可能造成眼壓升高，或直接造成視神經的損傷。

三、青光眼的分類

　　臨床上的分類很多種，可依據病程眼壓的不同、病程急迫性、隅角角度的不同或成因等來分類，青光眼名稱、命名也可以合併使用，用以更爲詳盡的描述青光眼的發作情形。一般常見的青光眼種類如下：

(一) 慢性隅角開放性青光眼（chronic open angle glaucoma）

　　爲最常見的青光眼形式，根據統計，約90%以上的青光眼均屬於此種類型。這類的病患眼壓大多不會急遽上升，而是經年累月的因眼壓慢慢增加而使視神經逐漸被壓迫而造成損傷。

(二) 急性隅角閉鎖性青光眼（acute angle-closure glaucoma）

　　爲最常見的急性青光眼發作形式，病患可能因爲過熟的白內障，或因其他原因，造成虹膜根部向前突起而阻塞負責眼房水排出的小梁系統，使得眼壓突然間急遽升高的危急情況。

(三) 慢性隅角閉鎖性青光眼（chronic angle-closure glaucoma）

　　這是在亞洲人族群較常見的青光眼，可能由於東方人的眼部結構比較小，相對隅角的空間也比較狹窄而形成的。尤其隨著年紀的增長，水晶體會慢慢膨大及生成白內障並朝眼部前段推擠，更加重眼前房及隅角的擁擠，使小梁的排出系統更爲阻塞，進而眼壓逐漸升高。這類的病人也是容

易突發性急性青光眼發作的族群，不可不慎。

(四) 常壓性青光眼（normal tension glaucoma）

此類青光眼的病患，眼壓都在正常的眼壓範圍內，但視神經功能仍持續缺損惡化時，散歸類於此類青光眼。目前這類青光眼的原因不是很清楚，可能此類的視神經仍承受的壓力較一般人為差，或者眼部的血液循環較差，進而造成視神經的功能逐漸衰退。根據統計，這些常壓性青光眼的病患多半合併有全身心血管疾病，所以同時必須針對全身性疾病的治療著手。另外，這些病患雖然眼壓在正常值內，但仍需使用降眼壓的青光眼眼藥水，儘量把眼壓降低。

其中隅角閉鎖性青光眼較常見於我們東方人，尤其是女性、老人、個頭矮小的人，這可能與這些人的眼球尺寸相對較小，所以前房深度較淺、隅角也較為狹窄有關。這些高危險的族群，可能平常眼壓略為升高時並無特別的症狀，最多只有說不出來的眼部悶脹感，尤其在晚上瞳孔直徑會因光線變暗而略為變大時，虹膜的根部便可能擠壓隅角的小梁系統使得眼壓升高卻不自覺，久而久之會反覆產生眼壓逐漸升高的併發症。

甚至到了當隅角完全無法排出房水的地步時，眼壓會急遽升高，於是就造成急性青光眼發作。急性青光眼的病患會突發性的眼部疼痛、視線模糊，看東西覺得眼睛都是像彩虹一般的光線散開，脹痛難耐，甚至頭痛嘔吐等，無法自行緩解，這是眼科的急症，必須趕快就醫，否則可能會造成視神經的損傷。

這類的青光眼防治宣導在老年人更顯重要，因為容易誤診，對於專業的臨床人員來說，必須隨時謹記在心。病患因劇裂頭痛、噁心、嘔吐來院或急診就診時，除了優先排除可能危及生命的緊急狀況之外，若找不出其他的頭痛原因時，必須同時排除急性青光眼的可能。

其他常見的分類，可依據眼壓的高低區分為常壓性青光眼與高眼壓性青光眼，其中常壓性青光眼已於前段論述。也可依據發作年齡的早晚，大致分為先天性青光眼及後天性青光眼等。種類繁多，便不一一詳述，本章節主要著重於老年性青光眼的描述，以及強調長期追蹤與治療的重要性。

另外需強調的是，眼壓只是青光眼診斷的其中一環而已，不是所有青光眼的病患都會眼壓高，也不是眼壓高的就是青光眼。青光眼的診斷，除了眼壓之外，還要配合隅角鏡檢查、眼底視神經檢查、視野功能檢測、角膜厚度檢測、視神經纖維厚度掃描等，綜合評估後才能正確的診斷，這些觀念是非常重要的。

四、青光眼的檢查

(一) 眼壓測量

正常的眼內壓值為$16 \pm 2 \times SD$ mmHg（SD：統計標準差=3 mmHg），所以一般臨床上我們會說正常的眼壓值是10～21 mmHg。檢查眼壓的儀器大致可分為接觸式及非接觸式的眼壓儀。接觸式的眼壓計包括早期壓入式（indentation）的Schiotz眼壓計、以及壓平式（applanation）的Goldmann眼壓計，及現代的電子式Tonopen眼壓計。非接觸式眼壓計有氣動式（pneumatnometer）眼壓計，利用噴出固定壓力的空氣至角膜上，然後偵測反射波來換算眼壓值。這種眼壓計不必接觸病患角膜，可避免感染，而且操作很簡單，所以成為目前臨床應用最廣泛的眼壓計。但其實以檢查的精準度而言，接觸式的眼壓計仍較非接觸式的眼壓計精確。

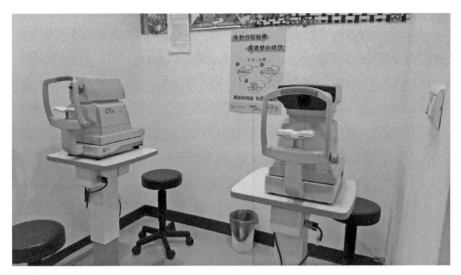

圖15.5　圖左：Topcon自動氣動式眼壓檢測儀；圖右：Topcon自動電腦驗光儀

(二) 隅角鏡檢查

　　這個檢查對於青光眼的診斷非常重要，需經由隅角鏡檢查才能確認是隅角開放性或隅角閉鎖性的青光眼。隅角鏡是一種接觸角膜的高度數鏡面，可分為折射式隅角鏡（如Koppe's gonioscope）及反射性角鏡（如Goldmann's gonioscope, Zeiss gonioscope等）。無論是折射式或是反射式，都能直接檢視隅角的情況，包括狹窄的程度、是否結構有沾黏等。對於診斷青光眼的正確性，至關重要。

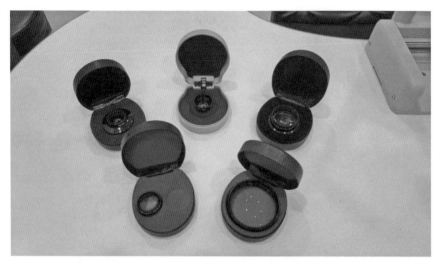

圖15.6　各類檢查及治療雷射鏡：含間接眼底鏡、隅角鏡、眼底雷射鏡、青光眼
　　　　虹膜穿透雷射鏡等

(三) 眼底鏡視神經檢查

可利用直接式眼底鏡或間接式眼底鏡觀察視神經的結構，臨床上的重點在於觀察視神經的中央凹陷程度。一般而言，視神經中央凹陷縱徑或橫徑都應不能超過視乳突直徑的30%（0.3x0.3），橫徑可以略大於縱徑，但兩眼應一致，雙眼最多的差異不能超過0.2。不過，眼底鏡的檢查只是平面的檢查，若設備許可，應搭配視神經立體掃描或攝影，建立3D的圖像並加以存檔，可供病患日後連續性檢查時得以比較疾病的進程，並可作為評估治療成效的參考依據。

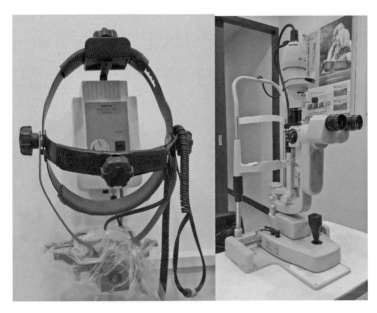

圖15.7　檢查設備：左圖為Neitz間接眼底鏡，右圖為Topcon細隙燈顯微鏡生檢儀

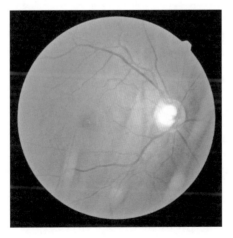

圖15.8　眼底鏡及眼底照相檢查：青光眼性視神經凹陷過大並萎縮

(四) 眼底視神經纖維掃描

　　為目前較精密的檢查，常用的機器為光學同調斷層掃描儀（optic coherence tomography, OCT）。這是利用共軛雷射光學掃描原理，計算出視網膜細胞層的各層細胞形態與厚度變化，精密度目前可達至幾近奈米等級的量測。針對青光眼的部分，可特別掃描視神經乳突部分的結構，亦可分析整個視網膜神經纖維層的厚度變化。目前認為，這項檢查有機會能更早診斷出尚未造成視野損傷的青光眼，並能提供更精密的數據，告知病患的病情是否穩定或持續惡化。此項檢查的重要性在於提供臨床醫師更可信的證據，來提早使用藥物或更換藥物，使青光眼病患之病情能得到更佳的控制。

(五) 視野檢查

　　為真正的功能性檢查，視神經是否有缺損，可藉由此項檢查顯現。檢查的原理其實很簡單，就是在眼前的視線範圍內，製造各種不同亮度、不同位置的亮點，病患若看到亮點便按下視野儀的檢測按鈕。

　　檢查完畢後，電腦會將各位置的檢查結果自動重組，利用各點數值的呈現，計算出檢查時的可信度〔包含偽陽性（false positive），偽陰性（false negative），專注度（fixation loss）……等〕，並依據各年齡層不同的視野統計平均值計算出標準差，以及視野損失之分貝數，亦可由電腦重組數據，以灰階的模式顯示可簡易判別的圖形。

　　青光眼的視野缺損，可能包含盲點範圍擴大（enlarged blind spot）、廣泛性視野感受低下（generalized depression）、視神經弧狀缺損（arcuate scotoma）、鼻側階梯式缺損（nasal step defect）、顳側楔形缺損（temporal wedge defect）等，可幫助臨床醫師利於判別青光眼病患的病情嚴重程度，及設定接續的治療計畫。

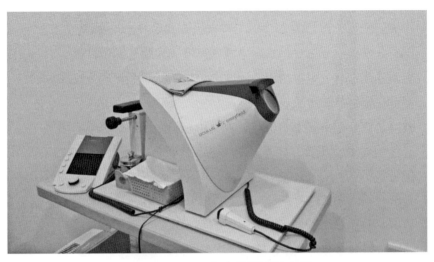

圖15.9　Oculus全自動視野檢查儀

(六) 眼角膜厚度檢測

　　除了上述的檢查之外，角膜厚度的檢查也是很重要的，尤其目前臨床上大部分都是使用非接觸式氣動眼壓機居多，所以當病患角膜厚度較厚時，也會量測出較高的眼壓。當病患只有眼壓高，而無眼底變化或視野缺損時，就需要量測角膜厚度，如果此時病患角膜也偏厚，即可解釋患者的高眼壓也許只是因為角膜太厚的關係，此時我們便不會作出青光眼的診斷，而僅稱之以「高眼壓症（ocular hypertension）」。

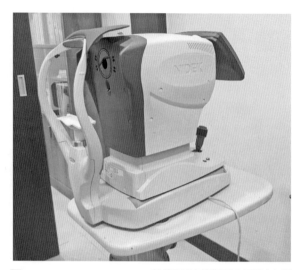

圖15.10　Nidek AL scan：角膜厚度暨眼軸長測定儀

五、青光眼的治療

(一) 藥物治療

　　大致可分為抑制房水分泌藥物〔如乙型交感神經阻斷劑（β-blocker）、碳酸酐酶抑制劑（carbonic anhydrase inhibitor）〕、促進房水排出藥物〔如甲型擬交感神經劑（α2-agonist）、前列腺素衍生物（prostaglandin analogs）〕兩大類，亦有作成各種複方之劑型等，以方便病患使用及提高醫囑之遵從性。此外，尚有口服或靜脈注射之藥物可供使用，如口服碳酸酐酶抑制劑（acetazolamide），口服高滲透壓藥物（isosobide），靜脈注射高滲透壓藥物（mannitol）等，尤其在急性青光眼發作時，皆為重要的治療藥物。這些藥品各有各的適應症與禁忌症，臨床醫師會考慮每個病患的情況加以斟酌，例如有無對磺胺類藥物過敏、有無氣喘或心臟疾病、有無腎功能不全及體內電解離子不平衡、或有身體重大疾病等，進而加以設計治療方針，患者切勿自行調整、更換或停止藥物使用，以免造成不可預期之其他傷害。

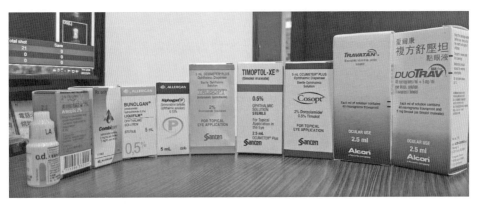

圖15.11　各類青光眼眼藥水

(二) 雷射治療

最常使用的青光眼雷射手術包括：雷射虹膜切開術（laser peripheral iridotomy, LPI）、周邊虹膜成型術（laser Iridoplasty）、雷射小梁成型術（laser trabeculoplasty）等，會依據不同類型的青光眼患者，依其適切性而施行不同的雷射手術。

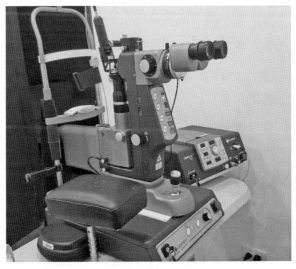

圖15.12　LightMED銣-雅各雷射手術儀

(三) 手術治療

目前由於青光眼藥物設計的進步，使青光眼患者需要進行手術的機會已較從前大幅減少，但仍有少數情況在青光眼患者已將所有種類的藥物用盡時，仍無法有效控制眼壓，或仍無法有效控制持續性的視神經損傷（包含視野缺損）情況，此時患者可能就需接受青光眼的顯微手術治療。目前較常施行的手術方法包括顯微小梁切除手術（trabeculectomy）及引流導管植入手術（filtering tube implantation）。

六、青光眼病患的保養之道

若已確定為青光眼的病患，除了一定要遵從醫師的處方治療之外，保養方面需謹記生活作息務必要正常，不要熬夜，由於眼壓的平衡會隨著日夜的變化及生理時鐘而波動，因此保持正常的作息也就能保持眼壓的穩定，避免不必要的眼壓波動。

另外，可多食蔬果，及補充各類礦物質及維他命，特別由於青光眼是視神經的病變，目前普遍認為維生素B群的補充是有幫助的。唯這些都只是保健食品而非藥品，請勿過量方為上策。其實我們在每日的臨床工作中，常不乏聽到國人喜愛服用各式各樣相關的保健食品，舉凡針對眼部、心血管、骨骼肌肉……等比比皆是，雖應無害處，但國外亦有因攝食過量「保健」食品而致死的案例統計，值得大家借鏡及提高警覺。

各種天然的蔬菜與水果皆可攝食，除了病患本身可能因糖尿病、心血管疾病，或其他代謝性疾病等飲食需特別控制外，各種由食物而來的營養素都無特別的限制，這些天然食物都可能有助於人體抵抗自由基對細胞的破壞而有其益處。所以除了保健食品外，平時飲食上的營養均衡，更為重要。

第四節　視網膜黃斑部病變

一、黃斑部病變簡介

　　黃斑部病變亦為另一個全球性老年患者失明的主要原因之一，截至 2016年為止，全球大約有1億7千萬人被診斷出有黃斑部病變，而此項統計 還不包含在戰火中政經情勢不穩定或醫療資源匱乏的國家，所以實際的情 形應比此項數據更為嚴重，故此項議題對高齡者之視力影響更不容忽視。

　　視網膜位於眼球構造的後半部，就像是相機裡的底片一樣。視網膜是 高度神經化的精密結構，包含了十層功能不同的細胞，分別負責感光、光 能轉換、神經脈衝的傳遞等，只要過程中有缺失，外界的影像就無法傳遞 到大腦，也就無法產生視覺。

　　黃斑部是位於視網膜正中央最重要的微細構造，小小的一個點卻占了 中心視力的90%以上，稍有不慎，病患就可能在黑暗中度過餘生，是以在 此提出，以彰顯其在視力影響的重要性。

二、視網膜的構造與黃斑部

　　視網膜（retina）為眼球後半部的組織，如前所述，這個組織就如同 照相機的底片一樣，外界光線與影像皆聚焦於此，清晰的影像尚需完整的 視網膜功能，才能成功的感光，並傳遞至大腦中樞產生視覺。

　　視網膜的外層緊鄰脈絡膜（chroid），這就像相機內的暗色塗層一 樣，可營造出一封閉的暗室避免其他外來光線的散射；再更外層則為鞏膜 （sclera），此即眼球壁，為堅韌的膠原纖維所組成，負責維持眼球的形 狀，並保護眼球內部的構造。

　　視網膜的顯微構造上可分為十層，由外而內排列如下：

(一) 網膜色素上皮層（retinal pigment epithelium, RPE）

(二) 感光細胞層〔包含錐狀體細胞（cone cells），桿狀體細胞（rod cells）〕

(三) 外限制膜（external limiting membrane）

(四) 外顆粒細胞層（outer nuclear layer）

(五) 外叢狀層（outer plexiform layer）

(六) 內顆粒層（internal nuclear layer）

(七) 內叢狀層（internal plexiform layer）

(八) 神經節細胞層（ganglion cells layer）

(九) 神經纖維層（nerve fiber layer）

(十) 內限制膜（internal limiting membrane）

其中上述的第二層到第十層臨床上統稱為感覺纖維層，有別於第一層是色素上皮層，感覺纖維層為透明的組織，可供光線直接穿入以刺激感光細胞，能直接產生生物化學反應，光線在到達感光細胞的途中並不會受到中間其他層細胞的干擾，而能正確對焦在感光細胞上。

視網膜在各處的厚度並不一致，一般而言在周邊的視網膜最薄，而在接近視神經乳突處最厚。但有另一個視網膜厚度最薄的地方，出現在黃斑部的中心小凹處，黃斑部位於眼球正後方的後極部正中央，是個大小約3毫米寬的橫向橢圓區域，此區較其他視網膜區更為凹陷，裡面富含高單位的葉黃素（xanthophyll），是視網膜中最主要負責中心視力的構造。

黃斑部區域，又可再細分為：中心凹（fovea centralis）、中心小凹（foveola）。一般而言，黃斑部的感光細胞以錐狀體細胞（cone cells）為主，以人類而言，錐狀體細胞數目約有6百50萬，幾乎大多都分布在黃斑部，主要負責亮視力與精密視力，可以有效分辨物體的微細構造及顏色。此區桿狀體細胞極少，甚至中心小凹處亦無桿狀體細胞的分布。桿狀細胞

（rod cells）數量較錐狀細胞多出甚多，約至少有1.2億個細胞，大多分布在較周邊的視網膜區域，主要負責暗視力、夜間適應視力及周邊視力。

　　由上述的基本構造分析可知，視網膜細胞層是人體眼睛負責感受及接收光線刺激最重要的部分，若錐狀體細胞功能不全，就可能會造成精密視力受損之黃斑部病變或色盲。桿狀細胞功能不全則可能會造成眼球無法暗適應而造成夜盲症。

三、黃斑部病變的致病機轉

　　以下就最常見的「老年性黃斑部退化性病變（age-related macular degeneration; AMD）」進行探討。目前的研究顯示，老年性的黃斑部退化性病變為視網膜色素層及外側脈絡膜層的漸進式病變，黃斑部的眼底會呈現贅生疣（drusen）沉積、黃斑部視網膜萎縮（geographic atrophy）及脈絡膜血管新生（choroidal neovascularization）等，被視為神經性退化的一種疾病（neurodegenerative disease）。

　　這是一種退化性的變化，通常發生在50歲以上的族群，而且大部分兩眼的影響程度不一。西方人種，尤其是白種人的發生率遠高於其他人種。根據統計，大約2.5%的白種人到了老年會發生黃斑部病變，遠大於其他種族大約0.9%，故可能與基因或遺傳因素有關。但黃斑部病變在我們東方人亦不罕見，尤其亞洲人種的高度近視率很高，也導致了近視族群年老時較一般人更容易產生黃斑部退化性病變。

　　黃斑部病變其實是一大群疾病的通稱，原因眾多，病程不一，目前許多的研究正在進行中，已知的成因除了基因之外，還包括脂質代謝途徑異常、心血管疾病相關的危險因子，及其他環境暴露因素等。根據病程進展的快慢、視覺症狀的嚴重度、贅生疣的沉積數量、視網膜色素沉積或脫

落區域的大小、脈絡膜新生血管的形成與否等，大致上可分為早期（early stage）、中期（intermediate stage）、惡化期（advanced stage）。

其中贅生疣的出現被視為是黃斑部病變最重要的指標。贅生疣是一種富含脂質也含蛋白質的沉積物，通常沉積在視網膜色素上皮細胞層及外側脈絡膜布氏膜（Bruch membrane）之間，早期並無症狀，需透過臨床眼底檢查才能發現。

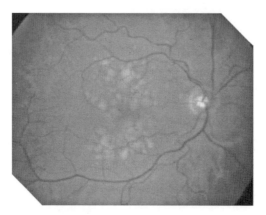

圖15.13　眼底圖示：黃斑部病變之贅生疣沉積

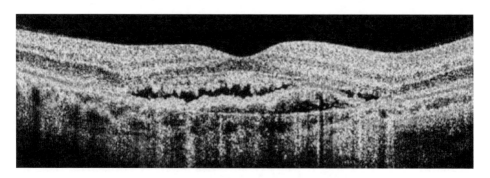

圖15.14　光學同調斷層：黃斑部病變之贅生疣沉積

根據黃斑部臨床表現形態，大致把老年性黃斑部病變分為兩大類：

(一) 乾性（非滲出性）老年性黃斑部病變

此型病變占了所有黃斑部病變的90%，贅生疣沉積為主要表現，並無出現脈絡膜新生血管等情形。這就好像黃斑部細胞「退化」、「結疤」、「乾掉」而逐漸喪失了視網膜色素上皮細胞功能，這種形態的黃斑部病變病程較緩慢，視力惡化的速度較緩慢，但相對的，目前對於現有的治療方法效果並不理想。

(二) 溼性（滲出性）老年性黃斑部病變

此類的黃斑部病變大約占了10%，相對於乾性病變，溼性黃斑部病變病程進展較快，容易造成急性或亞急性的中心視力喪失。此類的病變主要是因為視網膜色素上皮細胞與增生的布氏膜分離（RPE detachment）、或是因脈絡膜產生新生血管（choroid neovascularization）穿至視網膜色素上皮層等原因，導致組織液滲出累積，進而造成組織空隙甚至剝離造成視力喪失，更甚者可能出現黃斑部出血等更嚴重的情形。此類的病變目前反而有較多的治療方式可供選擇，但由於病程惡化較迅速，視力預後也較差，仍是黃斑部病變導致嚴重視力喪失的主要原因。

四、黃斑部病變的診斷與治療

(一) 診斷之特殊檢查

除了基本的視力、眼壓、眼底鏡檢查之外，精確的診斷工具包括：

1. 視網膜螢光血管攝影（fluorescein angiography, FAG）

可早期偵測視網膜黃斑部是否有出血、滲水、組織水腫，並有效界定影響範圍大小。

2. 循血綠眼底血管攝影（indocyanine green angiography, ICG）

可偵測更深層之脈絡膜是否有新生血管的生成，或判斷是否有葡萄狀血管叢生病變等，可以確認病灶的確切位置及病變原因。

3. 眼部光學同調斷層掃描（optical coherence tomography, OCT）

利用一些精細光學掃描儀器，可掃描視網膜各層細胞之結構，亦可觀察贅生疣的沉積程度、大小、視網膜上皮細胞的損傷或剝離程度、視網膜下組織液的累積量、中心黃斑部厚度等，可供診斷、治療之指引，也可評估後續治療成效。

(二) 治療方式

1. 傳統光凝固雷射治療（laser photocoagulation）

多利用氬綠雷射（argon green laser），根據眼底血管攝影及循血綠眼底血管攝影的結果，檢視病灶所在位置，以雷射燒灼破壞新生血管，避免其繼續進展至黃斑部中心，但此種雷射多為破壞性治療，黃斑小凹或靠近黃斑中心區域是不能以此雷射施行的。隨著新的雷射及新的治療方法出現，此類雷射治療已較無臨床角色。

2. 光動力雷射治療（photodynamic therapy, PDT）

這是以靜脈注射的一種光敏感藥物Visudyne，這種藥物可以與新生血管的內皮細胞結合，然後再用特殊波長（689nm）的雷射進行激發，使其釋出自由基等離子，進而達到破壞新生血管的作用。由於新生血管內皮細胞間隙較大，不像原本視網膜血管細胞間是緊密間橋接（tight junction），所以較容易滲出血管內液體使組織水腫。此種藥物正好利用新生血管的這項特性，結合於內皮細胞間隙中，使雷射治療時不會誤傷正常的視網膜血管，而使雷射治療的安全性與準確度大大提升。

3. 眼部玻璃體內藥物注射手術（intravitreous injection, IVI）

現行最新的治療方式，是利用眼內注射藥物至玻璃體內，藥物逐步擴散至視網膜病灶，達到治療的效果。目前常用的藥物為抗血管新生因子（anti-VEGF agents），例如Avastin、Lucentis、Eylea等，皆有一定的療

效。目前黃斑部病變，在醫學界共同努力之下，愈來愈了解其中的致病機轉，已非不治之症。

　　黃斑部病變的保養之道：

(一) 補充葉黃素。

(二) 切勿吸菸。

(三) 多攝取新鮮蔬果。

(四) 戶外陽光強時請配戴墨鏡保護。

　　由於黃斑部富含葉黃素及玉米黃素等色素分布，故目前普遍認為適當而不過量的補充口服葉黃素是有幫助的，但仍不宜過量使用。近年來坊間製作葉黃素製劑的廠家愈來愈多，各式各樣的產品琳瑯滿目，各種劑型（口服錠劑、膠囊、甚至口服液等）、各種劑量（3mg、5mg、20mg、30mg、40mg……）等都令消費者眼花撩亂。一般原則是已有黃斑部病變者，高危險群如老年人、高度近視患者……等才較適合服用較高劑量的葉黃素，一般民眾則僅需服用一般劑量「保養」即可，多食無益。另外，孕婦及哺乳的患者則不建議使用，兒童若要服用，需符合相關劑量與規範。畢竟，這類的東西只是保健食品而非藥品，建議服用前應先向專業的醫師或藥師諮詢，以免未得其利先蒙其害。

第五節　高齡者視力保健之實用方法

　　以上三節所述，白內障、青光眼、黃斑部病變，正好是目前造成老年性視力喪失的三大原因，其實說得白話一些，視力保健的方法無他，就是「保護、保護、再保護」，我們再把重點整理如下，其他的就不再贅述，希望大家看完這章之後，能夠對高齡者的視力照顧更有概念。

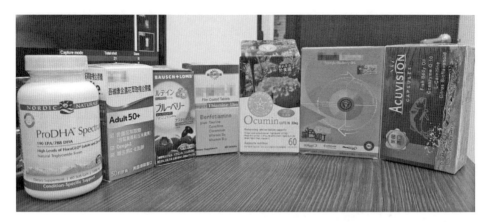

圖15.15 各類眼科保健食品：葉黃素、魚油、維生素B群等

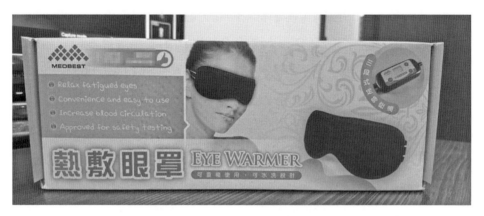

圖15.16 市售之恆溫式熱敷眼罩

一、白內障

　　白內障的照護上，最重要的就是要防止紫外線的曝曬，所以平時外出若陽光較強，請記得配戴太陽眼鏡再出門。墨鏡的選擇，需至少一定要有抗UV-400的防護等級，如果兼具偏光鏡或一定深度的顏色更好，可選擇較深棕色、墨綠色等，勿過淺色或粉色，以免失去保護的效果。另外，目

前大家使用手機的頻率甚高，亦勿在暗處長時間注視太亮的螢幕，背景光度與目標物亮度勿相差太多，以免造成傷害。

白內障仍有眼藥水可供治療，至少能減緩白內障惡化的速度，高齡者皆可在醫師的指示下安全的使用。另外，均衡的營養補充，包括常見的各種維生素的補充，研究顯示也可能可以避免或延緩白內障惡化的程度。故一般而言，對陽光的保護、眼藥水的使用、及適當補充維生素都可能有助於減緩白內障的發展。

若白內障已經惡化到一定程度，視力模糊已影響到日常生活，或甚至造成安全問題時，就是手術的時機。目前主流的白內障手術是微切口超音波乳化手術合併可摺疊式軟式人工水晶體植入手術，傷口小、感染率低、恢復期短、術後回復視力效果佳，亦可供需接受白內障手術者更為量身訂作的選擇。

二、青光眼

青光眼則是一個無聲無症狀的視力喪失「突襲」者，慢性青光眼的病程其實很緩慢，初期更是一點症狀都沒有，所以說是突襲好像並不貼切，但此病一旦症狀出現便為時已晚，所以定期的眼科追蹤對於此病的防治至關重要。

大部分的青光眼原因不明，目前只知道它是一種會造成視神經損傷的病變，不同的人種有著不一樣的青光眼盛行率，白種人較常見為隅角開放性青光眼，為其他人種盛行率的三倍之多；我們亞洲人則以隅角閉鎖性青光眼為大宗，可能由於東方人的體格較矮小、眼內構造的距離皆較狹窄所致。而隅角閉鎖性青光眼更有可能會突然間的急性發作，造成突發性眼痛及頭痛、噁心嘔吐、視力突然喪失，需緊急處置。

罹患青光眼的高危險族群包括：有青光眼家族史、老年族群、亞洲

人、女性等，皆需定期檢查，早期發現早期治療方為上策。若診斷為青光眼，則必須遵從醫囑點用青光眼降壓藥水，切勿自行「調整」或「漏點」藥物，以免造成不可回復的視神經傷害；保養方面，則需要保持良好的生活作息，切勿熬夜。另外若有高血壓、糖尿病、心血管疾病等更應好好控制，以達到青光眼治療的最佳效果，同時可適量補充維生素B群，亦可能對於視神經有更佳的保護。

三、黃斑部病變

黃斑部病變則可能會造成更嚴重的中心視力損傷，目前原因不是很清楚，只知可能的危險因素包括年齡較大、患有心血管疾病，以及有長期抽菸習慣者。由於黃斑部位於視網膜的正中心，負責超過90%以上的亮視力與精確視力，所以初期的黃斑部病變是有可能篩檢出來的。一般而言，在尚未造成視力模糊前，病患可能會感覺眼前注視目標物時，中心影像「怪怪的」，包含最初期的物體中央與周邊的顏色可能變淺，然後可能會覺得線條扭曲，最後會感到中央的視力模糊甚至愈變愈暗，愈想看哪裡就愈看不見，反而非正中央影像是清楚的，這些症狀就可能是黃斑部病變。

一般人並不需要精密的檢查也有機會自我篩檢出來，我們可以拿一張方格紙，如果可以的話，可拿取阿姆斯勒方格紙（Amsler grid），專心注視中央的某一點，然後左右兩眼以單眼輪流觀察，線條是否顏色不均、線條扭曲，或中心視線是否有黑點或看不見的地方。此項檢查敏感度極高，若自覺有異常，就可至專業的眼科院所進行更詳細的檢查與治療。

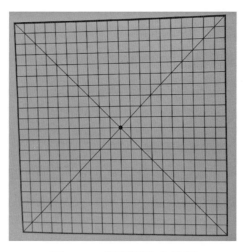

圖15.17　阿姆斯勒方格紙

　　上圖即爲阿姆斯勒方格紙，爲簡單的正方形方格紙構成，中心有一固視的黑線，並加上兩對角線之圖案。使用的方式也極爲簡便，可將此表格放置於眼前約30公分處，先將其中一眼遮住，另一眼固視中央黑點，然後仔細觀察此方格的所有黑線是否有顏色不均、扭曲、或甚至中心已有足以遮蔽視線之黑矇。若非清晰之黑色直線，就應儘速至眼科醫療院所檢查及治療。

　　隨著近幾年醫療的進步，治療黃斑部病變已有重大的發展，除了傳統光凝固雷射治療之外，另有光動力雷射治療、眼內玻璃體內藥物注射等，都能有一定的療效。配合醫師的建議，醫病之間良好的溝通及充分討論，黃斑部病變目前已非不治之症。

　　保養方面，可適時補充葉黃素、均衡攝食多種顏色的蔬果、在陽光強的地方亦需記得配戴墨鏡，另外最重要的是切勿吸菸，定期眼科檢查，如必要時配合醫師建議加以治療。

四、乾眼症及其他眼瞼疾患

這個問題也是常常困擾老人家的常見眼瞼疾病，每天的門診中，十位高齡就診者大概至少八、九個都會抱怨眼瞼不適、眼睛乾、流眼油等。其實這些眼瞼炎合併乾眼症的情形非常常見，處理上並不困難，可點用適當滋潤度的人工淚液、簡單殺菌消炎的藥水、適時的加上藥膏或凝膠保護，其實都能使症狀緩解。只是此類疾病常為長期而慢性的問題，需要患者說明乾眼症或眼瞼炎為分泌油脂或分泌淚液的腺體退化所導致的，一般而言只能視症狀治療，並無法根治，所以心理上也需能接受要長期點藥的必要性。

另外，可鼓勵患者多作眼部的溫熱敷，包括簡單的熱毛巾，以接近洗澡水溫度的溫水沾溼輕敷即可，目前亦有市售之熱敷貼布或定溫式之熱敷眼罩可供選擇，這些皆不失為平時可長期保養眼部、改善乾眼症狀、促進眼瞼皮脂腺排出通暢、放鬆眼部肌肉，而能使病患眼睛舒服之良方。

討論問題

一、白內障的保健，最重要的防護為何？最終且最有效的治療方式是什麼？

二、青光眼高危險族群為何？除眼藥水外，何時需要雷射或手術治療？

三、黃斑部病變如何有效自我檢測？有哪些有效的保健方法？

四、目前世界上造成老年性失明的三大疾病為何？

五、銀髮族的視力保健對策有哪些？

參考文獻

Thylefors B, Negrel AD, Pararajasegram R, Dadzie KY. (1995). Global data on blindness. *Bull World Health Organ*, 73, 115-21.

Ashwin PT, Shah S, Wolffsohn JS. (2009). Advances in cataract surgery. *Clin Exp Optom*, 92, 333-42.

Minassian DC, Rosen P, Dart JK, Reidy A, Desai P, Sidhu M. (2001). Extracapsular cataract extraction compared with small incision surgery by phacoemulsification: A randomised trial. *Br J Ophthalmol*, 85, 822-9.

Gogate PM, Wormald RP, Deshpande M, Deshpande R, Kulkarni SR. (2003). Extracapsular cataract surgery compared with manual small incision cataract surgery in community eye care setting in Western India: A randomized controlled trial. *Br J Ophthalmol*, 87, 673-9.

Seal DV, Barry P, Gettinby G, et al. (2006). ESCRS study of prophylaxis of postoperative endophthalmitis after cataract surgery: case for European multicenter study. *J Cataract Refract Surgery*, 32, 396-406.

H A Quigley, A T Broman. (2006). The number of people with glaucoma worldwide in 2010 and 2020. *Br J Ophthalmol*, 90, 262-267.

Bonomi L, Marchini G, Marraffa M, et al. (2000). Epidemiology of angle-closure glaucoma. Prevalence, clinical types, and association with peripheral anterior chamber depth in the Egna-Neumarkt glaucoma study. *Ophthalmology*, 107, 998-1003.

Foster PJ, Oen FTS, Machin D, et al. (2000). The prevalence of glaucoma in Chinese residents of Singapore. A cross-sectional population survey of the Tanjong Pagar District. *Arch Ophthalmol*, 118, 1105-11.

Iwase A, Suzuki Y, Araie M, et al. (2004). The prevalence of primary open-angle glaucoma in Japanese. The Tajimi Study. *Ophthalmology*, 111, 1641-8.

Tielsch JM, Katz J, Singh K, et al. (1991). A population-based evaluation of glaucoma screening: the Baltimore Eye Survey. *Am J Epidemiol*, 134, 1102-10.

Varma R, Steinmann WC, Scott I. (1992). Expert agreement in evaluating the optic disc in glaucoma. *Ophthalmology*, 99, 215-21.

Bjelakovic G, Nikolova D, Gluud LL, Simonetti RG, Gluud C (2007). Mortality in randomized trials of antioxidant supplements for primary and secondary prevention: systematic review and meta-analysis. *JAMA*, *297*(8), 842-857.

Boeing H, Bechthold A, Bub A, Ellinger S, Haller D, Kroke A, Leschik-Bonnet E, Muller MJ, Oberritter H, Schulze M, Stehle P, Watzl B (2012). Critical review: vegetables and fruit in the prevention of chronic diseases. *Eur J Nutr, 51*(6), 637-663.

Bohm F, Edge R, Truscott G (2012). Interactions of dietary carotenoids with activated (singlet) oxygen and free radicals: potential effects for human health. *Mol Nutr Food Res, 56*(2), 205-216.

Chiu CJ, Taylor A (2007). Nutritional antioxidants and age-related cataract and maculopathy. *Exp Eye Res*, *84*(2), 229-245.

Mathew MC, Ervin AM, Tao J, Davis RM (2012). Antioxidant vitamin supplementation for preventing and slowing the progression of age-related cataract. Cochrane Database Syst Rev 6, CD004567. Doi

Klein R, Klein BE, Cruickshanks KJ. (1999). The prevalence of age-related maculopathy by geographic region and ethnicity. *Prog Retin Eye Res*, 18, 371-89.

Bressler NM, Doan QV, Varma R, et al. (2011). Estimated cases of legal blindness and visual impairment avoided using ranibizumab for choroidal neovascularization: non-Hispanic white population in the United States with age-related macular degeneration. *Arch Ophthalmol*, 129, 709-17.

Lim LS, Mitchell P, Seddon JM, et al. (2012). Age-related macular degeneration. *Lancet*, 379, 1728-38.

Klein R, Chou CF, Klein BE, et al. (2011). Prevalence of age-related macular degeneration in the US population. *Arch Ophthalmol*, 129, 75-80.

Vingerling JR, Dielemans I, Hofman A, et al. (1995). The prevalence of age-related maculopathy in the Rotterdam Study. *Ophthalmology*, 102, 205-10.

Liu Y, Wen F, Huang S, et al. (2007). Subtype lesions of neovascular age-related macular degeneration in Chinese patients. *Graefes Arch Clin Exp Ophthalmol*, 245, 1441-45.

Mitchell P, Smith W, Attebo K, Wang JJ. (1995). Prevalence of age-related maculopathy in Australia. The Blue Mountains Eye Study. *Ophthalmology*, 102, 1450-60.

Klein R, Klein BE, Knudtson MD, et al. (2006). Prevalence of age-related macular degeneration in 4 racial/ethnic groups in the multi-ethnic study of atherosclerosis. *Ophthalmology*, 113, 373-80.

Wong TY, Liew G, Mitchell P. (2007). Clinical update: new treatments for age-related macular degeneration. *Lancet*, 370, 204-06.

Martin DF, Maguire MG, Ying GS, et al. (2011). Ranibizumab and bevacizumab for neovascular age-related macular degeneration. *N Engl J Med*, 364, 1897-908.

Brown DM, Kaiser PK, Michels M, et al. (2006). Ranibizumab versus verteporfin for neovascular age-related macular degeneration. *N Engl J Med*, 355, 1432-44.

國家圖書館出版品預行編目資料

社區整合長期照護與人才培育／黃雅文等著.
ーー初版.ーー臺北市：五南，2018.10
　面；　公分
ISBN 978-957-11-9731-9（平裝）
1.長期照護　2.社區式照護服務　3.文集
419.7107　　　　　　　　107007334

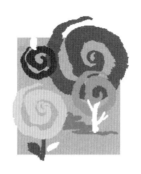

5KB1

社區整合長期照護與人才培育

作　　者 ― 吳佳玲、林金定、林碧珠、洪玉珠、袁宇熙
　　　　　　陳玉楚、陳秀玉、陳毓璟、陳靜玉、黃純德
　　　　　　黃雅文（311.2）、黃曉令、溫小娟、楊紅玉
　　　　　　鄭玠峰（依姓名筆畫排序）

發 行 人 ― 楊榮川

總 經 理 ― 楊士清

副總編輯 ― 王俐文

責任編輯 ― 金明芬

封面設計 ― 斐類設計工作室

出 版 者 ― 五南圖書出版股份有限公司

地　　址：106臺北市大安區和平東路二段339號4樓

電　　話：(02)2705-5066　　傳　　真：(02)2706-6100

網　　址：http://www.wunan.com.tw

電子郵件：wunan@wunan.com.tw

劃撥帳號：01068953

戶　　名：五南圖書出版股份有限公司

法律顧問：林勝安律師事務所　林勝安律師

出版日期：2018年10月初版一刷

定　　價：新臺幣480元

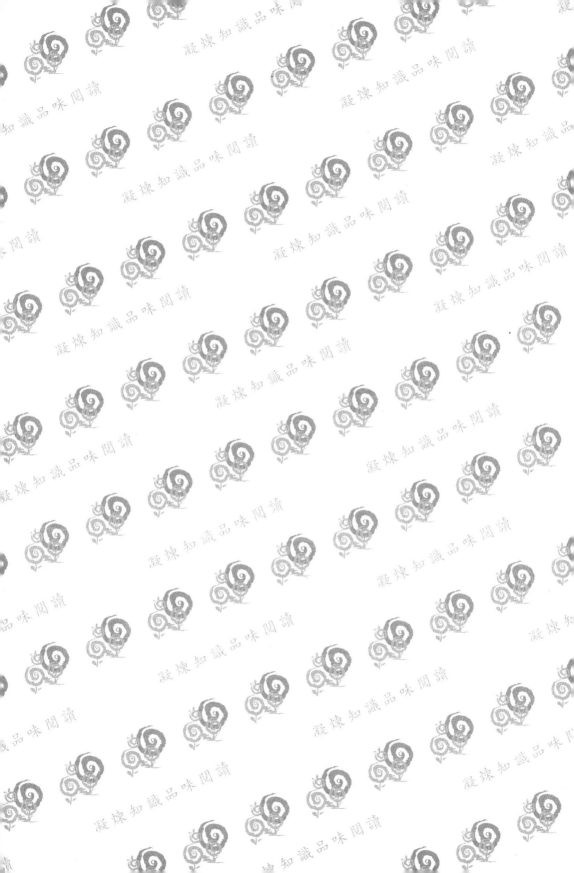